藤黄属植物苯甲酮类化合物研究概况

蒋孟圆　高雪梅　著

科学出版社

北　京

内 容 简 介

苯甲酮类化合物是藤黄属植物中重要的抗癌活性成分，其结构独特，是抗癌活性成分研究的热点。但目前很少有人对已分离得到的苯甲酮类化合物进行全面的归纳总结，本书主要讨论藤黄属植物中的苯甲酮类化合物。全书分为两篇，上篇对藤黄科藤黄属植物中丰富的苯甲酮类化合物的提取分离、结构特点和生物活性等进行了归纳总结；下篇收集了国内外截至2015年所报道的藤黄属植物苯甲酮类化合物的结构、理化常数、波谱数据。

本书可供从事药学、植物化学等相关专业的科研人员及大专院校有关专业的学生参考阅读。

图书在版编目（CIP）数据

藤黄属植物苯甲酮类化合物研究概况/蒋孟圆，高雪梅著. —北京：科学出版社，2019. 3

ISBN 978-7-03-057649-1

Ⅰ. ①藤…　Ⅱ. ①蒋…　②高…　Ⅲ. ①藤黄属-药用植物-中药化学成分-研究　Ⅳ. ①R284

中国版本图书馆 CIP 数据核字（2018）第 121776 号

责任编辑：郑述方/责任校对：韩雨舟

责任印制：罗　科/封面设计：墨创文化

科学出版社 出版

北京东黄城根北街 16 号

邮政编码：100717

http://www.sciencep.com

成都锦瑞印刷有限责任公司印刷

科学出版社发行　各地新华书店经销

*

2019 年 3 月第　一　版　开本：B5（720×1000）

2019 年 3 月第一次印刷　印张：11. 25

字数：240 千字

定价：96. 00 元

（如有印装质量问题，我社负责调换）

前　言

藤黄属植物是一类重要的药用植物，其主要成分表现出多种生物活性，尤其在抗癌活性方面有突出的研究价值，是一种从天然产物中寻找药物先导化合物的宝贵资源。目前，藤黄属植物是抗癌活性成分研究的热点，本课题组已经从几种藤黄属植物中分离得到一些新颖的化合物，具有较好的活性。苯甲酮类化合物是藤黄属植物中重要的活性成分，其结构独特，是当前研究的热点。但目前很少有人对已分离得到的苯甲酮类化合物进行全面的归纳总结，本书主要讨论藤黄属植物中的苯甲酮类化合物。由于文献报道苯甲酮化合物的画法及原编号不完全一致，为方便读者参考原文献，书中第一章结构画法按统一格式，而第二章中结构画法和编号均与原文献一致。

稿件中的大量著写工作由蒋孟圆、高雪梅完成，并最终统稿。李干鹏、李文廷、曾广智、江志勇、崔迪、王闪闪、朱鸿、张再在本书的著写中也做了部分工作。

本书的出版得到了云南民族大学民族药资源化学国家民委-教育部重点实验室、云南民族大学张生勇院士工作站、国家自然科学基金（项目批准号：21002085、201362044 和 21562046）以及云南省高校特色植物资源化学成分综合利用科技创新团队、云南省应用基础研究计划项目（项目批准号：2016FB022）的大力支持，同时科学出版社的郑述方老师为本书的顺利出版、发行做了大量的工作，在此表示由衷的谢意！

由于作者水平有限，书中难免有欠缺与疏漏之处，敬请专家和广大读者批评指正。

蒋孟圆　高雪梅

2017 年 12 月 1 日

目　录

第一章　藤黄属植物中的苯甲酮类化合物

第一节　藤黄属植物简介

藤黄属为藤黄科植物，主要分布在热带，如马达加斯加、澳大利亚东北部等，全世界共有450种。我国有21种，主要分布于云南、广东、广西等地[1]。藤黄属植物多为乔木或灌木，通常具黄色树脂。叶革质，对生，全缘，通常无毛，侧脉少数，稀多数，疏展或密集。花杂性，稀单性或两性；同株或异株，单生或排列成顶生或腋生的聚伞花序或圆锥花序；萼片和花瓣通常为4或5片，覆瓦状排列；雄花的雄蕊多数，花丝分离或合生，1～5束，通常围绕着退化雌蕊，有时退化雌蕊不存在；花药2室，稀4室，通常纵裂，有时孔裂或周裂；种子具多汁瓢状的假种皮。

本属多数种的果实都可食用，其中，莽吉柿(*Garcinia mangostana* Linn.)是热带著名的果树，俗称山竹，被认为是最好的热带水果之一，有热带水果皇后的美誉，在东南亚地区，山竹的果壳是治疗痢疾、疟疾、扭伤、伤寒、溃疡、皮肤感染，消炎杀菌和帮助伤口愈合的民间传统用药[2,3]。其种子富含油脂，据粗分析，含油量均在15%以上；黄色树脂供药用。有的种可作为高级黄色颜料，多种植物的木材可供建筑和家具等用材。

该属植物具有较长的药用历史和较高的药用价值，*Garcinia hanburyi* Hook. f. etc. 的树脂是药材藤黄的主要来源，藤黄在我国有较长的应用历史，具有消肿攻毒、止血杀虫等功效[4,5]。藤黄中富含苯甲酮、呫酮、双黄酮、三萜等成分，尤其是苯甲酮和呫酮类化合物，是藤黄属植物中的特征成分，这类成分具有新颖多变的结构和显著的生理活性，特别是在抗肿瘤方面的研究，成为近年来天然产物的研究热点之一[6]。藤黄属中的化合物显示多种生理活性，如抑制细胞增殖、诱导细胞凋亡、细胞毒、抗癌、抗菌及抗炎等活性。例如，guttiferone E 体外抗微管蛋白活性(IC_{50}值为1.5μmol/L)已经接近紫杉醇(IC_{50}值为0.5μmol/L)[7]，garcinol 的抗氧化能力是维生素 E 的两倍[8]。

之前有不少学者对藤黄属植物研究情况作了总结和概述，Peres 等于2000年对包括藤黄属在内的天然来源的呫酮类化合物的结构及其生理活性研究作了总结和概述[9]，Cuesta-Rubio 等和 Baggett 等在2005年对苯甲酮类化合物的研究作了综述，但文中除了包括藤黄科之外的菊科、骨碎补科、蝶形花科等13个科中分离到的苯甲酮，同时还包括少数呫酮类化合物[10,11]，Hemshekhar 等于2011年对藤黄属中苯甲酮类化合物的生物疗效作了综述[5]，2013年，Kumar 等从民族植物学及医疗保健价值方面阐述了藤黄属果实中特有成分的生物效应[12]。

本书主要针对藤黄属植物中的苯甲酮类化合物的结构、结构解析、分离纯化、生物活性、构效关系等研究进行综述，共包含从藤黄属植物中分离到的苯甲酮类化合物117个，其中，A型苯甲酮5个、B型58个、C型1个、D型8个、E型16个、F型29个。

第二节 苯甲酮类化合物结构、波谱特征、生物活性

一、苯甲酮类化合物结构、分类及分布

苯甲酮是由2个苯环通过一个羰基相连构成的含有13个碳原子母核的一类化合物(图1-1)。一般A环取代较少，取代基多为羟基或甲氧基，B环的取代较为复杂，取代基可为多个异戊烯基或异戊烯基通过氧化、环合等而成的新颖的取代基。这些取代基通过β-二酮和多个双键重排后得到金刚烷、二羟基呋喃骈合等结构。苯甲酮类化合物在自然界中的分布较为集中，主要分布在藤黄属、瑞香属、金丝桃属植物中，鸢尾属、樟科、桑科、蔷薇科等部分种属中也有少量存在[6]。在常用中药中，除射干和远志外，少有二苯甲酮类成分的报道[13]。

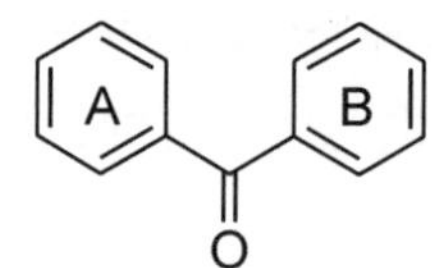

图1-1 苯甲酮结构母核

从生源途径来说，这类化合物被认为是莽草酸和醋酸混合合成途径，这些环上结构的改变以及烷基化可产生复杂的结构，根据骨架上的取代基及环合模式，将苯甲酮化合物分为6种类型，即A型(**1**～**5**)、B型(**6**～**63**)、C型(**64**)、D型(**65**～**72**)、E型(**73**～**88**)以及F型(**89**～**117**)。A、B、C三种类型都具有双环[3.3.1]壬烷二酮骨架，有一个苯甲酰基团取代，并具有异戊烯基或香叶基，或者二氢呋喃骈合等结构。这三类的区别在于苯甲酮基团在双环[3.3.1]壬烷二酮骨架中的取代位置[14,15]，如图1-2所示，A型苯甲酮的苯甲酰基在C-1位，即R_1为苯甲酰结构，A型苯甲酮化合物数量不多，例如，garcinielliptone FB(**1**)和garcinielliptone I(**2**)，B型苯甲酰基取代在C-3位，如guttiferone F(**6**)、garcinol(**7**)、garcimultiflorone E(**10**)等，C型苯甲酮的苯甲酰基在C-5位，如garcinielliptone K(**64**)，D型苯甲酮是经过重排环合后形成金刚烷结构，该类化合物结构一般较为复杂，如garciniagifolone A(**67**)，E型苯甲酮是前几种苯甲酮的双环[3.3.1]壬烷二酮部分经扩环、开环或重排后得到，如gambogenone(**73**)、xerophenone(**75**)等，F型苯甲酮较为简单，两个苯环通过中间的羰基相连，苯环上

仅有羟基、甲氧基或简单的异戊烯基及香叶基等取代，没有发生重排，我们把这部分化合物称为简单苯甲酮。如 3-geranyl-2, 4, 6-trihydroxybenzophenone（**96**）、garcinosaphenone A（**100**）等。

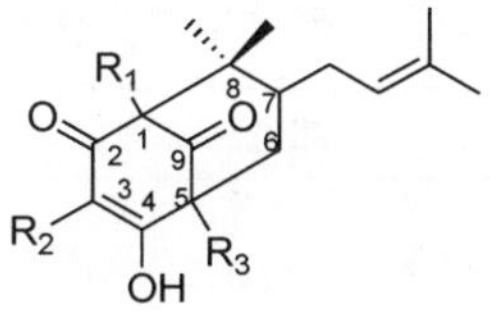

A型:　$R_1 = C_6H_5CO$
B型:　$R_2 = C_6H_5CO$
C型:　$R_3 = C_6H_5CO$

图 1-2　A、B、C 型苯甲酮结构

1. A 型

A 型苯甲酮类化合物数量较少，本书共介绍 5 个（表 1-1），其结构见图 1-3。

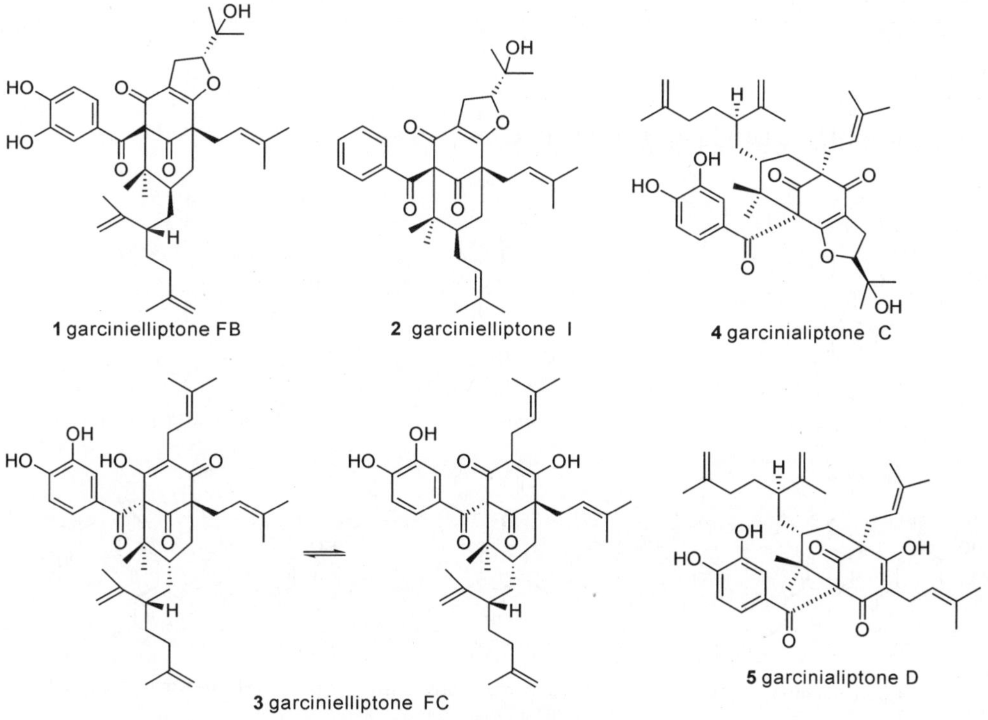

1 garcinielliptone FB　**2** garcinielliptone I　**4** garcinialiptone C

3 garcinielliptone FC　**5** garcinialiptone D

图 1-3　A 型苯甲酮类化合物

garcinielliptone FB（**1**）[16]和 garcinielliptone I（**2**）[17]是从福木果皮和种子中分离得到的苯甲酮类化合物，**1** 和 **2** 中双环［3. 3. 1］壬烷二酮骨架上 C-3 位上的异戊烯基与 C-4 位上的羟基环合成五元呋喃环。

garcinielliptone FC（**3/3a**）是一对从福木芯材和果皮中分离得到的同分异构

体[18]，garcinialiptone C(**4**)和 garcinialiptone D(**5**)都是首次从福木果实中分离得到，都为多异戊烯基取代的 A 型苯甲酮类化合物，在 C-3 位都有氧化的异戊烯基取代，**4** 的 C-2 位上的羟基与 C-3 位上的异戊烯基环合成呋喃环[19]。

表 1-1　A 型苯甲酮类化合物

No.	化合物	植物	部位	分子式	分子量	生物活性
1	garcinielliptone FB	*G. subelliptica*[16]	果皮[16]	$C_{38}H_{50}O_7$	618	对 MCF-7、Hep 3B 及 HT-29 的细胞毒活性 IC_{50} 值分别为 11. 0μmol/L、10. 2μmol/L、18. 1μmol/L[16]
2	garcinielliptone I	*G. subelliptica*[17]	种子[17]	$C_{33}H_{42}O_5$	518	抗炎[17]
3	garcinielliptone FC	*G. subelliptica*[18]	木质及果皮[18]	$C_{38}H_{50}O_6$	602	促氧化活性[18]，保护顺铂毒性[104]
4	garcinialiptone C	*G. subelliptica*[19]	果实[19]	$C_{38}H_{50}O_7$	618	细胞毒活性[19]
5	garcinialiptone D	*G. subelliptica*[19]	果实[19]	$C_{38}H_{50}O_6$	602	细胞毒活性[19]

2. B 型

B 型苯甲酮见图 1-4 和表 1-2，共 58 个化合物。

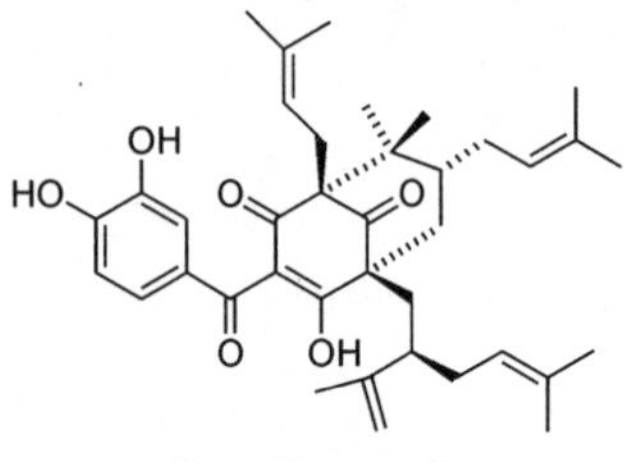

6 guttiferone F

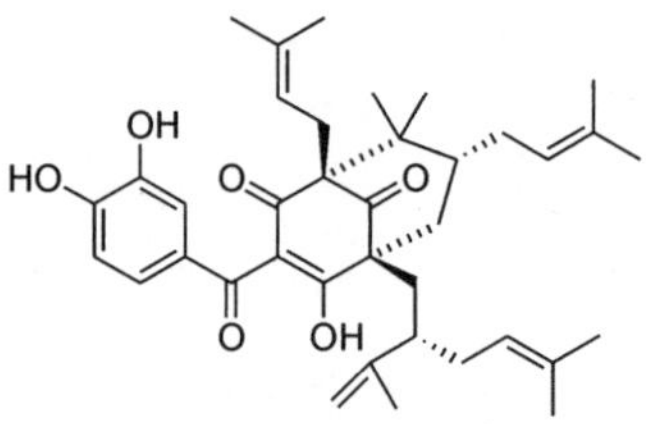

7 garcinol

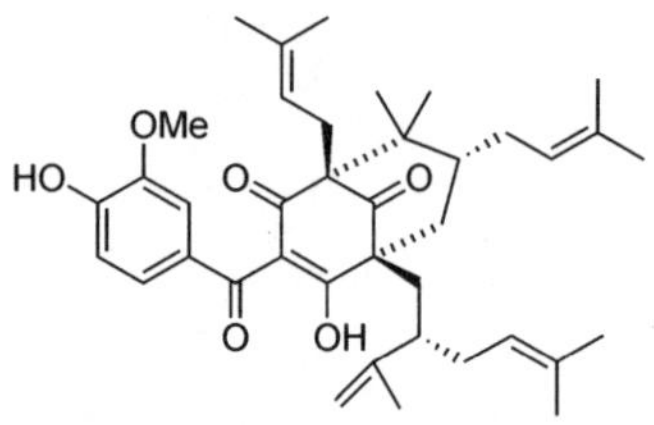

8 garcinol13-*O*-methyl ether

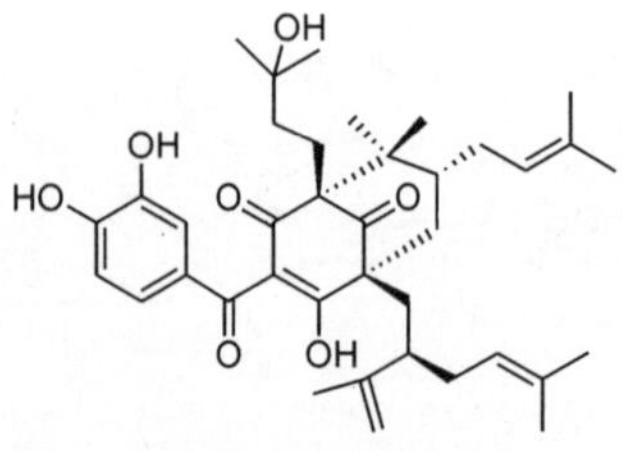

9 garcimultiflorone D

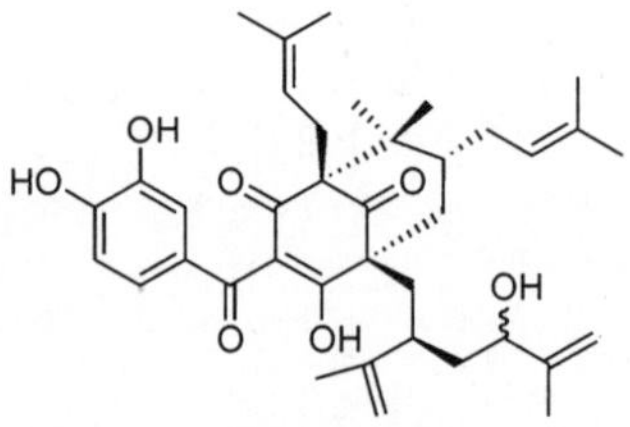

10 garcimultiflorone E

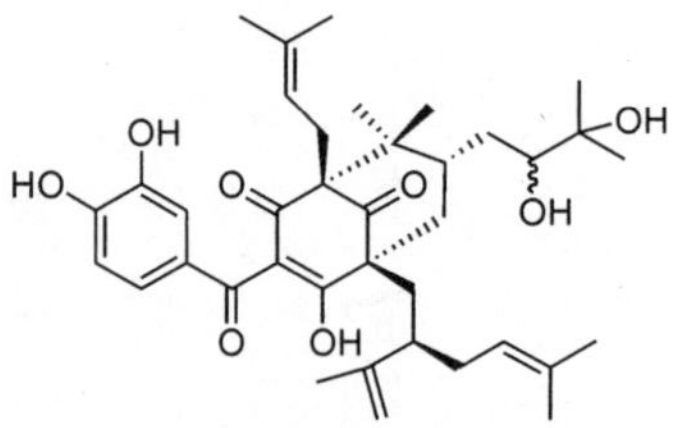

11 garcimultiflorone F

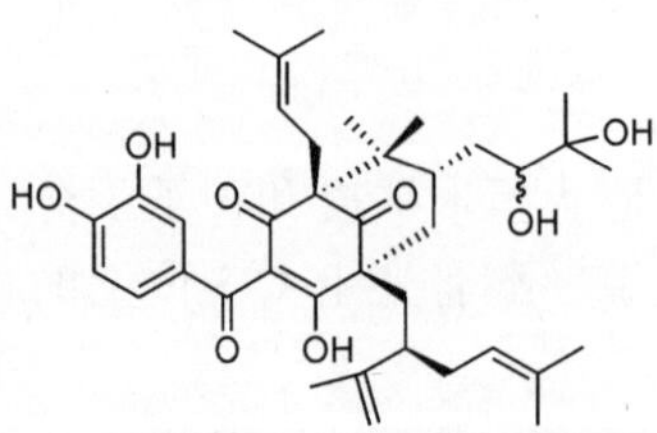

12 isogarcimultiflorone F

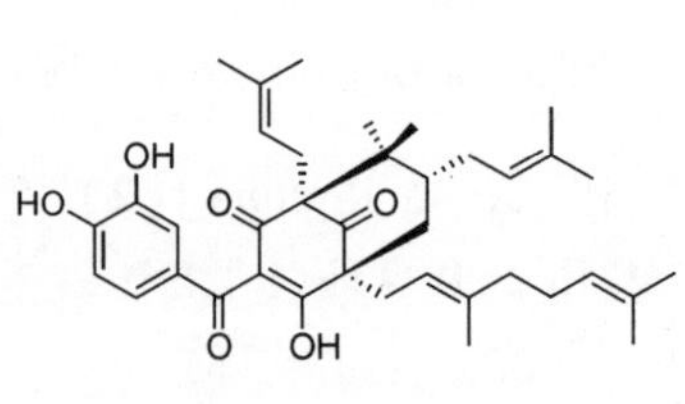

13 guttiferone M

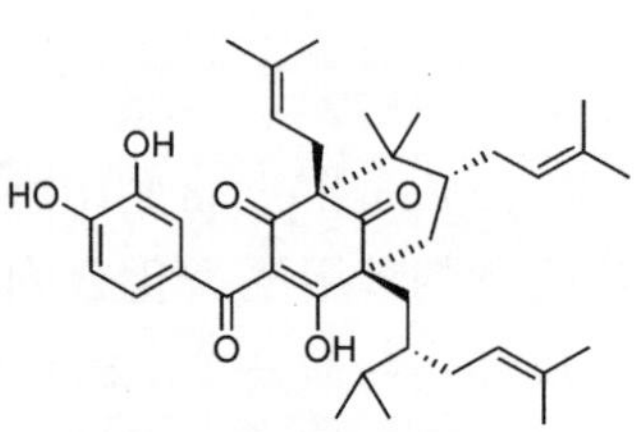

14 pedunculol

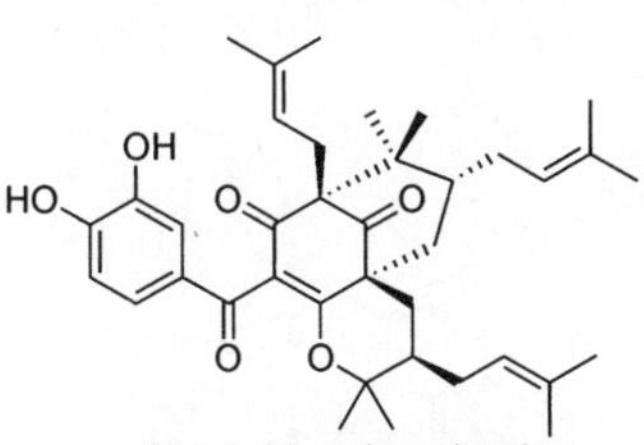

15 (–)-30-epicambogin

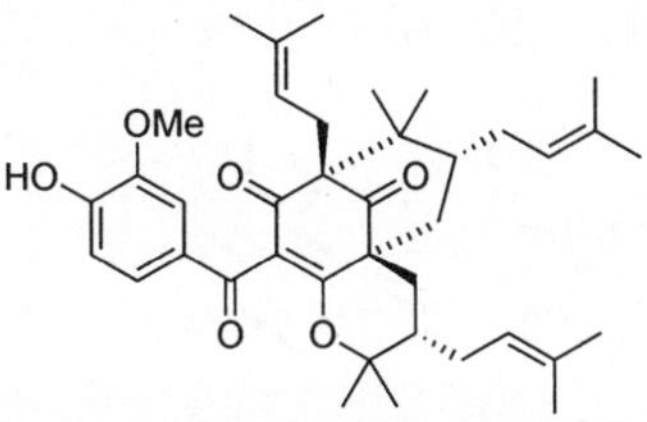

16 isogarcinol 13-*O*-methyl ether

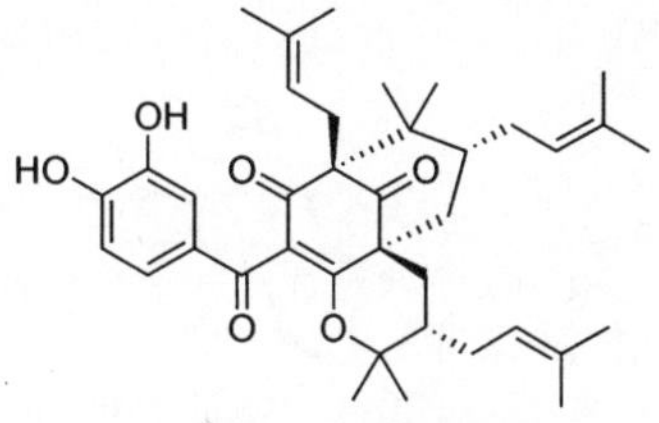

17 cambogin/isogarcinol

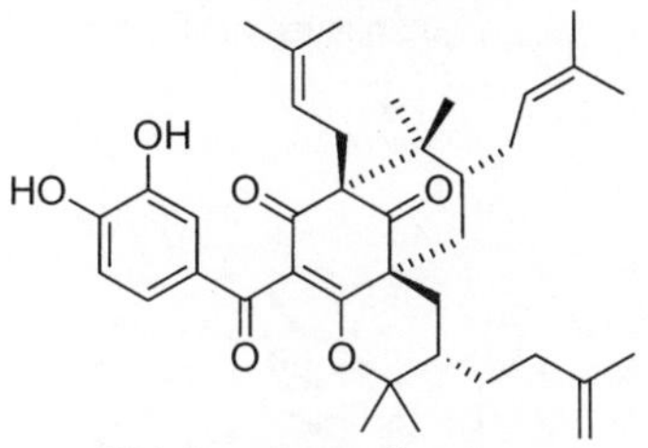

18 (–)-cycloxanthochymol

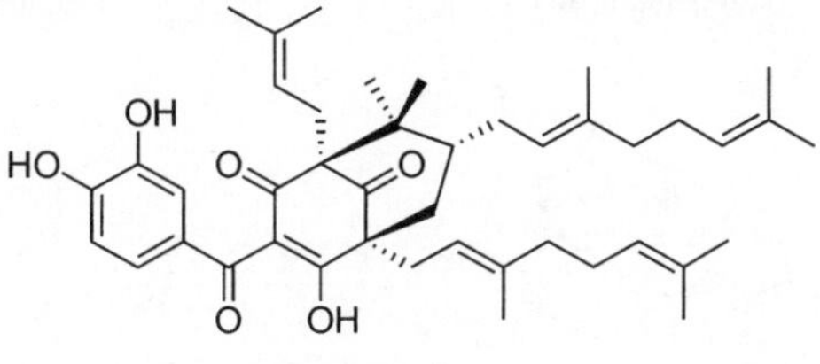

19 guttiferone B

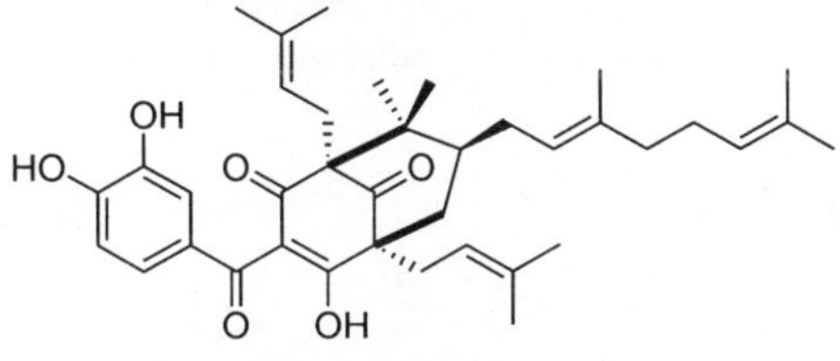

20 oblongifolin A

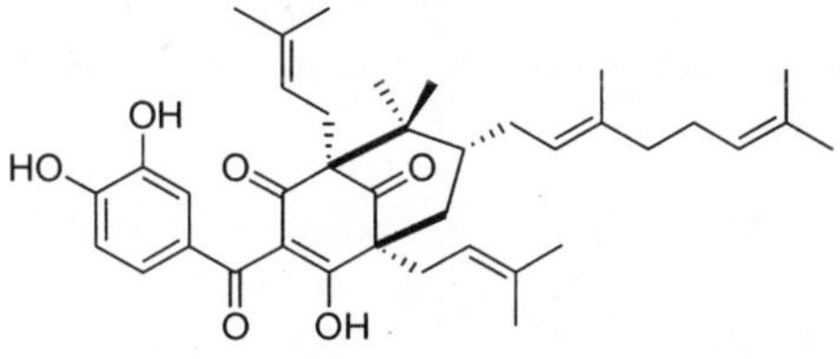

21 oblongifolin B

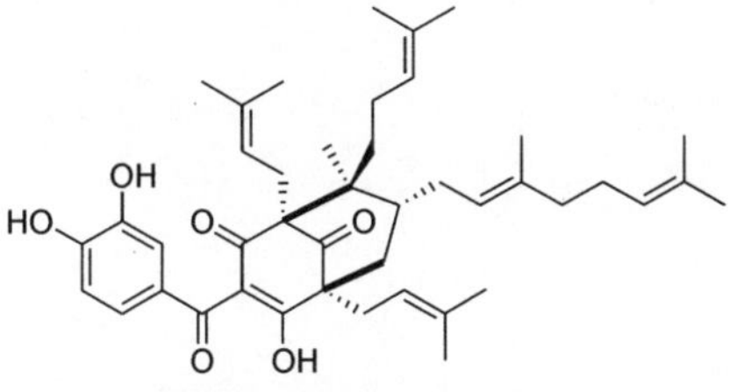

22 oblongifolin C

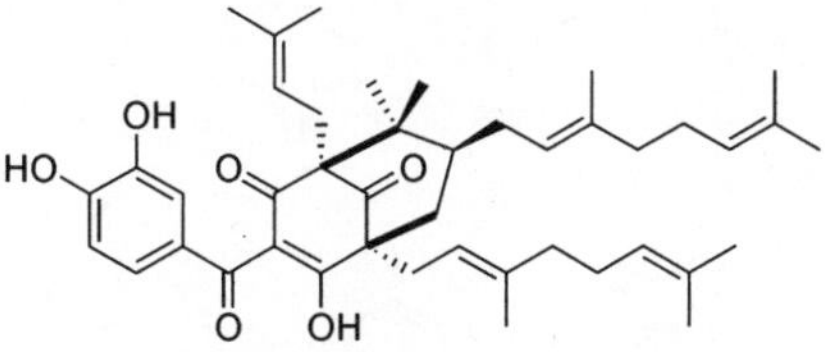

23 oblongifolin D

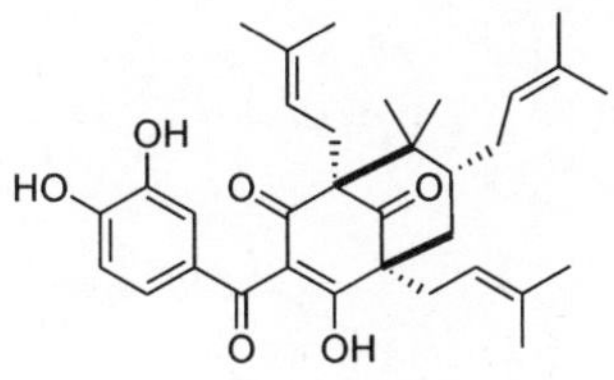

24 aristophenone A

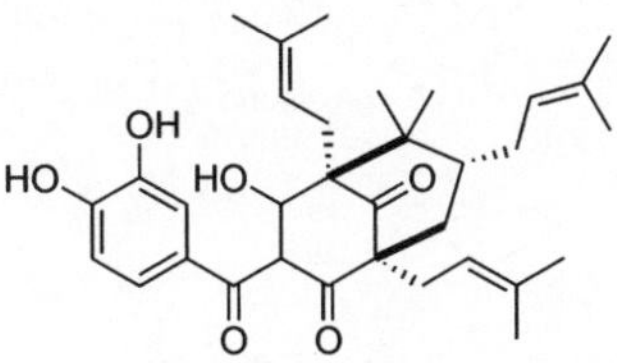

25 aristophenone B

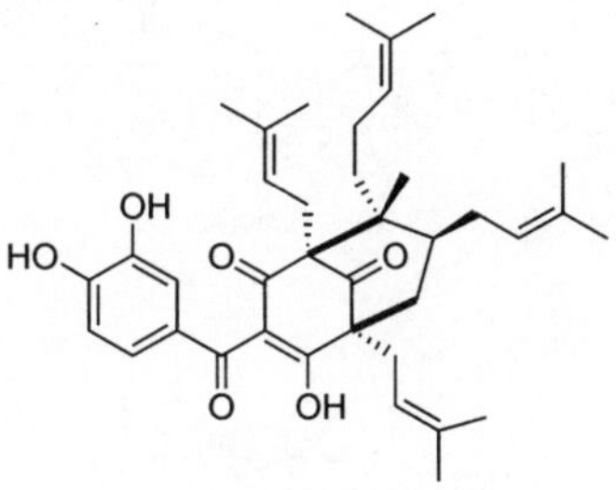

26 guttiferone A

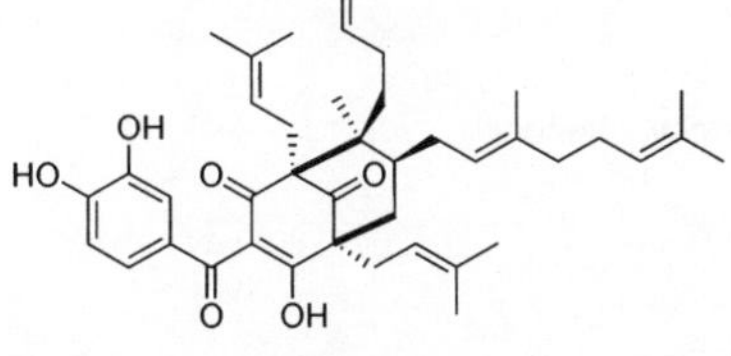

27 guttiferone G

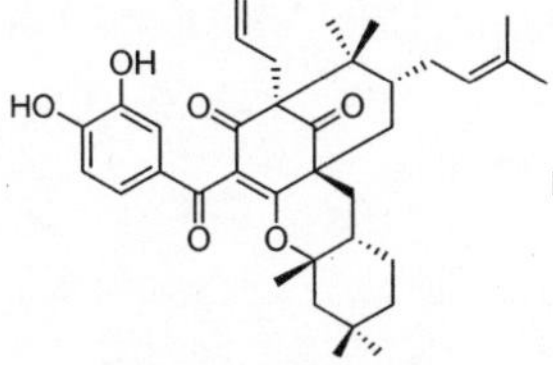

28 guttiferone K

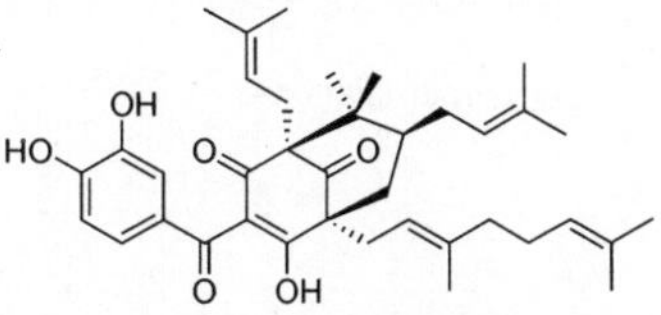

29 guttiferone I

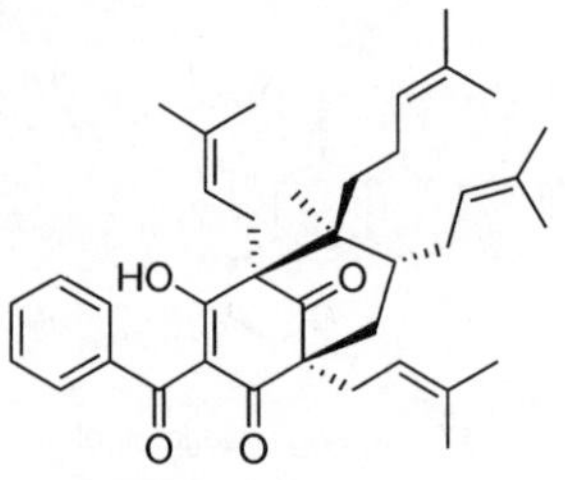

HO O O O
30 guttiferone I 1

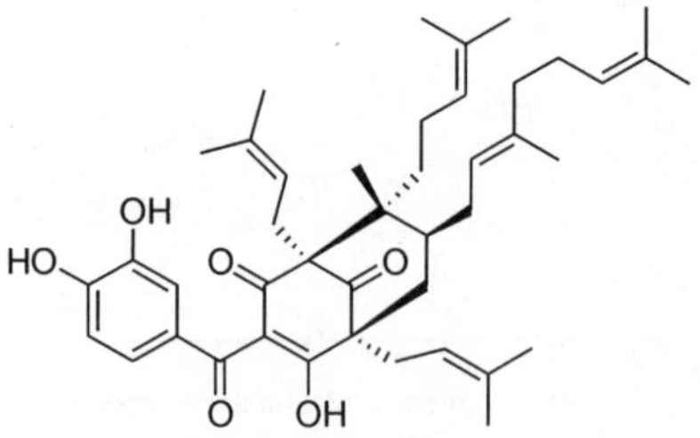

OH HO O O O OH
31 guttiferone I 2

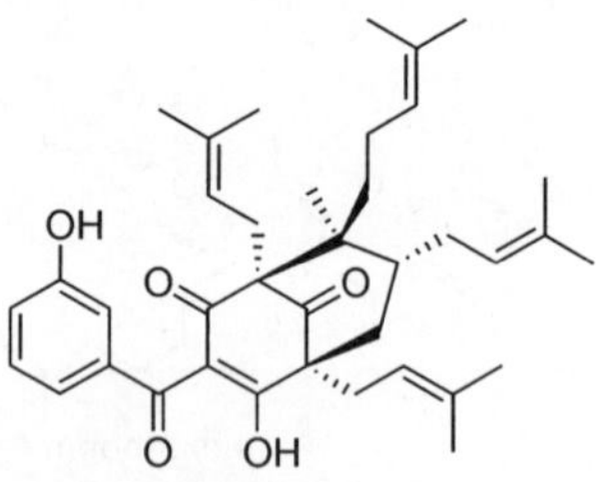

OH O O O OH
32 guttiferone J

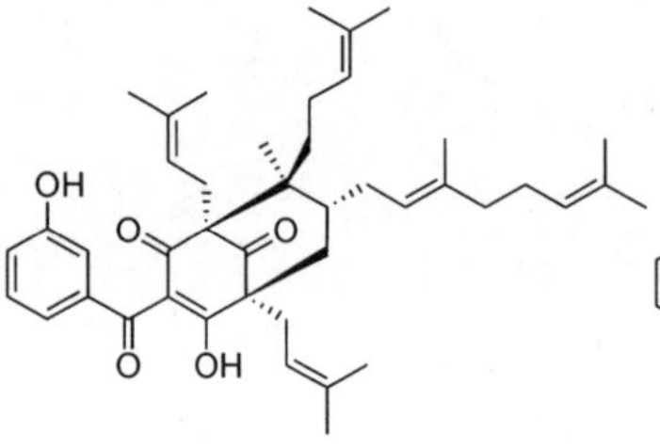

OH O O O OH
33 garcicowin B

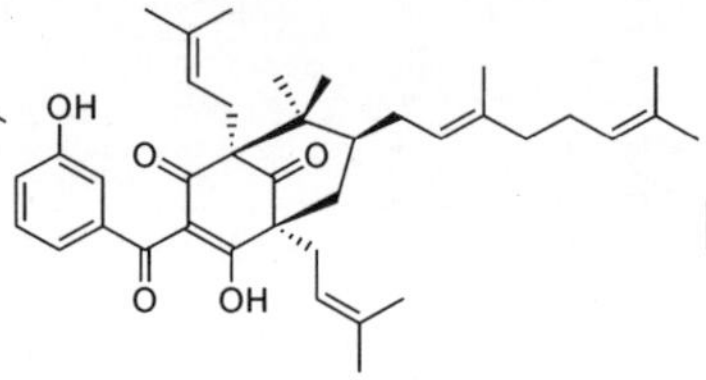

OH O O O OH
34 oblongifolin E

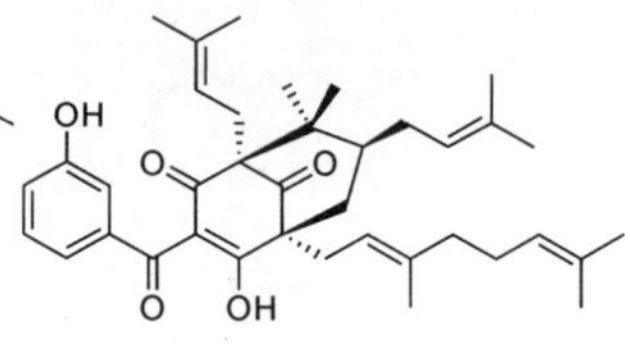

OH O O O OH
35 guttiferone N

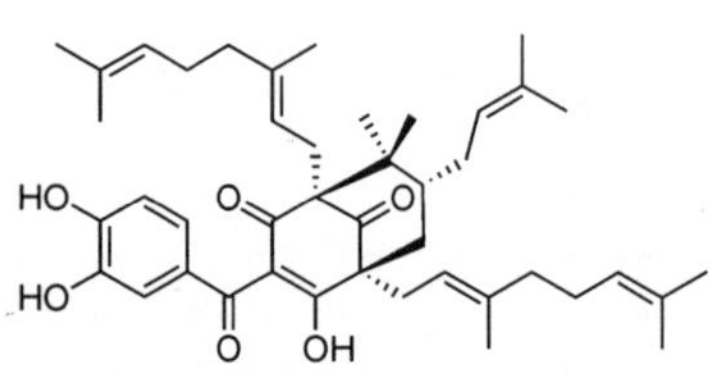

HO HO O O O OH
36 guttiferone O

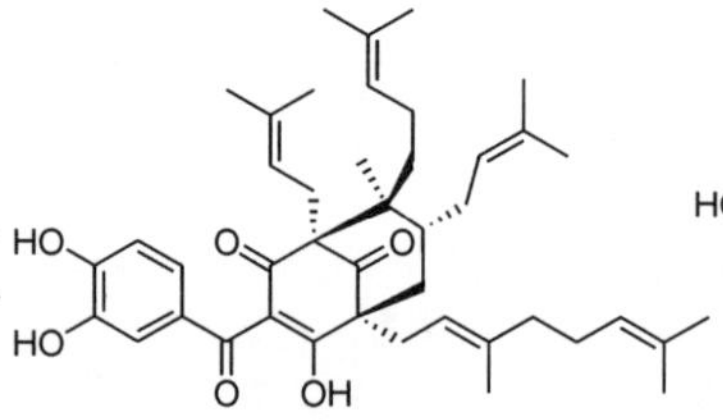

HO HO O O O OH
37 guttiferone P

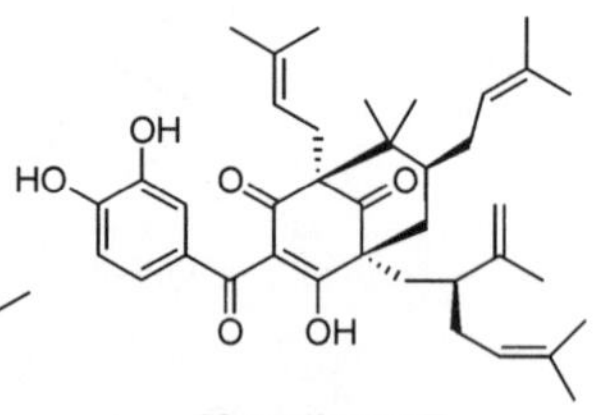

OH HO O O O OH
38 guttiferone E

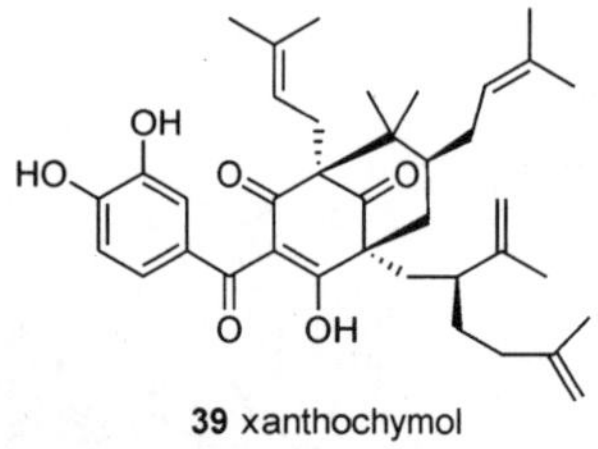

OH HO O O O OH
39 xanthochymol

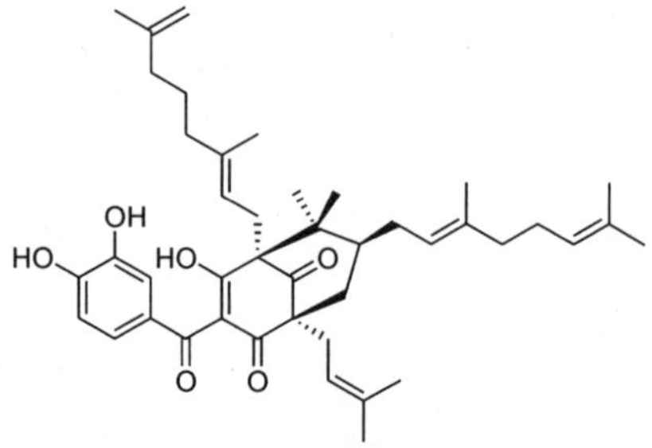

OH HO HO O O O
40 semsinone A

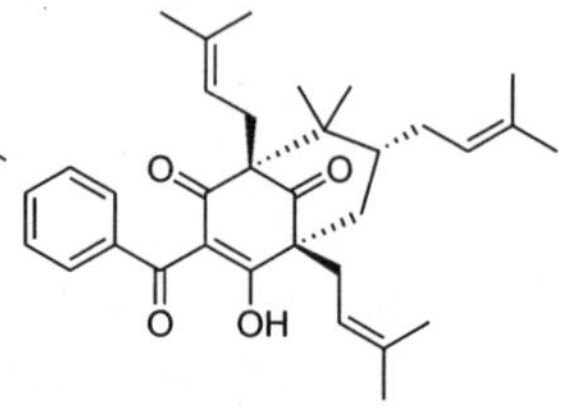

O O O OH
41 clusianone

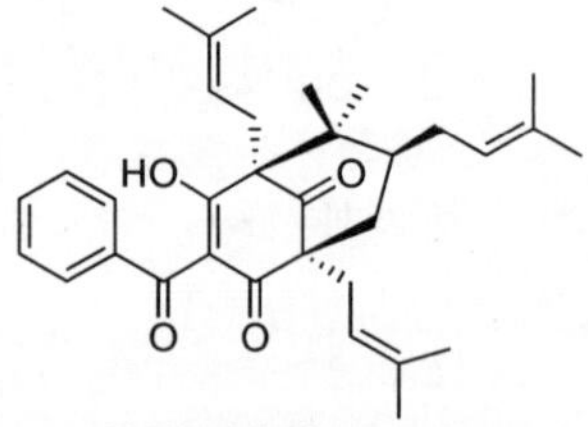

HO O O O
42 7-epiclusianone

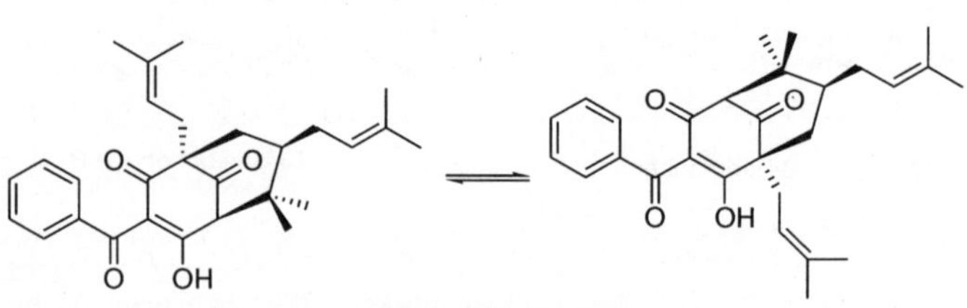

O O O OH ⇌ O O O OH
43 garciniaphenone

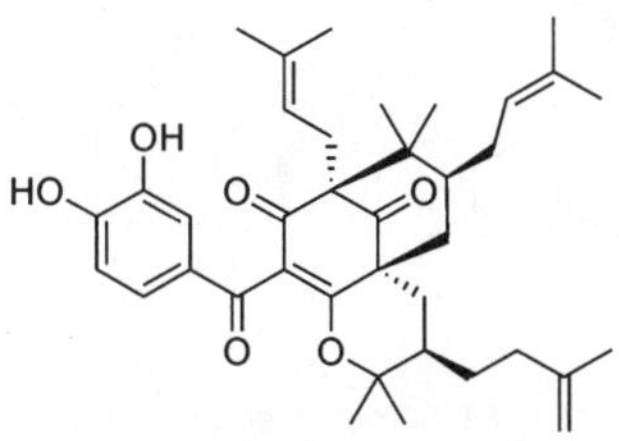

44 cycloxanthochymol

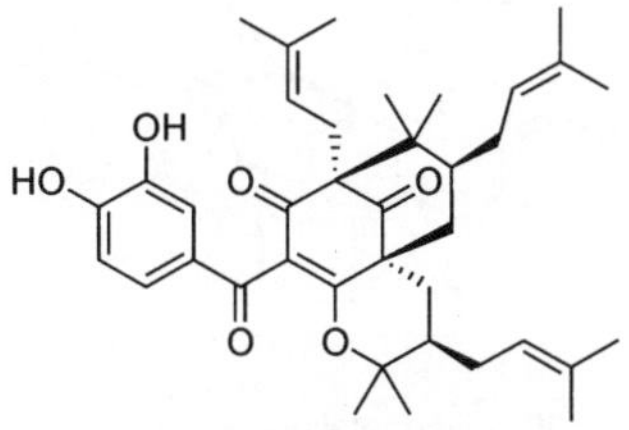

45 isoxanthochymol

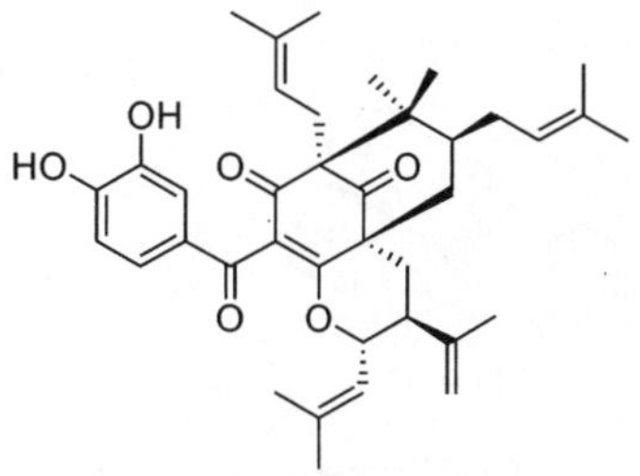

46 garcicowin C

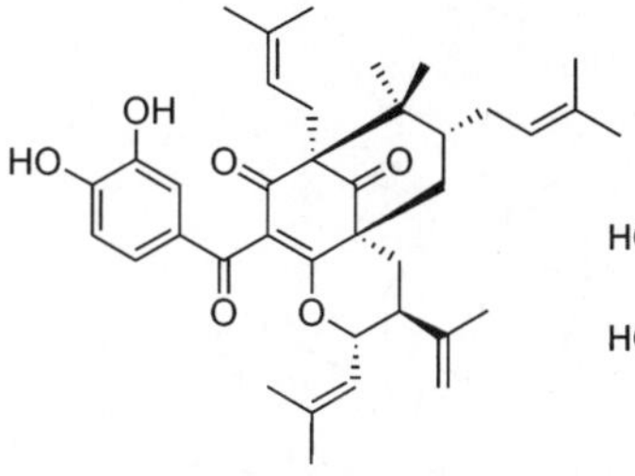

47 garcicowin D

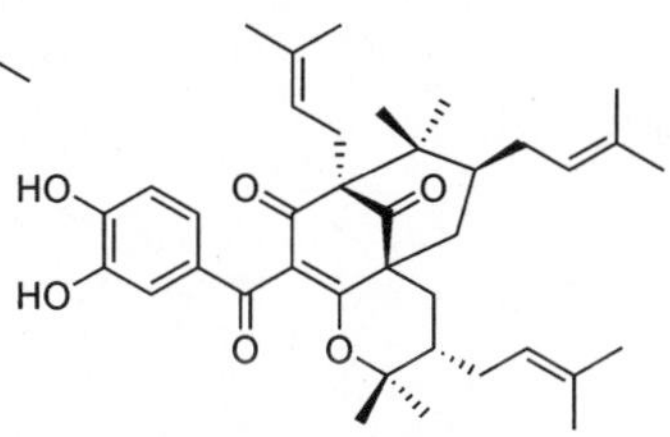

48 epunctanone

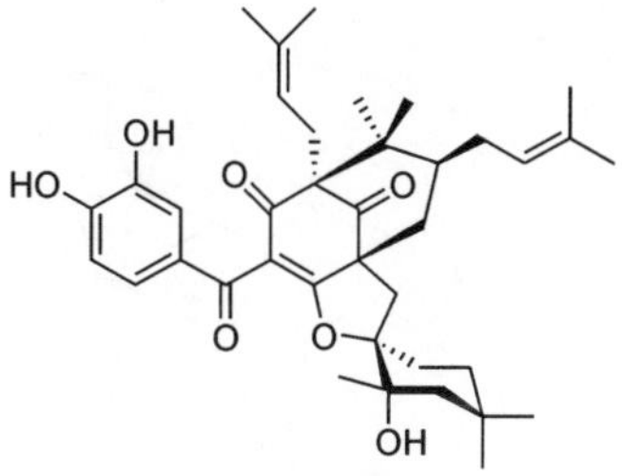

49 paucinone A

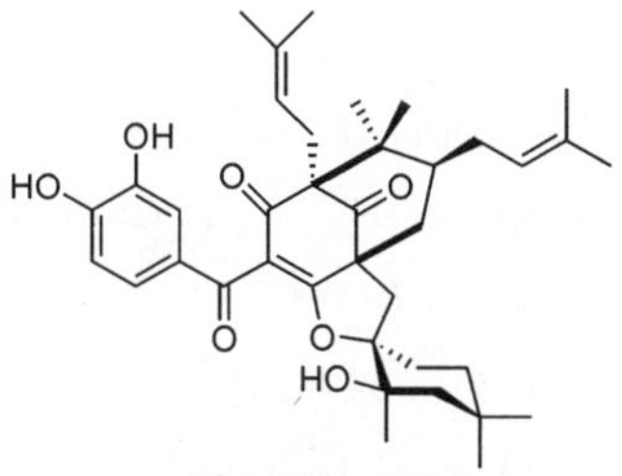

50 paucinone B

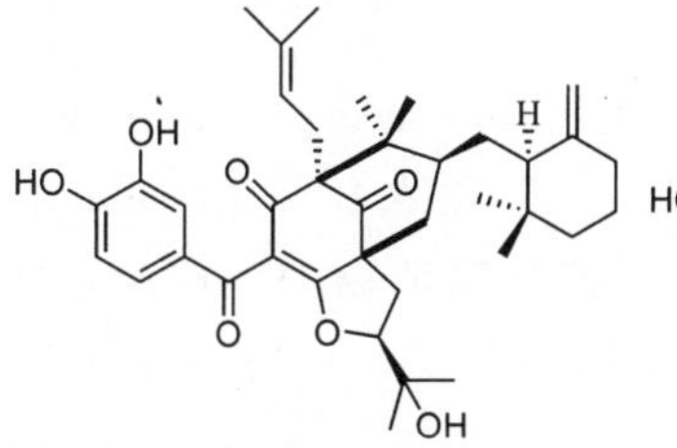

51 paucinone D

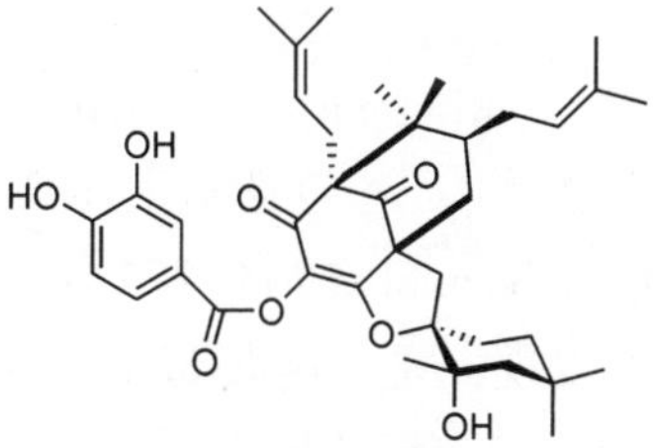

52 paucinone C

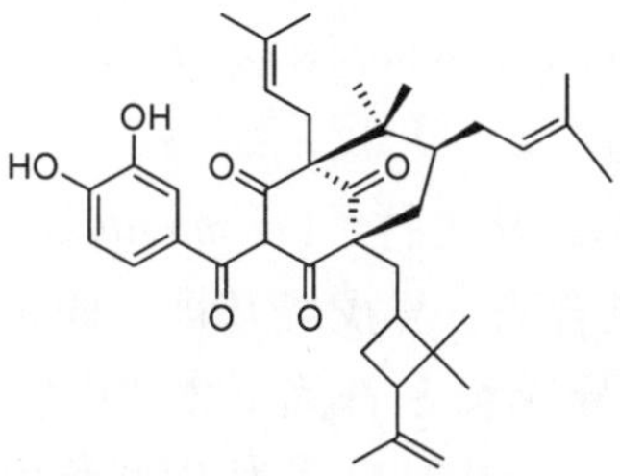

53 eugeniaphenone

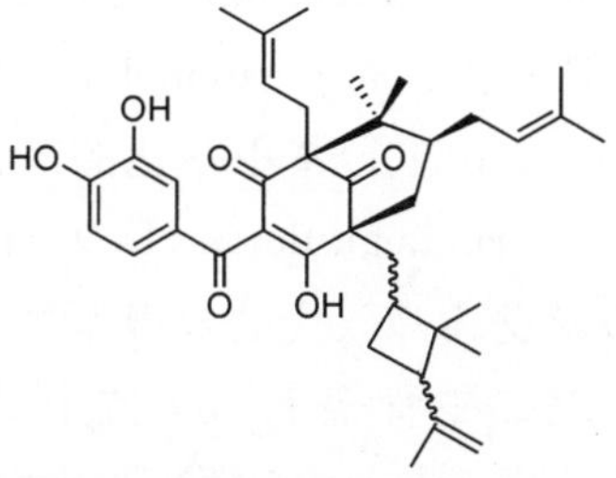

54 garcinopicrobenzophenone

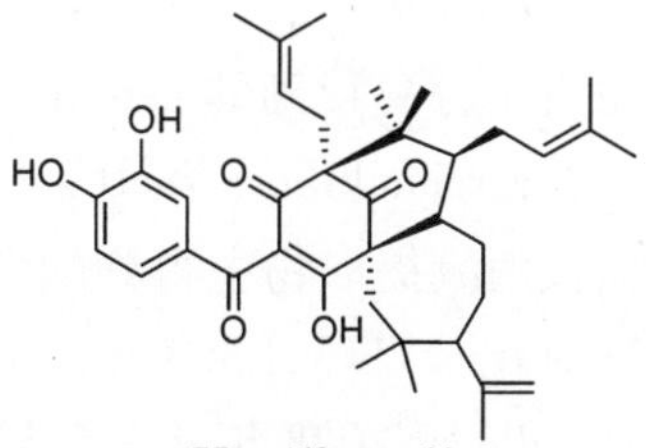

55 guttiferone H

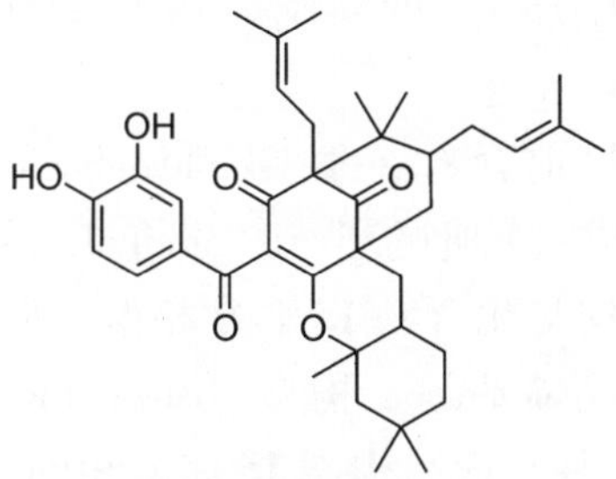

56 (+)- guttiferone K

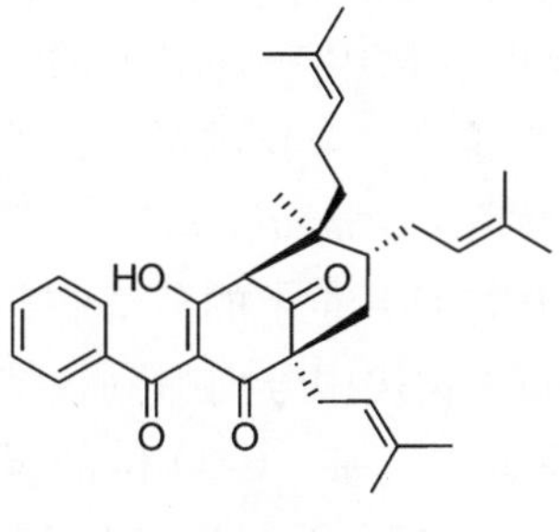

57 guttiferone Q

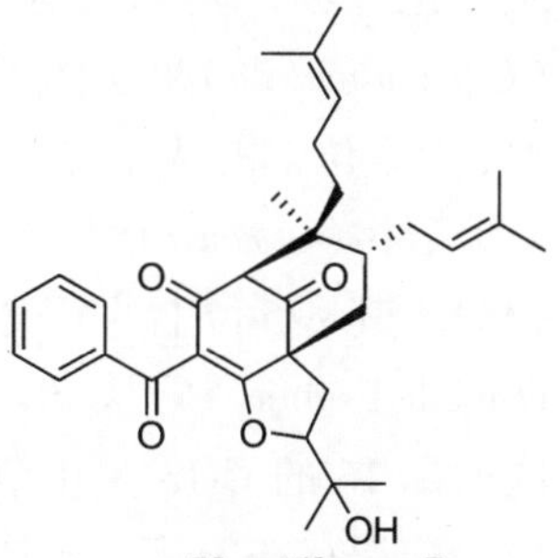

58 guttiferone R

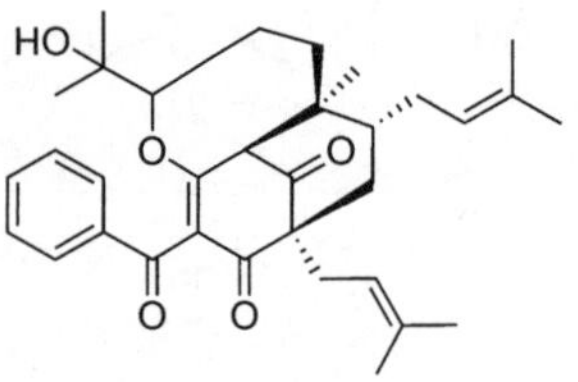

59 guttiferone S 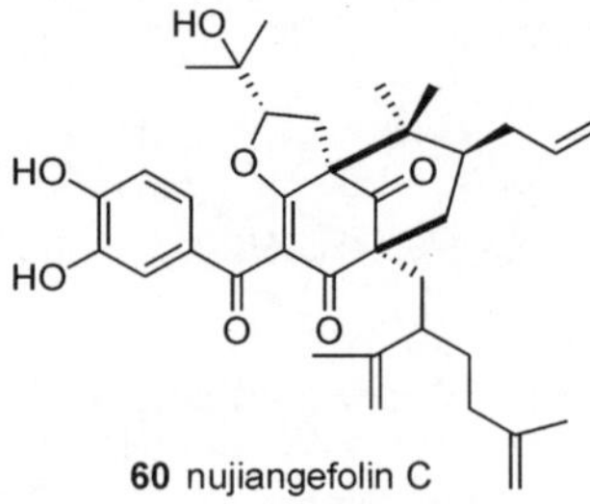　**60** nujiangefolin C 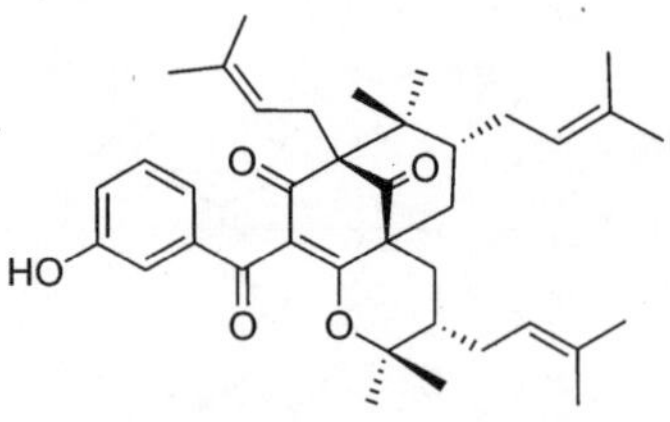　**61** 14-deoxyisogarcinol

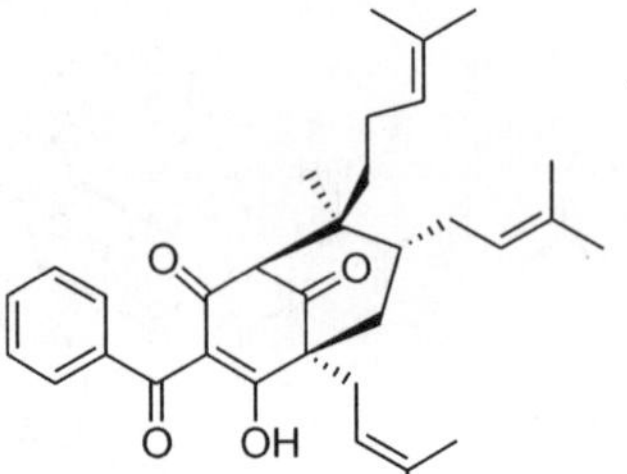

62 cowanone 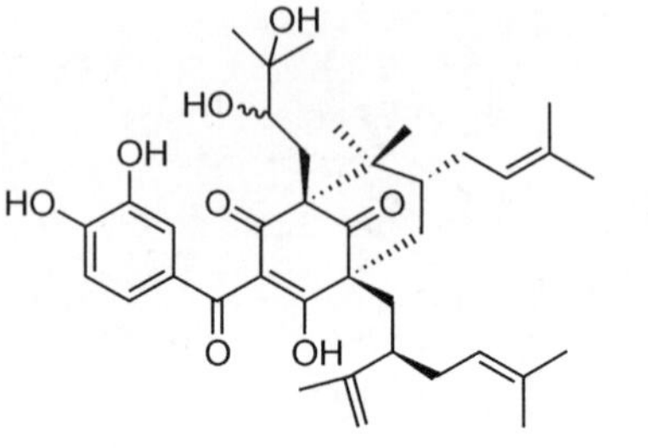　**63** 18-hydroxygarcimultiflorone D

图 1-4　B 型苯甲酮类化合物

guttiferone F(**6**)最早是从 *Allanblackia stuhlmannii* 中分离到的 B 型苯甲酮类化合物[20]，之后从云树(*G. cowa*)和木竹子(*G. multiflora*)中发现[21-23]，garcinol(camboginol)(**7**)广泛存在于藤黄属植物中，首次从印度藤黄(*G. indica*)[24]瓜皮中发现，是印度藤黄中的主要成分，之后陆续从该种的果实等其他部位分离得到[25-28]，该属 *G. assigu*[8]、大果藤黄(*G. pedunculata*)[29]、*G. huillensis*[30]、*G. cambogia*[31-33]、*G. purpurea*[34]、*G. bancana*[35]、*G. kola*[36]、*G. oblongifolia*[37]、*G. tetrandra*[38]、*G. dulcis*[39]等都有分布。garcinol 13-*O*-methyl ether(**8**)是 *G. assigu* 树皮中分离得到的 garcinol C-15 位上羟基甲基化的产物[8]。

garcimultiflorones D～F、isogarcimultiflorone F(**9**～**12**)是从木竹子(*G. multiflora*)树枝丙酮提取物中得到的多异戊烯基取代的苯甲酮类化合物，异戊烯基被不同程度氧化，双环［3. 3. 1］壬烷二酮骨架上 C-7 位上的异戊烯基都为 α-构型[22]。Masullo 于 2008 年从藤黄果(*G. cambogia*)中发现 guttiferone M(**13**)，为 B 型苯甲酮类化合物，其 C-5 为一 β 构型的香叶基[40]。pedunculol(**14**)是从大果藤黄(*G. pedunculata*)果实的甲醇提取物中分离出来的，C-7 位上的异戊烯基为 α 构型，C-5 位上的两个异戊烯基通过一个异戊烯基的 C-2 相连[29]。

云树(*G. cowa*)[21]和木竹子(*G. multiflora*)[23]都报道含有(-)-30-epicambogin(**15**)，其 C-5 位上的异戊烯基与 C-4 位上的羟基缩合成六元吡喃环。isogarcinol 13-*O*-methyl ether(**16**)从 *G. assigu*[8]树皮中分离得到，结构与化合物 **15** 非常相似，不同的是 **16** 的 C-13 是甲氧基而非羟基，C-30 位的异戊烯基是 α 构型。isogarcinol(**17**)广泛存在于藤黄属植物中，多个部位均有分布，其平面结构与 **15** 完全相同，区别仅在于 C-30 的构型不同，**17** 为 α 构型，而 **15** 为 β 构型[8,24,31,33,35,38,39,41-50]。

表 1-2 B 型苯甲酮类化合物

No.	化合物	植物	部位	分子式	分子量	生物活性
6	guttiferone F	*G. cowa*[21], *G. multiflora*[22,23]	枝条[21,22]	$C_{38}H_{50}O_6$	602	细胞毒活性及诱导细胞凋亡[21]
7	garcinol(camboginol)	*G. assigu*[8], *G. indica*[24-28,44,105-107], *G. pedunculata*[29], *G. huillensis*[30], *G. cambogia*[31,32], *G. cambogia*[33], *G. purpurea*[34], *G. bancana*[35], *G. kola*[36], *G. tetrandra*[38], *G. oblongifolia*[37,96,108], *G. dulcis*[39]	树皮[23,8,30,38][31,96], 果皮[24,25-29,34,106], 果实[33,39,44], 枝条和树叶[35], 乳胶[33]	$C_{38}H_{50}O_6$	602	清除自由基活性[27]，抗糖基化，抗微生物活性[30]，抗菌活性[24,34,35,39]，诱导细胞凋亡[8,25,105,106,109]，抗氧化[24,26,32]，抗癌[26,111]，组蛋白乙酰转移酶抑制剂，抑制 4-nqd-induced 舌癌，花生四烯酸的代谢和调节一氧化氮合成，结肠隐窝灶的预防，抗溃疡活性，抑制脂多糖激活的巨噬细胞中 iNOS 和 COX-2 的表达[110]，细胞毒活性[96]，保护神经[28]，对肠细胞有生长抑制活性[112] 抑制微管蛋白组装[37]，抗炎以及脑损伤的保护作用[5]
8	garcinol 13-*O*-methyl ether	*G. assigu*[8]	树皮[8]	$C_{39}H_{52}O_7$	616	对 TPA 诱导 EBV-EA 的激活和清除 DPPH 自由基活性作用[8]
9	garcimultiflorone D	*G. multiflora*[22]	枝条[22]	$C_{38}H_{52}O_7$	620	对 HeLa-C3 细胞有凋亡诱导作用，较强的 HeLa 细胞生长的抑制作用，IC_{50} 值低于 20μmol/L[22]
10	garcimultiflorone E	*G. multiflora*[22]	枝条[22]	$C_{38}H_{50}O_5$	586	诱导 HeLa-C3 细胞凋亡，抑制 HeLa 细胞生长[22]
11	garcimultiflorone F	*G. multiflora*[22]	枝条[22]	$C_{38}H_{52}O_8$	636	诱导 HeLa-C3 细胞凋亡，抑制 HeLa 细胞生长[22]

续表

No.	化合物	植物	部位	分子式	分子量	生物活性
12	isogarcimultiflorone F	*G. multiflora*[22]	枝条[22]	$C_{38}H_{52}O_8$	636	诱导 HeLa-C3 细胞凋亡，抑制 HeLa 细胞生长[22]
13	guttiferone M	*G. cambogia* [40]	果实[40]	$C_{38}H_{50}O_6$	602	
14	pedunculol	*G. pedunculata*[29]	果皮[29]	$C_{38}H_{52}O_6$	604	
15	(−)-30-epicambogin 30-epi-cambogin	*G. cowa*[21]， *G. multiflora*[23]	枝条[21] 树皮[23]	$C_{38}H_{50}O_6$	602	细胞毒活性[21]
16	isogarcinol 13-*O*-methyl ether	*G. assigu*[8]	树皮[8]	$C_{39}H_{52}O_6$	616	清除自由基[8]
17	isogarcinol	*G. assigu*[8]， *G. indica*[24,44,107]， *G. cambogia*[31]， *G. bancana*[35]， *G. xipshuanbannaensis*[45]， *G. nujiangensis*[93]， *G. paucinervis*[41]	树皮[8,41]， 果实[44,45,93]， 根[31]， 果皮[24]， 枝条和树叶[35]	$C_{38}H_{50}O_6$	602	清除自由基[8]，癌症的化学预防[8]，抗氧化[24]，诱导细胞凋亡[113]
17	cambogin	*G. pedunculata*[29]， *G. cambogia*[33,49]， *G. indica*[110]， *G. griffithii*[42]， *G. dulcis*[39]， *G. paucinervis*[41,47]， *G. tetrandra*[38]， *G. cowa*[21]， *G. oblongifolia*[114]	枝条[21]， 干燥树皮[114]， 果皮[29]， 乳胶[33]， 茎皮[38,42]， 果实[39]， 叶[47]	$C_{38}H_{50}O_6$	602	抗氧化[49]，抑制细胞生长，但在低浓度下可刺激细胞生长[112]，诱导细胞凋亡[115]，细胞毒活性[21]，杀伤细胞表达 PDGFR [48]

续表

No.	化合物	植物	部位	分子式	分子量	生物活性
18	(−)-cycloxanthochymol	*G. subelliptica*[19]，*G. nujiangensis*[93]	果实[19]，树叶[93]	$C_{38}H_{50}O_6$	602	细胞毒活性[19]
19	guttiferone B	*G. cowa*[21]	枝条[21]	$C_{43}H_{58}O_6$	670	抗 HIV 活性[51]
20	oblongifolin A	*G. oblongifolia*[37]	树皮[37]	$C_{38}H_{50}O_6$	602	非常弱的抑制微管蛋白组装[37]
21	oblongifolin B	*G. oblongifolia*[37,52]	树皮[37,52]，叶[37]	$C_{38}H_{50}O_6$	602	抑制微管蛋白组装[37]，诱导 HeLa-C3 细胞凋亡[52]
22	oblongifolin C	*G. oblongifolia*[37]，*G. yunnanensis*[54]，*G. tetralata*[55]，*G. schomburgkiana*[53]	树皮[37,52]，果皮[54]，茎皮[53]，枝叶[37,55]	$C_{43}H_{58}O_6$	670	抑制微管蛋白组装[37]，诱导 HeLa-C3 细胞凋亡[54]，抑制肿瘤细胞生长并通过 Bax 的激活促进 Hela 细胞凋亡[116]，对 Jurkat、NALM6、K562、HPB-ALL 有细胞毒活性[53]
23	oblongifolin D	*G. oblongifolia*[37]	树皮和叶[37]	$C_{43}H_{58}O_6$	670	弱的抑制微管蛋白组装活性[37]
24	aristophenone A	*G. xanthochymus*[57]，*G. aristata*[56]，*G. multiflora*[22]	果实[56,57]，枝条[22]	$C_{33}H_{42}O_6$	534	对结肠癌细胞 SW-480 细胞毒性和抗氧化活性[56]，诱导细胞凋亡[22]
25	aristophenone B	*G. aristata*[56]	果实[56]	$C_{33}H_{42}O_6$	534	
26	guttiferone A	*G. brasiliensis*[58,60]，*G. macrophylla*[61]，*G. livingstonei*[51,59]，*G. achachairu*[62]	果实[51,58,59,60]，种子[60,62]	$C_{38}H_{50}O_6$	602	抗 HIV 活性[51]，抑制半胱氨酸和丝氨酸蛋白酶[60]，细胞毒活性[59-61]，杀利什曼原虫活性[58]，抗菌活性[117]，基因毒性[62]
27	guttiferone G	*G. cochinchinensis*[63]，*G. macrophylla* [13]	树皮[63]	$C_{43}H_{58}O_6$	670	抑制人类 sirtuins 蛋白 SIRT1 和 SIRT2[63]

续表

No.	化合物	植物	部位	分子式	分子量	生物活性
28	guttiferone K	*G. yunnanensis*[54], *G. cowa*[64], *G. livingstonei*[59], *G. camboyia*[32]	果皮[54], 果实[59]	$C_{38}H_{50}O_6$	602	抗氧化[32]，诱导细胞凋亡[54]，抗肿瘤活性[65]
29	guttiferone I	*G. griffithii*[42], *G. cambogia*[40]	茎皮[42], 果实[40]	$C_{38}H_{50}O_6$	602	无文献报道
30	guttiferone I 1	*G. virgata*[66], *G. cochinchinensis*[67]	茎皮[66], 果皮[67]	$C_{38}H_{50}O_4$	570	弱的细胞毒活性[66]
31	guttiferone I 2	*G. humilis*[68]	茎及树皮[68]	$C_{43}H_{58}O_6$	670	抗菌活性[68]
32	garciyunnanin A	*G. yunnanensis*[54]	果皮[54]	$C_{38}H_{50}O_5$	586	诱导细胞凋亡[54]
32	guttiferone J	*G. virgata*[66], *G. cambogia*[40]	果实[40]	$C_{38}H_{50}O_5$	586	细胞毒活性[66]
33	garcicowin B	*G. cowa*[21]	枝条[21]	$C_{43}H_{58}O_5$	654	细胞毒活性[21]
34	oblongifolin E	*G. oblongifolia*[52]	树皮[52]	$C_{38}H_{50}O_5$	586	诱导细胞凋亡[52]
35	guttiferone N	*G. cambogia*[40]	果实[40]	$C_{38}H_{50}O_5$	586	
36	guttiferone O	*G. solomonensis*[69]	树皮[69]	$C_{43}H_{58}O_6$	670	抑制 MAPKAPK-2 酶[69]
37	guttiferone P	*G. solomonensis*[69]	树皮[69]	$C_{43}H_{58}O_6$	670	抑制 MAPKAPK-2 酶[69]

续表

No.	化合物	植物	部位	分子式	分子量	生物活性
38	guttiferone E	*G. xanthochymus*[57,66,71] *G. pyrifera*[72], *G. dulcis*[73], *G. xipshuanbannaensis*[74], *G. ovalifolia*[51], *G. paucinervis*[47], *G. livingstonei*[59], *G. punctata*[70], *G. multiflora*[22]	枝条[22,74], 树皮[70], 花[73], 叶[47], 果实[57,59,72]	$C_{38}H_{50}O_6$	602	对结肠癌细胞 SW-480 细胞毒性及抗氧化活性[57]，诱导细胞凋亡，微管解聚和细胞毒性[73]，抑制结肠癌细胞活性[71]，抑制 HeLa 细胞，抗 HIV 活性[51]，抗 LOX 活性，IC_{50} 值为 71.51μmol/L[70]
39	xanthochymol	*G. xanthochymus*[57], *G. dulcis*[73], *G. indica*[75], *G. staudtii*[118], *G. subelliptica*[19], *G. pyrifera*[72], *G. dulcis*[73], *G. xipshuanbannaensis*[74,119], *G. livingstonei*[59]	果实[19,59,71], 果皮[75], 花[73], 枝条[74], 树皮[118]	$C_{38}H_{50}O_6$	602	抗氧化[57]，抗微生物活性，抑制结肠癌细胞[71]，细胞毒及诱导细胞凋亡[19,57,59,72,75,113]
40	semsinone A	*G. semseii*[76]	树皮[76]	$C_{43}H_{58}O_6$	670	
41	clusianone	*G. assigu*[8]	树皮[8]	$C_{33}H_{42}O_4$	502	抗氧化[8]

续表

No.	化合物	植物	部位	分子式	分子量	生物活性
42	7-epiclusianone	*G. brasiliensis*[80][58,77-79,120]	果实[58,79,120]，树叶[80]，果皮[78,79]	$C_{33}H_{42}O_4$	502	影响大鼠主动脉[121]，抑菌[122]，抗过敏活性[120]，抑制半胱氨酸和丝氨酸蛋白酶[60]，抗利什曼原虫[58]，镇痛抗炎[80]，抗氧化[78,123]，细胞毒及抗突变活性[78]，诱导细胞阻滞在 G1 / S 周期[77]
43	garciniaphenone	*G. brasiliensis*[58,60,79]	果实[79]，果皮[58,79]	$C_{28}H_{34}O_4$	434	抑制半胱氨酸和丝氨酸蛋白酶[60]，抗利什曼原虫[58]
44	cycloxanthochymol	*G. xanthochymus*[57]，*G. subelliptica*[19]，*G. pyrifera*[72]，*G. livingstonei*[59]，*G. xipshuanbannaensis*[119]，*G. nujiangensis*[93]	果实[19,57,72]，树叶[93]，枝条[119]	$C_{38}H_{50}O_6$	602	细胞毒[57,93,19]及抗氧化[57]，微管解聚和对 KB 细胞的细胞毒活性[72]
45	isoxanthochymol	*G. xanthochymus*[57]，*G. subelliptica*[19]，*G. pyrifera*[72]，*G. polyantha*[124]，*G. multiflora*[22,82]，*G. griffithii*[85]，*G. multiflora*[83]，*G. parvifolia*[84]，*G. livingstonei*[59]，*G. xipshuanbannaensis*[45,125]，*G. punctata*[70]，*G. smeathmannii*[57]	果实[19,45,57,72]，茎皮[70,84,85,125]，枝条[22]，根树皮[86,124]，根[82,83]	$C_{38}H_{50}O_6$	602	微管解聚和对 KB 细胞的细胞毒活性[72]，诱导细胞凋亡[22]，细胞毒[19]，抗疟活性[124]，抗疟原虫和杀虫活性[85]，抗氧化[83,86]，抑制 15-LOX 活性[70]

续表

No.	化合物	植物	部位	分子式	分子量	生物活性
46	garcicowin C	*G. cowa*[21]，*G. paucinervis*[47]	枝条[21]，叶[47]	$C_{38}H_{48}O_6$	600	细胞毒活性[21]，诱导细胞凋亡[47]
46	garcinialiptone B	*G. subelliptica*[19]，*G. nujiangensis*[93]	果实[19]	$C_{38}H_{48}O_6$	600	细胞毒活性[19]
47	garcicowin D	*G. cowa*[21]	枝条[21]	$C_{38}H_{48}O_6$	600	细胞毒活性[21]
48	epunctanone	*G. epunctata*[88]	树皮[88]	$C_{38}H_{52}O_6$	604	对分枝杆菌活性弱化、淋球菌、白色念珠菌有弱的抗菌作用[88]
49	paucinone A	*G. paucinervis*[89]	叶[89]	$C_{38}H_{50}O_7$	618	诱导细胞凋亡[89]
50	paucinone B	*G. paucinervis*[89]	叶[89]	$C_{38}H_{50}O_7$	618	诱导细胞凋亡[89]
51	paucinone D	*G. paucinervis*[89]	叶[89]	$C_{38}H_{50}O_7$	618	诱导细胞凋亡[89]
52	paucinone C	*G. paucinervis*[89]	叶[89]	$C_{38}H_{50}O_8$	634	诱导细胞凋亡[89]
53	eugeniaphenone	*G. eugeniaefolia*[90]	树皮[90]	$C_{38}H_{50}O_6$	602	
54	garcinopicrobenzophenone	*G. picrorrhiza*[91]		$C_{38}H_{50}O_6$	602	细胞毒活性[91]
55	guttiferone H	*G. xanthochymus*[57,71]	果实[57]	$C_{38}H_{50}O_6$	602	对 SW-480 细胞有细胞毒性，清除自由基活性[57]，抑制结肠癌细胞[71]
56	(+)-guttiferone K	*G. paucinervis*[47]	叶[47]	$C_{38}H_{50}O_6$	602	诱导细胞凋亡[47]
57	guttiferone Q	*G. cochinchinensis*[67]	果皮[67]	$C_{33}H_{42}O_4$	502	细胞毒活性[67]
58	guttiferone R	*G. cochinchinensis*[67]	果皮[67]	$C_{33}H_{42}O_5$	518	
59	guttiferone S	*G. cochinchinensis*[67]	果皮[67]	$C_{33}H_{42}O_5$	518	
60	nujiangefolin C	*G. nujiangensis*[93]	树叶[93]	$C_{38}H_{50}O_7$	618	对人 11 个肿瘤细胞都有弱的细胞毒活性[93]
61	14-deoxyisogarcinol	*G. indica*[44]	果实[44]	$C_{38}H_{50}O_5$	586	

续表

No.	化合物	植物	部位	分子式	分子量	生物活性
62	cowanone	*G. cowa*[94]	花[94]	$C_{33}H_{42}O_4$	502	对金黄色葡萄球菌(SA)和耐甲氧西林金黄色葡萄球菌(MRSA)有抗菌活性[94]
63	18-hydroxygarcimultiflorone D	*G. multiflora*[22]	枝条[22]	$C_{38}H_{53}O_8$	636	激活 HeLa-C3 的 caspase-3[22]

(−)-cycloxanthochymol(**18**)为菲岛福木(*G. subelliptica*)果实中成分[19]，其结构与 **17** 不同的是 C-34 与 C-35 之间为末端双键。guttiferone B(**19**)最早由 Gustafson 等于 1992 年从 *Symphonia globulifera*[51]中分离得到，后从云树(*G. cowa*)中发现[21]。oblongifolins A～D(**20**～**23**)是从岭南山竹子(*G. oblongifolia*)中发现，在 C-1 位都有 α 构型的异戊烯基取代，7 位有香叶基取代，**20** 和 **23** 为 β 构型而 **21**、**22** 为 α 构型[37,52]。化合物 **22** 在 *G. schomburgkiana*[53]、云南藤黄(*G. yunnanensis*)[54]、双籽藤黄(*G. tetralata*)中也有发现[55]，徐宏喜教授课题组报道，化合物 **22** 在云南藤黄果实中的含量高达 5%以上，而且具有较强的抗肿瘤活性，有很好的开发前景[6]。

aristophenone A、B(**24**、**25**)从 *G. aristata*[56]果实中最早发现，之后在木竹子(*G. multiflora*)[22]、大叶藤黄(*G. xanthochymus*)[57]中也分离得到，两个化合物平面结构相同，区别在于 C-7 位的异戊烯基构型不同，**24** 为 β 构型，**25** 为 α 构型，它们的结构通过波谱数据鉴定。guttiferone A(**26**)分布于 *G. livingstonei*[51,58,59]、*G. brasiliensis*[58,60]、*G. macrophylla*[61]、*G. achachairu*[62]果实和种子中，其结构C-8 位有一 α 取代的异戊烯基。guttiferone G(**27**)与 **26** 相似，C-8 为 β 取代的异戊烯基，并且在 C-5 多了一个异戊烯基取代[61,63]。guttiferone K(**28**)从 *G. livingstonei*、*G. yunnanensis*、*G. cowa*[12,54,59,64,65]以及 *G. camboyia*[32]的果实和果皮中发现，其结构中 C-6 和 C-4 位分别有 α 和 β 取代的异戊烯基，是云南藤黄中的主要成分。

化合物 **29**、**30**、**31** 分别由 Nilar[42]、Merza[66,67]、Herath[68]等从不同藤黄属植物中发现，都被命名为 guttiferone I，但结构并不相同，在尊重原著的原则下，我们将 3 个化合物分别命名为 guttiferone I(**29**)、guttiferone I 1(**30**)以及 guttiferone I 2(**31**)。这 3 个化合物都为多异戊烯基取代的 B 型苯甲酮类化合物，**29** 的 C-8 为 α 构型香叶基，**31** 的 C-6 为 β 构型香叶基，化合物 **30** 与前两者差距较大，其 C-4、C-6、C-8、C-23 分别有四个异戊烯基。

garciyunnanin A(**32**)由昆明植物研究所许刚博士从云南藤黄(*G. yunnanensis*)果皮中发现[54]，guttiferone J(**32**)为 Masullo 等从 *G. cambogia* 果实中分离得到[40]，两研究组同时在 2008 年发表论文，化合物名称不同但结构相同，因此都编为 **32** 号。

garcicaowin B(**33**)从云树(*G. cowa*)树枝中得到[21]。其结构中 C-7 有 α 香叶基取代。oblongifolin E(**34**)从岭南山竹子(*G. oblongifolia*)的树皮中发现[52]，C-7 有 β 香叶基取代。guttiferone N(**35**)是藤黄果(*G. cambogia*)中成分[40]。**35** 的结构与 **34** 的差别在于 **35** 的 C-5 是香叶基而 **34** 为异戊烯基。guttiferones O(**36**)和 P(**37**)都从 *G. solomonensis* 根皮中分离得到[69]，两者分子式相同，但取代基位置不同，**36** 的 C-1 位由两个异戊烯基连成一个香叶基结构，**37** 的 C-1 和 C-8 各有一个异戊烯基取代。

guttiferone E(**38**)为 *G. punctata*[70]、木竹子(*G. multiflora*)[22]、大叶藤黄

（*G. xanthochymus*）[57,66,71]、*G. pyrifera*[72]、*G. dulcis*[73]、版纳藤黄（*G. xishuanbannaensis*）[74]、*G. virgata*[66]、*G. livingstonei*[59]、*G. ovalifolia*[51]、金丝李（*G. paucinervis*）、*G. punctata*[70]等多种藤黄属植物的共有成分，在植物的多个部位都有分布。xanthochymol（**39**）广泛分布于藤黄属植物中，在菲岛福木（*G. subelliptica*）[19]、*G. dulcis*[73]、印度藤黄（*G. indica*）[75]以及大叶藤黄（*G. xanthochymus*）[57]中都有发现。**38**、**39** 的结构中 C-5 位的取代基不是常见的异戊烯基，而是双键迁移变成末端烯烃的结构。

semsinone A（**40**）从 *G. semseii* 的树皮中分离得到，C-1 和 C-7 各有一个香叶基取代[76]。clusianone（**41**）从 *G. assigu* 的树皮中发现，其结构中苯环上没有羟基取代，C-7 位为香叶基[8]。7-epiclusianone（**42**）在 *G. brasiliensis* 的果皮[77,78]、果实[58,79]、树叶[80]中都有分布，与 **41** 一样，其苯环上没有羟基取代，其 C-7 位为异戊烯基。garciniaphenone（**43**）是 *G. brasiliensis* 果皮中分离得到的 C-5 没有取代基的苯甲酮类化合物，是一对同分异构体，其 C-2 和 C-4 的羰基和羟基会发生烯醇互变[58,79,81]。

cycloxanthochymol（**44**）在菲岛福木（*G. subelliptica*）[56]、大叶藤黄（*G. xanthochymus*）[57]、*G. pyrifera*[72]中都有发现。结构中 C-4 的羟基与 C-5 的取代基环合成六元吡喃环，C-7 为 β-异戊烯基。异大叶藤黄醇 isoxanthochymol（**45**）结构与 **44** 相似，在 C-4、C-5 之间也骈合有吡喃环，区别是吡喃环上的取代基不同，**45** 在菲岛福木（*G. subelliptica*）[19]、木竹子（*G. multiflora*）[22,82,83]、*G. parvifolia*[84]、*G. pyrifera*[72]、*G. griffithii*[85]、*G. smeathmannii*[86]中广泛存在。

Xu[21]等和 Zhang[19]等于 2010 年分别报道了 garcicowin C 和 garcinialiptone B，两个化合物名称不同，但结构相同，因此我们把它们都编为 **46**，garcicowin C（**46**）和 garcicowin D（**47**）在 C-4 和 C-5 也有吡喃环结构，并且吡喃环上都有丙烯基取代[19,21,47,87]。epunctanone（**48**）为 *G. epunctata* 根皮成分，苯环上 C-13、C-14 位上有二羟基[88]。

paucinones A～D（**49**～**52**）是高雪梅博士从金丝李（*G. paucinervis*）树叶中分离出来的苯甲酮类化合物，paucinones A～C（**49**，**50**，**52**）结构中含有少见的环已烷-螺-四氢呋喃骨架，paucinone D（**51**）则含有之前从未报道过的 1-methylene-3,3-二甲基环已烷基团[89]。

eugeniaphenone（**53**）是 Hartati 等从 *G. eugeniaefolia* 中分离得到的苯甲酮，其结构通过一维和二维核磁共振以及 X 单晶衍射确定，其异戊烯基单元上形成一个罕见的环丁烷侧链[90]。Soemiati 等从 *G. picrorrhiza* 中分离得到 garcinopicrobenzophenone（**54**），该化合物中 C-5 也连有一四元环结构[91]。

guttiferone H（**55**）从大叶藤黄（*G. xanthochymus*）果实的甲醇提取物中分离得到，在双环［3.3.1］壬烷系统的 7，8 位连着一个七元环[57,71]。（+）-guttiferone K（**56**）从云树（*G. cowa*）[92]及金丝李（*G. paucinervis*）[47]中分离所得，其结构含有

一个氢化吡喃环和二甲基取代的环己烷。

guttiferones Q～S(**57**～**59**)是由 Nguyen 等从 *G. cochinchinensis* 果皮中分离得到的，三个化合物的 C-18 的甲基上都连有异戊烯基，**57** 的 C-1 和 C-8 上连有四氢呋喃环，化合物 **58** 中 C-18 位的异戊烯基与 3 位羟基缩合成 7 元氧环[67]。

nujiangefolin C(**60**)是从怒江藤黄(*G. nujiangensis*)树叶用丙酮提取出来的成分，含有一个氢化呋喃环[93]。14-deoxyisogarcinol(**61**)是从印度藤黄(*G. indica*)果实提取物中分离出来的，其苯甲酮的 A 环上只有一个羟基[44]。cowanone(**62**)从云树(*G. cowa*)花序和树枝中分离到[94]。18-hydroxygarcimultiflorone D(**63**)是从木竹子(*G. multiflora*)细枝中提取出来的[22]。

3. C 型

C 型苯甲酮类化合物(表 1-3)的苯甲酮基团连接在［3. 3. 1］壬烷系统的 C-5 位，至今仅发现一个 C 型苯甲酮类化合物，即从菲岛福木(*G. subelliptica*)种子中分离得到的 garcinielliptone K(**64**)，结构中还骈合了一个四氢呋喃环[95](图 1-5)。

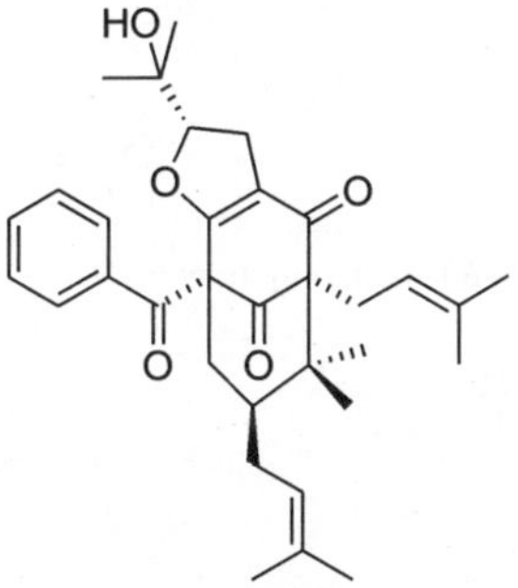

64 garcinielliptone K

图 1-5　C 型苯甲酮类化合物结构

表 1-3　C 型苯甲酮类化合物

No.	化合物	植物	部位	分子式	分子量	生物活性
64	garcinielliptone K	*G. subelliptica*[95]	种子[95]	$C_{33}H_{42}O_5$	518	抗炎活性[95]

4. D 型

D 型的苯甲酮结构较为复杂，它是在原来双环［3. 3. 1］壬烷结构中经过环合后形成一个金刚烷结构的母核，母核上有一个苯甲酮基团取代，一般有个异戊烯基及香叶基取代。目前发现的 D 型苯甲酮类化合物较少，见图 1-6 和表 1-4。

(－)-garcinialiptone A(**65**)和(＋)-garcinialiptone A(**66**)是从菲岛福木(*G. subelliptica*)果实中分离得到的 D 型苯甲酮类化合物，两者互为镜像关系[19]，garciniagifolone A(**67**)是从岭南山竹子(*G. oblongifolia*)树皮中分离得到的 D 型苯甲酮类化合物，共有 38 个碳原子[96]。doitunggarcinones A(**68**)和 B(**69**)是 2 个重

排了的苯甲酮类化合物，首次从 *G. propinqua* 中得到[97]。garcimultiflorone D(**70**)从木竹子(*G. multiflora*)果实中分离得到，具有一个不寻常的金刚烷笼状结构[98]。泰国的 Sriyatep 等从云树(*G. cowa*)中首次分离得到 cowabenzophenone A(**71**)和 B(**72**)，是具有四环［7. 3. 3. $3^{[3,11]}$. $0^{[3,7]}$］的十四碳烷结构的苯甲酮类化合物[99]。

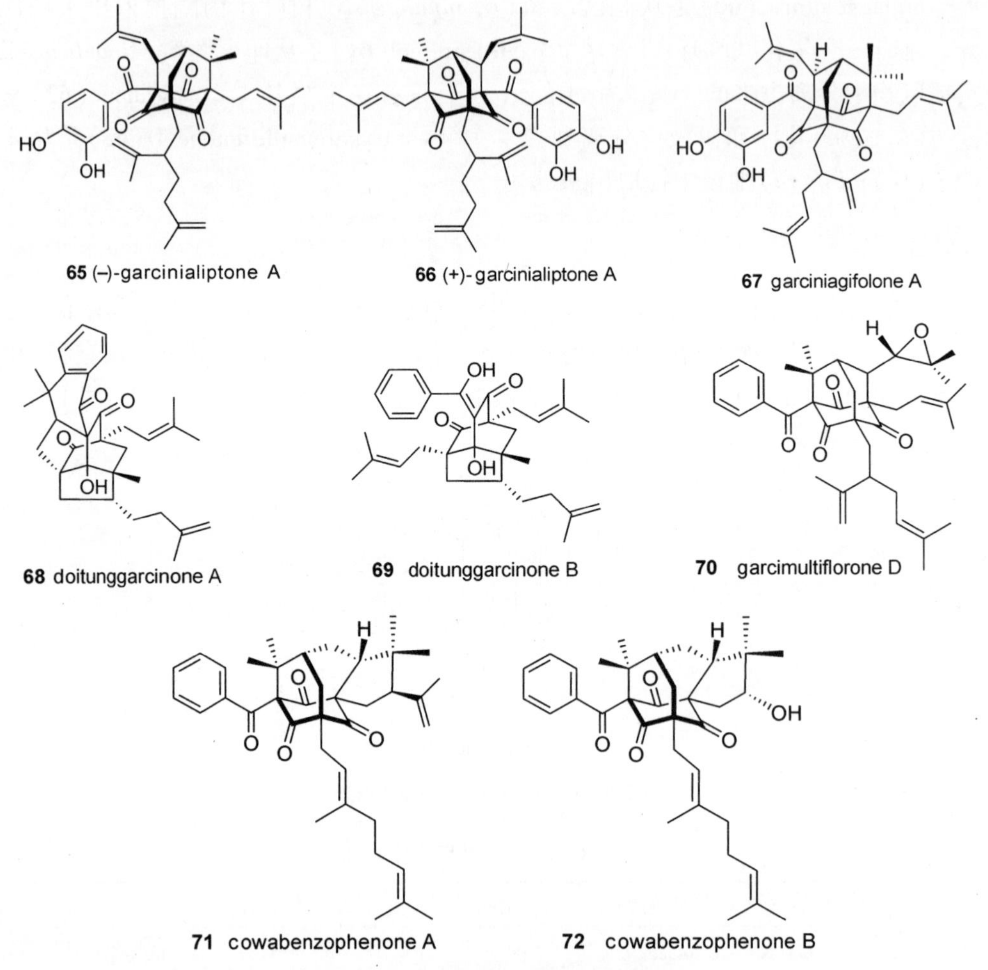

65 (−)-garcinialiptone A **66** (+)-garcinialiptone A **67** garciniagifolone A

68 doitunggarcinone A **69** doitunggarcinone B **70** garcimultiflorone D

71 cowabenzophenone A **72** cowabenzophenone B

图 1-6 D 型苯甲酮类化合物结构

表 1-4 D 型苯甲酮类化合物

No.	化合物	植物	部位	分子式	分子量	生物活性
65	(−)-garcinialiptone A	*G. subelliptica*[19] *G. nujiangensis*[93]	果实[19]	$C_{38}H_{48}O_6$	600	细胞毒活性[19]
66	(+)-garcinialiptone A	*G. subelliptica*[19]	果实[19]	$C_{38}H_{48}O_6$	600	细胞毒活性[19]
67	garciniagifolone A	*G. oblongifolia*[96]	树皮[96]	$C_{38}H_{48}O_6$	600	细胞毒活性[96]

续表

No.	化合物	植物	部位	分子式	分子量	生物活性
68	doitunggarcinone A	*G. propinqua*[97]	枝条[97]	$C_{33}H_{40}O_4$	500	对革兰氏阳性菌和革兰氏阴性菌呈弱的抗菌活性[97]
69	doitunggarcinone B	*G. propinqua*[97]	枝条[97]	$C_{33}H_{42}O_4$	502	对革兰氏阳性菌和革兰氏阴性菌呈弱的抗菌活性[97]
70	garcimultiflorone D	*G. multiflora*[98]	果实[98]	$C_{38}H_{48}O_5$	584	抑制活性对fMLP/CB诱导产生的超氧阴离子和弹性蛋白酶释放[98]
71	cowabenzophenone A	*G. cowa*[99]	成熟果实[99]	$C_{38}H_{48}O_4$	568	
72	cowabenzophenone B	*G. cowa*[99]	成熟果实[99]	$C_{35}H_{44}O_5$	544	

5. E 型

E 型苯甲酮类(表 1-5)是 A、B、C 三种类型的苯甲酮经过重排或开环得到的一类化合物，其结构母核中的［3.3.1］壬烷母核多数已经开环或重排，多保留有 3-酮基取代，同时结构中多有异戊烯基取代(图 1-7)。

gambogenone(**73**)的母核经扩环成［3.3.2］癸烷，是 2005 年首次从大叶藤黄(*G. xanthochymus*)的甲醇提取物中发现的[57]。之后在 *G. livingstonei* 的果实中也有发现[59]。xerophenone C(**74**)是从越南产的大苞藤黄(*G. bracteata*)树叶和树皮中提取出来的，具有［4.3.1］癸烷结构[100]。xerophenone A(**75**)也具有［4.3.1］癸烷结构，是从大苞藤黄(*G. bracteata*)[101]及 *G. propinqua*[97]的树枝中得到的成分。nemorosonol(**76**)是从越南的大苞藤黄(*G. bracteata*)树叶和树皮中得到的成分，其结构中［3.3.1］壬烷已经开环，形成一个氢化吡喃环[100]。bronianone(**77**)从 *G. hombroniana* 中分离得到，是第一个从藤黄科植物中分离得到的苯甲酮类化合物，为黄色的色素，结构中含有一个桑橙素的片段，其中的笼状［3.3.1］壬烷也已经开环，结构中有 2 个异戊烯基及 1 个香叶基取代[102]。kolanone(**78**)和 semsinone B(**79**)是分别从 *G. kola*[103]和 *G. semseii*[76]中得到的 E 型苯甲酮，结构中有两个末端烯烃。semsinone C(**80**)是 *G. semseii* 中的成分，其结构中开环后仅剩下一个苯环[76]。

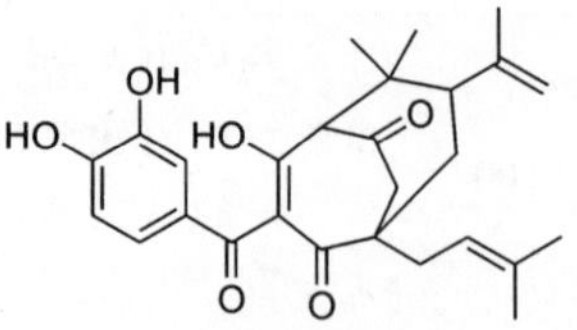

73 gambogenone

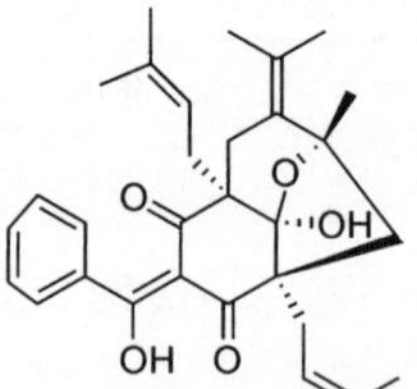

74 xerophenone C

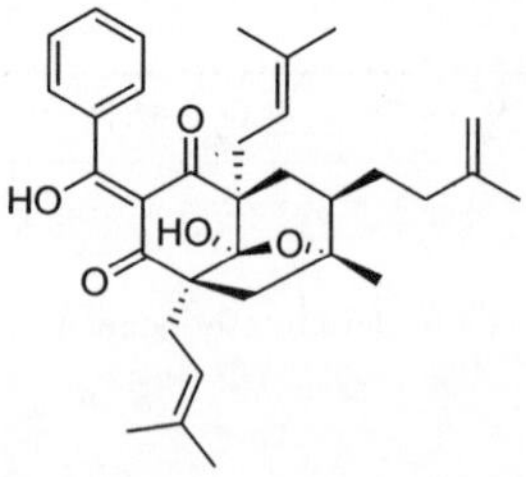

75 xerophenone A

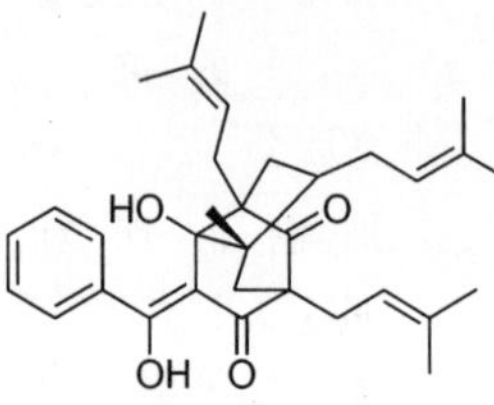

76 nemorosonol

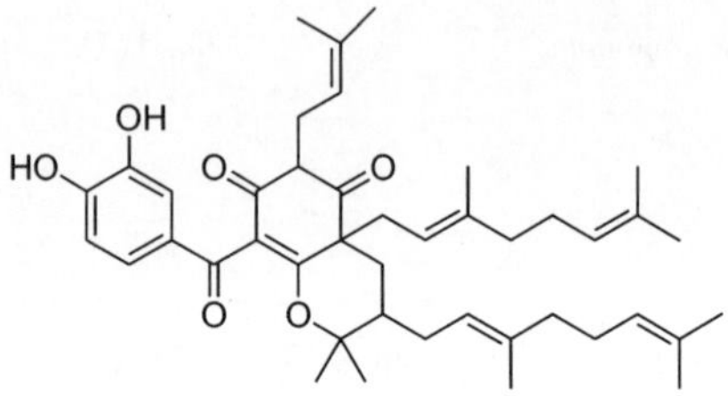

78 bronianone

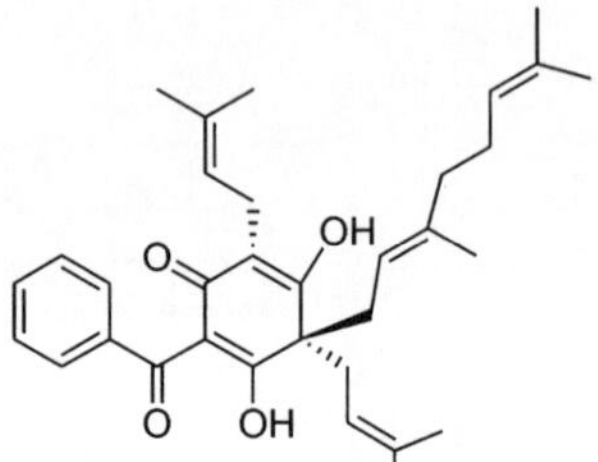

78 kolanone

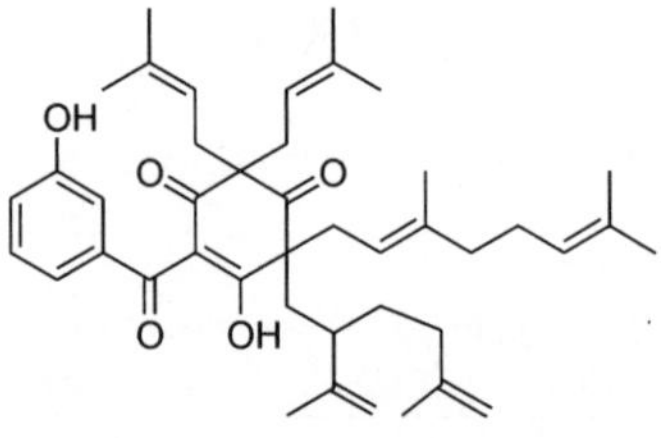

79 semsinone B

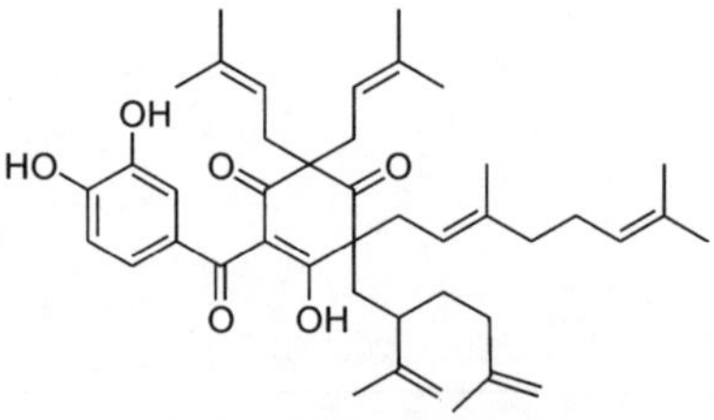

80 semsinone C

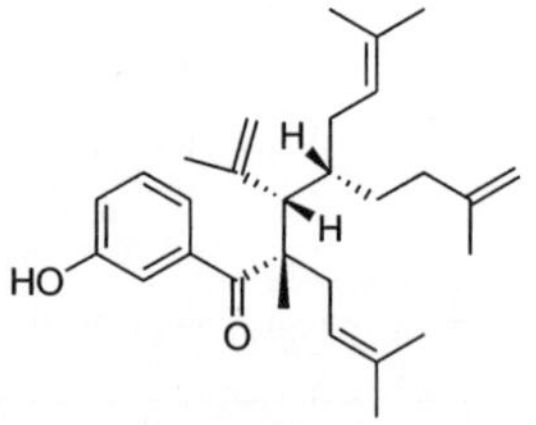

81 garcinielliptone FA

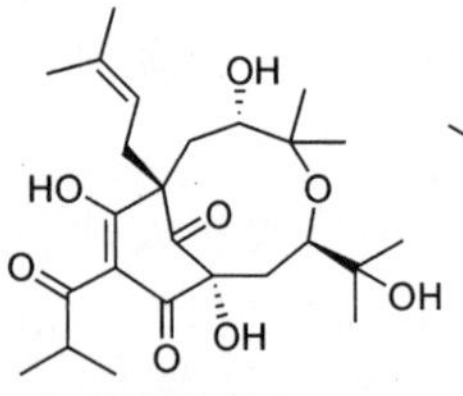

82 garcinielliptone HF

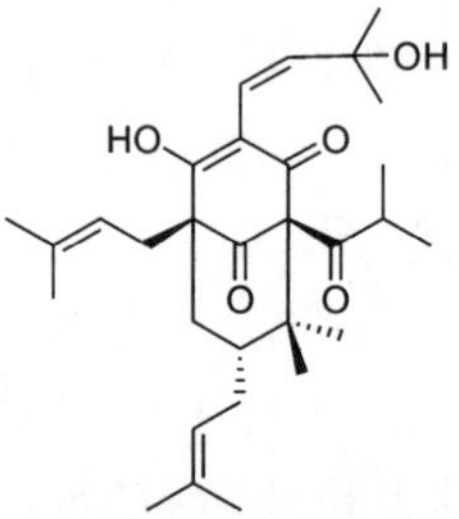

83 garcinielliptone F

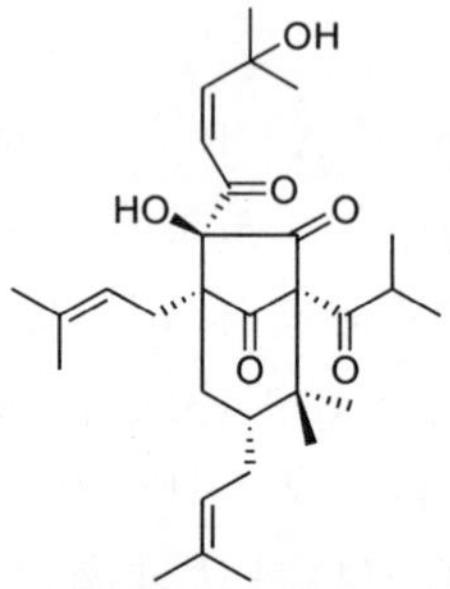

84 garcinielliptone G

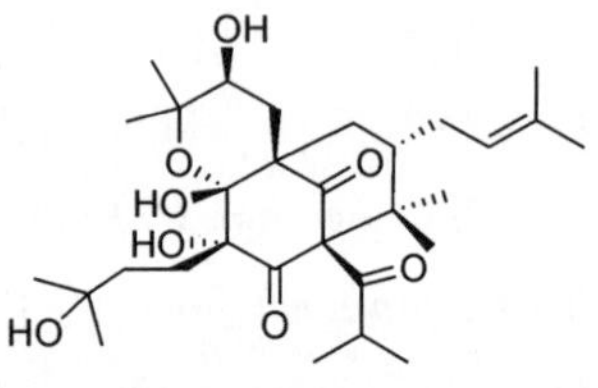

85 garcinielliptone H

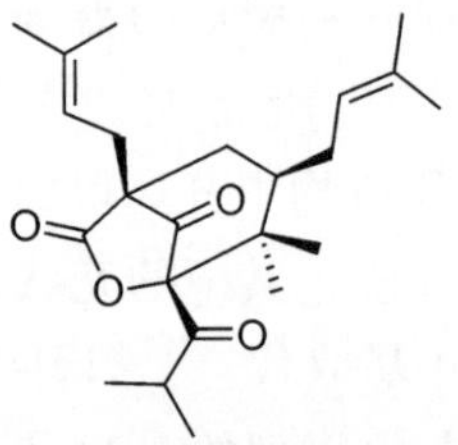

86 garcinielliptone J

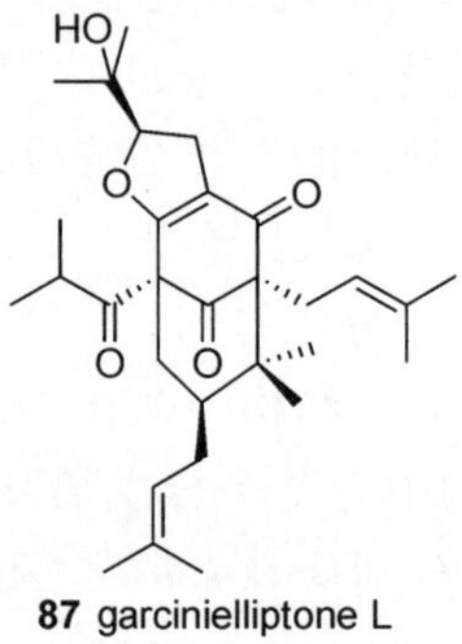

87 garcinielliptone L

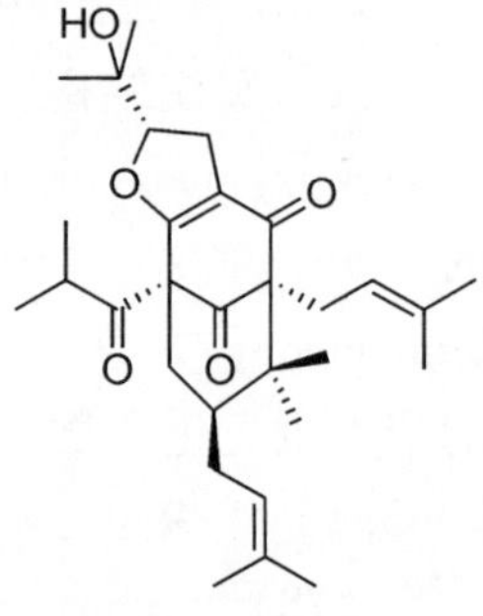

88 garcinielliptone M

图 1-7 E 型苯甲酮结构

表 1-5　E 型苯甲酮类化合物

No.	化合物	植物	部位	分子式	分子量	生物活性
73	gambogenone	*G. xanthochymus*[57] *G. livingstonei*[59]	果实[57,59]	$C_{27}H_{32}O_6$	452	抗氧化活性[57]
74	xerophenone C	*G. bracteata*[100]	树叶和皮[100]	$C_{33}H_{42}O_5$	518	细胞毒活性[100]
75	xerophenone A	*G. propinqua*[97] *G. bracteata*[101]	枝条[97,101]	$C_{33}H_{42}O_5$	518	抗菌活性[97]
76	nemorosonol	*G. bracteata*[100]	树叶和树皮[100]	$C_{33}H_{42}O_5$	518	细胞毒活性[100]
77	bronianone	*G. hombroniana*[102]	芯材[102]	$C_{43}H_{58}O_6$	670	
78	kolanone	*G. kola*[103]	果实[103]	$C_{33}H_{42}O_4$	502	抗菌活性[103]
79	semsinone B	*G. semseii*[76]	树皮[76]	$C_{43}H_{58}O_5$	654	
80	semsinone C	*G. semseii*[76]	树皮[76]	$C_{43}H_{58}O_6$	670	
81	garcinielliptone FA	*G. subelliptica*[16]	果皮[16]	$C_{29}H_{42}O_2$	422	
82	garcinielliptone HF	*G. subelliptica*[18]	木质和果皮[18]	$C_{25}H_{38}O_8$	466	促氧化活性[18]
83	garcinielliptone F	*G. subelliptica*[17]	种子[17]	$C_{30}H_{44}O_5$	484	对β-葡萄糖醛酸苷酶和溶菌酶有潜在的抑制活性[17]
84	garcinielliptone G	*G. subelliptica*[17]	种子[17]	$C_{30}H_{44}O_6$	498	
85	garcinielliptone H	*G. subelliptica*[17]	种子[17]	$C_{30}H_{46}O_7$	518	
86	garcinielliptone J	*G. subelliptica*[17]	种子[17]	$C_{23}H_{34}O_4$	374	
87	garcinielliptone L	*G. subelliptica*[95]	种子[95]	$C_{30}H_{44}O_5$	484	抗炎活性[95]
88	garcinielliptone M	*G. subelliptica*[95]	种子[95]	$C_{30}H_{44}O_5$	484	抗炎活性[95]

garcinielliptone FA（**81**）[16]、garcinielliptone HF（**82**）[18]、garcinielliptone F（**83**）、garcinielliptone G（**84**）、garcinielliptones H（**85**）、garcinielliptone J（**86**）[17]、garcinielliptone L（**87**）及 garcinielliptone M（**88**）[95]都是从菲岛福木（*G. subelliptica*）中分离得到的，结构不同程度开环。garcinielliptone HF（**82**）具有 9 元氧环的新颖骨架，garcinielliptone G（**84**）为一个新颖的骨架，garcinielliptones H（**85**）为间苯三酚的衍生物，garcinielliptone J（**86**）结构中有新颖的五元内酯环，garcinielliptone L（**87**）及 garcinielliptone M（**88**）都有四氢呋喃环结构。

6. F 型

F 型苯甲酮结构中的两个苯环上经中间的羰基相连，仅有简单异戊烯基及香叶基取代，没有发生重排，我们把这部分的化合物称为简单苯甲酮类化合物，这类化合物大多数都有芳香性。藤黄属植物中分离得到的 F 型苯甲酮编号从 **89**～**117**，共 29 个化合物，其结构及来源见图 1-8 及表 1-6。

这类苯甲酮结构较为简单，差别主要在苯环上氧化程度不同，即羟基的数量及位置的差异，部分羟基被氧化成甲氧基，少数苯环上有异戊烯基及香叶基取代，如 3-geranyl-2,4,6-trihydroxybenzophenone(**96**)[72]、从 *G. dulcis* 果实中分离得到的 clusiaphenone B(**98**)[39,126]、从 *G. virgata* 树皮中分离得到的 cotoin(**99**)[127]等。极少数羟基连有糖，如莽吉柿(*G. mangostana*)中的 garcimangosone D(**104**)[128]。从 *G. speciosa* 中分离得到的 garciosaphenone A(**100**)结构中含有两个香叶基[129]。

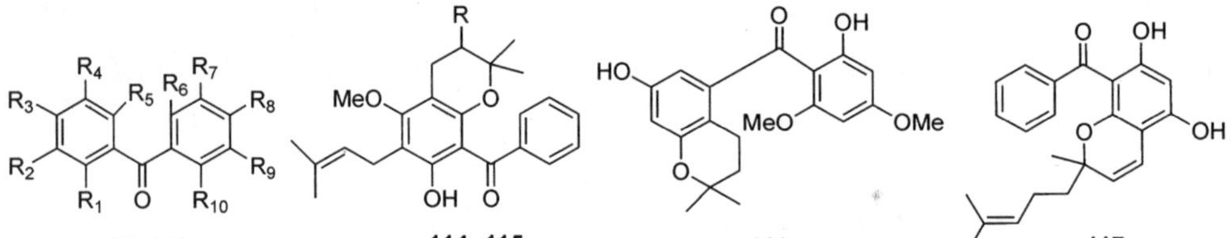

89～113 **114～115** **116** **117**

图 1-8 F 型苯甲酮结构

二、苯甲酮类化合物结构解析

(一)苯甲酮类化合物波谱特征

要想解析苯甲酮类化合物，尤其是含有双环［3.3.1］壬烷的苯甲酮的结构并非易事。早期的结构解析工作主要依赖 X 射线单晶衍射、化学方法以及光谱分析的方法，如紫外分光光度法、红外吸收光谱法以及一维核磁等。现在更先进的技术如二维核磁共振以及高分辨质谱的出现，使快速精确地鉴定毫克级或低于毫克级的复杂天然分子变得可能。后期的研究，表明二维核磁共振和分子模型对鉴定结构是更为有效和省时的方法。

通过文献总结，多异戊烯基取代的苯甲酮类化合物有如下几个共同的核磁特征。

(1)这类化合物最特征的是有一共轭的羰基信号：化学位移值为 δ192～199ppm，是 C-10 的羰基信号。在 2,2,-二甲基双环［3.3.1］壬烷系统中，这个羰基的信号一般出现在 δ193～195ppm，仅有 paucinone C(**52**)例外，原因是 **52** 的 C-10 成酯了[89]。

(2)此外，绝大多数的 A～E 型苯甲酮类化合物在双环结构中还有一个不共轭和一个共轭的羰基，其信号分别为 δ_C 205～210ppm 和 δ_C 193～198ppm。

表 1-6　F 型苯甲酮类化合物

No.	化合物	结构	植物	部位	分子式	分子量	生物活性
89	2,4,3′,4′-tetrahydroxy-6-methoxybenzophenone，2,3′,4,4′-tetrahy-droxy-6-methoxybenzophenone，4,6,3′,4′-tetrahydroxy-2-methoxybenzophenone	$R_1=R_4=R_5=R_7=R_9=H$，$R_2=R_3=R_6=R_8=OH$，$R_{10}=OMe$	*G. multiflora*[72,83]，*G. hombroniana*[130]	根[83]，树皮[130]，茎[72]	$C_{14}H_{12}O_6$	276	抗氧化活性[83]，细胞毒活性[130]
90	2′,3′,6-trihydroxy-2,4-dimethoxybenzophenone	$R_1=R_2=R_6=OH$，$R_3=R_4=R_5=R_7=R_9=H$，$R_8=R_{10}=OMe$	*G. subelliptica*[131]	木质[131]	$C_{15}H_{14}O_6$	290	
91	2,4,6,3′-tetrahydroxybenzophe-none，3-hydroxyphenyl(2,4,6-trihydroxyphenyl)methanone，2,3′,4,6-tetrahydroxybenzophenone	$R_1=R_3=R_4=R_5=R_7=R_9=H$，$R_2=R_6=R_8=R_{10}=OH$	*G. eugenifolia*[132,133]，*G. multiflora*[83]，*G. hombroniana*[130]	根[83,132,133]，树皮[130]	$C_{13}H_{10}O_5$	246	抗氧化活性[83,130]
92	2,4,6,3′,4′-pentahydroxybenzophenone/macurin	$R_1=R_4=R_5=R_7=R_9=H$，$R_2=R_3=R_6=R_8=R_{10}=OH$	*G. multiflora*[83]，*G. assigu*[8]，*G. lancilimba*[134]，*G. mangostana*[135]	根[83]，树皮[8,134]，木质[136]	$C_{13}H_{10}O_6$	262	抗氧化活性[83]，潜在的癌症化学预防活动活性[8]，诱导细胞凋亡[134]
93	2,4,6,3′,5′-pentahydroxybenzophenone	$R_1=R_3=R_5=R_7=R_9=H$，$R_2=R_4=R_6=R_8=R_{10}=OH$	*G. pedunculata*[137]	木质[137]	$C_{13}H_{10}O_6$	262	
94	3′,6-dihydroxy-2,4,4′-trimethoxy-benzophenone	$R_1=R_4=R_5=R_7=R_9=H$，$R_2=R_6=OH$，$R_3=R_8=R_{10}=OMe$	*G. mangostana*[42]	木质[42]	$C_{16}H_{16}O_6$	304	

续表

No.	化合物	结构	植物	部位	分子式	分子量	生物活性
95	methanone，4′,6-dihydroxy-2,3′4-trimethoxybenzophenone	$R_1=R_4=R_5=R_7=R_9=H$，$R_3=R_6=OH$，$R_2=R_8=R_{10}=OMe$	*G. subelliptica*[138]	木质[138]	$C_{16}H_{16}O_6$	304	抗氧化活性[138]
96	3-geranyl-2，4，6-trihydroxybenzophenone	$R_1=R_2=R_3=R_4=R_5=R_7=H$，$R_6=R_8=R_{10}=OH$，$R_9$=geranyl	*G. vieillardii*[139]	树皮[139]	$C_{23}H_{26}O_4$	366	抗利什曼原虫[139]
97	4,6,4′-trihydroxy-2,3′-dimethoxy-3-pren-ylbenzophenone	$R_1=R_4=R_5=R_7=H$，$R_3=R_6=R_8=OH$，$R_2=R_{10}=OMe$，R_9=prenyl	*G. multiflora*[72]	树皮[72]	$C_{20}H_{22}O_6$	358	抗氧化活性[72]
98	clusiaphenone B	$R_1=R_2=R_3=R_4=R_5=H$，$R_6=R_8=R_{10}=OH$，$R_7=R_9$=prenyl	*G. dulcis*[39]	果实[39]	$C_{23}H_{26}O_4$	366	清除自由基[39]
99	2,6-dihydroxy-4-methoxybenzophenone，cotoin	$R_1=R_2=R_3=R_4=R_5=R_7=R_9=H$，$R_6=R_{10}=OH$，$R_8=OMe$	*G. virgata*[127]	树皮[127]	$C_{14}H_{12}O_4$	244	抗氧化活性[127]
100	garciosaphenone A	$R_1=R_5$=geranyl，$R_3=R_7=R_9=H$，$R_2=R_4=R_6=R_8=R_{10}=OH$	*G. speciosa*[129]	茎[129]	$C_{33}H_{42}O_6$	534	抑制 HIV-1 蛋白酶活性[129]
101	myrtiaphenone A	$R_1=R_2=R_3=R_4=R_5=H$，$R_6=R_8=OMe$，$R_7=R_9$=prenyl，$R_{10}=OH$	*G. pseudoguttifera*[140]，*G. myrtifolia*[141]	树皮[141]，木质[140]	$C_{25}H_{30}O_4$	394	

续表

No.	化合物	结构	植物	部位	分子式	分子量	生物活性
102	salimbenzophenone	R_1 = prenyl，$R_2 = R_4 = R_6$ = OH，$R_8 = R_{10}$ = OMe，$R_3 = R_5 = R_7 = R_9$ = H	*G. benthami*[142]	树皮[142]	$C_{20}H_{22}O_6$	358	
103	vismiaphenone C	$R_1 = R_2 = R_3 = R_4 = R_5$ = H，$R_6 = R_{10}$ = OH，$R_7 = R_9$ = prenyl，R_8 = OMe	*G. pseudoguttifera*[140]，*G. myrtifolia*[141]	树皮[141]，木质[140]	$C_{24}H_{28}O_4$	380	
104	garcimangosone D	$R_1 = R_2 = R_3 = R_4 = R_5 = R_7 = R_9$ = H，$R_6 = R_8$ = OH，R_{10} = Oglc	*G. mangostana*[128]	果实[128]	$C_{19}H_{20}O_9$	392	
105	2,6,3′,5′-tetrahydroxybenzophenone	$R_1 = R_3 = R_5 = R_7 = R_8 = R_9$ = H，$R_2 = R_4 = R_6 = R_{10}$ = OH	*G. cantleyana*[143]	枝条[143]	$C_{13}H_{10}O_5$	246	抑制人低密度脂蛋白氧化和血小板聚集[143]
106	3,4,5,3′,5′-pentahydroxybenzophenone	$R_1 = R_3 = R_5 = R_6 = R_{10}$ = H，$R_2 = R_4 = R_7 = R_8 = R_9$ = OH	*G. cantleyana*[143]	枝条[143]	$C_{13}H_{10}O_6$	262	选择性抑制 ADP 诱导的血小板聚活性[143]，对 ADP 诱导的血小板聚集有强的抑制作用，IC_{50} 值为 34.7μmol/L[143]
107	3,5,3′,5′-tetrahydroxy-4-methoxybenzophenone	$R_1 = R_3 = R_5 = R_6 = R_{10}$ = H，$R_2 = R_4 = R_7 = R_9$ = OH，R_8 = OMe	*G. cantleyana*[143]，*G. hombroniana*[144]	枝条[143,144]	$C_{14}H_{12}O_6$	276	对 LDL 氧化有强抑制活性，抑制血小板聚集[144]

续表

No.	化合物	结构	植物	部位	分子式	分子量	生物活性
108	3,4,5,3′-tetrahydroxy benzophenone	$R_1=R_2=R_3=R_5=R_6=R_{10}=H$，$R_4=R_7=R_8=R_9=OH$	*G. cantleyana*[143]	枝条[143]	$C_{13}H_{10}O_5$	246	抑制人低密度脂蛋白氧化和血小板聚集[143]
109	3,4-dihydroxyphenyl(3-hydroxy-5-methoxyphenyl) methanone	$R_2=R_3=R_7=OH$，$R_1=R_4=R_5=R_6=R_8=R_{10}=H$，$R_9=OMe$	*G. eugenifolia*[132]	根[132]	$C_{14}H_{12}O_5$	260	
110	2,3′,4,5′-tetrahydroxy-6-methoxybenzophenone，mangaphenone	$R_1=R_3=R_7=R_9=OH$，$R_5=OMe$，$R_2=R_4=R_6=R_8=R_{10}=H$	*G. hombroniana*[130]，*G. mangostana*[145]	树皮[130,145]	$C_{14}H_{12}O_6$	276	显著的抗氧化活性，对 DBTRG 癌细胞有较强的细胞毒活性，EC_{50}为 48μmol/L[130]
111	3,4,3′,5′-tetrahydroxy-5-methoxybenzophenone(GM-2)	$R_2=R_3=R_7=R_9=OH$，$R_4=OMe$，$R_1=R_5=R_6=R_8=R_{10}=H$	*G. mangostana*[146]	果皮[146]	$C_{14}H_{12}O_6$	276	
112	2,3′-dihydroxy-2′,4,6-trimethoxybenzophenone	$R_1=R_7=OH$，$R_3=R_5=R_6=OMe$，$R_2=R_4=R_8=R_9=R_{10}=H$	*G. smeathmannii*[147]	树皮[147]	$C_{16}H_{16}O_6$	304	抗菌剂抗氧化活性[147]
113	4,6,3′,4′-tetrahydroxy-2-methoxybenzophenone	$R_1=R_4=R_5=R_7=R_9=H$，$R_2=R_3=R_6=R_8=OH$，$R_{10}=OMe$	*G. multiflora*[72]	茎[72]	$C_{14}H_{12}O_6$	276	抗氧化活性 IC_{50}值为 7.8μmol/L[72]
114	myrtiaphenone B	R=H	*G. pseudoguttifera*[140]，*G. myrtifolia*[141]	木质[140]，树皮[141]	$C_{24}H_{28}O_4$	380	

续表

No.	化合物	结构	植物	部位	分子式	分子量	生物活性
115	2,2-dimethyl-8-benzoyl-3,7-dihydr-oxy-5-methoxy-6-(3-methyl-2-butenyl)-3,4-dihydrobenzopyran，pseudoguttiaphenone A	R=OH	*G. pseudoguttifera*[140]	木质[140]	$C_{24}H_{28}O_5$	396	
116	benthaphenone		*G. benthami*[148]	树叶和皮[148]	$C_{20}H_{20}O_6$	356	
117	clusiachromene，clusiachromene C		*G. vieillardii*[139]	树皮[139]	$C_{23}H_{24}O_4$	364	杀利什曼原虫活性[139]

(3)所有的化合物都有1～2个甲基信号(δ_H 1.0～1.6ppm)，且该甲基在HMBC谱中与一个季碳(C-8，δ_C 47～53ppm)相关。

(4)在^{1}H NMR中，该类化合物都有1个亚甲基信号(CH_2-6)，且其中一个氢信号(δ_H 1.9～2.2ppm)一般会裂分为dd峰。

(5)C-8位的偕二甲基一般与C-7有相关，且一般呈现两种情况。一种情况为$^3J_{H6ax\text{-}H7}$=10～13Hz，则C-8上甲基的位移值分别为δ_C 15～17ppm、δ_C 22～24ppm；另一种情况为$^3J_{H6ax\text{-}H7}$=7～8Hz，则C-8上偕二甲基的化学位移值分别为δ_C 22～25ppm、δ_C 26～28ppm。

(6)在^{13}C NMR谱中，双环［3.3.1］壬烷环系中，还会出现2个季碳信号［δ_C 63～65ppm(C-5)、δ_C 46～53ppm(C-8)］，2个次甲基信号［δ_C 67～73ppm(C-1)、46～49ppm(C-7)］以及亚甲基［δ_C 38～42ppm(C-6)］。

(7)氢谱中化学位移值为δ 6.40ppm、δ 5.32ppm的两个质子具有相同的耦合常数J=10Hz，为典型的顺势双键，同时具有偕二甲基的话，可判断该苯甲酮中含有苯并吡喃环结构，如myrtiaphenone B(**115**)[140,141]。

此外，^{1}H和^{13}C核磁共振谱是区别各类型苯甲酮结构的有效方法。区别方法主要依据以下3个重要的结构特征：①芳香环的取代模式，②异戊烯基的数量和类型，③脂肪族偕二甲基的存在。

将核磁和质谱(MS)结合综合分析是确定多异戊烯基取代苯甲酮的结构行之有效的方法。质谱中异戊烯基的片段通常都可观察到：①C-4—C-5之间开环之后重新成环。②MS中失去异戊烯基片段−56Da(C_4H_8)、−69 Da(C_5H_9)或者−124 Da(C_9H_{16})信号都可提供分子中取代基的信息。③绝大多数双环［3.3.1］壬烷苯甲酮类化合物的质谱中都可发现m/z 177和109的信号。质谱中出现m/z 105(C_7H_5O)峰，可提示苯甲酮中有一个苯环没有被取代，如kolanone(**78**)[103]和vismiaphenone C(**103**)[140,141]。以garcicowin D(**47**)的裂解为例，其裂解途径如图1-9所示，图1-9[87]这些片段的取代位置可通过二维核磁谱中的相关信号来确定。

苯甲酮类化合物红外(IR)特征：

A～E型苯甲酮类化合物一般含有2～4个羰基，因此IR图谱中一般会出现2～4个羰基的吸收峰，其中一个在B环的羰基吸收波数较高，数值为1715～1735cm^{-1}，另外一个羰基都与A环的苯环共轭，因此该羰基的吸收峰会向低波数移动，数值为1640～1720cm^{-1}，例如，garcinol(camboginol)(**7**)在1715cm^{-1}和1660cm^{-1}的吸收峰对应结构中不共轭和共轭的两个羰基[24]，(−)-cycloxanthochymol(**18**)在1728cm^{-1}、1666cm^{-1}分别有两个强的吸收峰[19]。F型苯甲酮结构较为简单，其IR谱中最特征的吸收为共轭羰基，由于与两个苯环共轭，羰基的吸收向低波数位移，吸收峰位置为1590～1660cm^{-1}，例如，4,6,3′,4′-tetrahydroxy-2-methoxybenzophenone(**89**)羰基的吸收峰为1628cm^{-1}[72]，2’,3’,6-trihydroxy-2，4-dimethoxybenzophenone(**90**)为1651cm^{-1}[131]，3′,6-dihydroxy-2,4,4′-

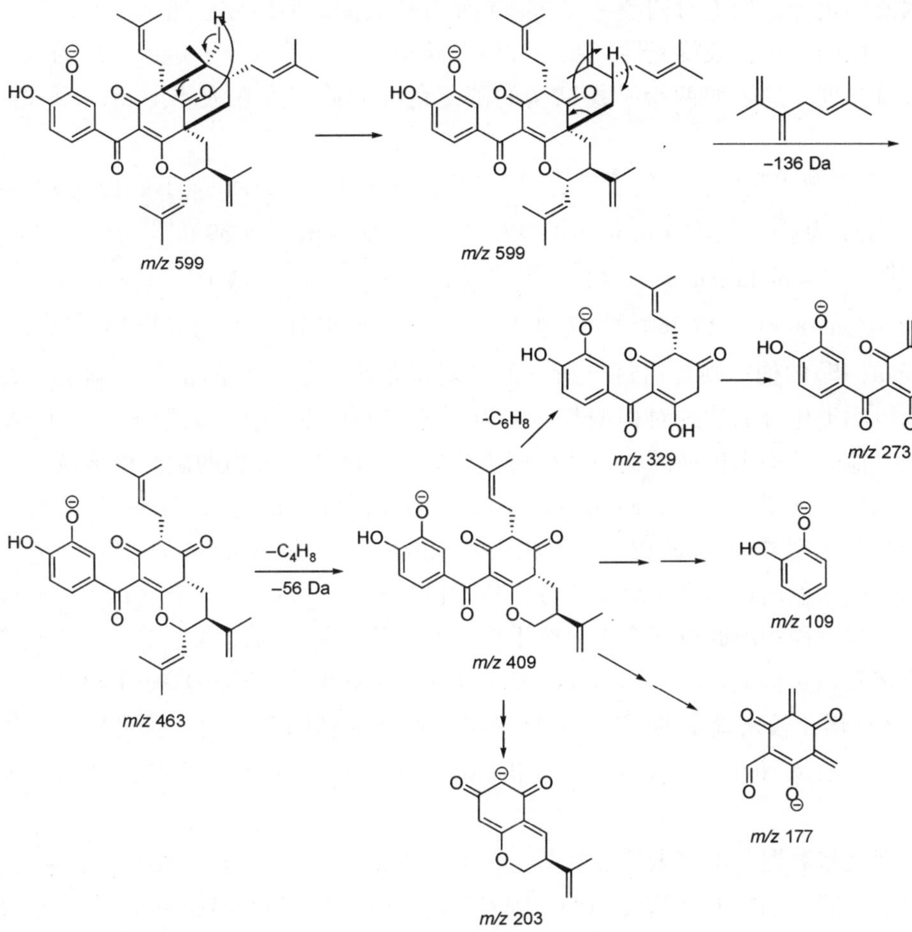

图 1-9　garcicowin D 部分碎片裂解途径

trimethoxy-benzophenone(**94**)为 1621cm^{-1}[42]，4′,6-dihydroxy-2,3′4-trimethoxybenzophenone(**95**)为 1618cm^{-1}，salimbenzophenone(**102**)和 vismiaphenone C(**103**)分别为 1614cm^{-1}和 1616cm^{-1}[141,142]。IR 图谱中还有苯环共轭双键在 1600cm^{-1}附近的吸收，如 salimbenzophenone(**102**)苯环的吸收在 1582cm^{-1}[142]。在 3200～3650cm^{-1}还有羟基的吸收峰，如 garcimultiflorone D(**9**)在 3627cm^{-1}处有吸收，garcimultiflorone E(**10**)在 3587cm^{-1}、3566cm^{-1}处有吸收[22]。此外，由于结构中常有异戊烯基及甲氧基等基团，所以甲基的吸收也很常见，甲基吸收峰变化较小，数值一般为 1370 ～ 1385cm^{-1}，如 guttiferone F (**6**)[20]、isogarcimultiflorone F (**12**)[22]、oblongifolin B(**21**)[37]，他们的 IR 谱中分别在 1382cm^{-1}、1373cm^{-1}、1377cm^{-1}处有吸收峰。

1. 烯醇互变的双环［3.3.1］-壬烷-2,4,9-三酮苯甲酮绝对构型的确定

分子的手性是非常有趣的，因为两个对应异构体通常具有完全不同的生理活性，因此确定分子的绝对构型是非常必要而有意义的。手性分子通常具有电子光学活性，如圆二色性及旋光性。互为镜像对映异构体的手性分子显示相反的圆二色性和旋光度，这表明两个镜像结构的圆二色性和旋光度在大小上相同而方向相反。

A～C 型苯甲酮类化合物主要有图 1-10(a)和图 1-10(b)所示的两种对映异构结构。迄今为止，仅有 isogarcinol(**17**)[149]，xanthochymol(**39**)[150]，clusianone(**41**)[151]，7-epiclusianone (**42**)[152]，garciniaphenone (**43**)[85]，nemorosonol(**77**)[153]，guttiferone A(**26**)[154]通过 X 射线单晶衍射确定了绝对构型。isoxanthochymol(**45**)的构型则是通过分析它的二对溴苯磺酸盐的单晶衍射来确定[155]。其他苯甲酮类化合物的绝对构型都尚未得到确定，为图 10-1(a)或图 10-1(b)中的构型。他们结构中桥环的朝向及构型主要通过与已知化合物的旋光度或圆二色谱进行比较来确定。例如，guttiferone E(**38**)的氢谱和碳谱与 garcinol(**7**)非常相似，但其旋光度与 garcinol 相反，因此认为 guttiferone E 是 garcinol 的对映异构体。

然而圆二色谱仅用来区分旋光分化较大的异构体，即两个化合物的 CD 曲线完全相反并对称。因此对于含有多个手性中心的化合物，需要事先用核磁共振等方法确定其相对构型。guttiferone M (**13**)的绝对构型就是通过与 TDDFT 模拟的苯甲酮的 CD 谱比较来确定的[156]。一旦确定了桥环的朝向和构型，就可根据核磁中的耦合常数及 NOESY(或 ROESY)相关来确定 C-6 及 C-5 上的取代基的顺反关系[74,82,157]。

根据文献数据，不管做核磁的溶剂种类，不论哪种类型的苯甲酮，或 C-7 位的取代基不同，如果 H-7 为 α 构型，则 C-7 的化学位移值为 δ 41～44ppm，且C-6 上的 H-6β 和 H-6α 之间的 $\Delta\delta$ 总是为 0. 3～1. 2ppm。反之，如果 H-7 为 β 构型，则 H-6β 和 H-6α 之间的 $\Delta\delta$ 为 0～0. 2ppm，且 C-7 的化学位移值为 δ 45～49ppm。

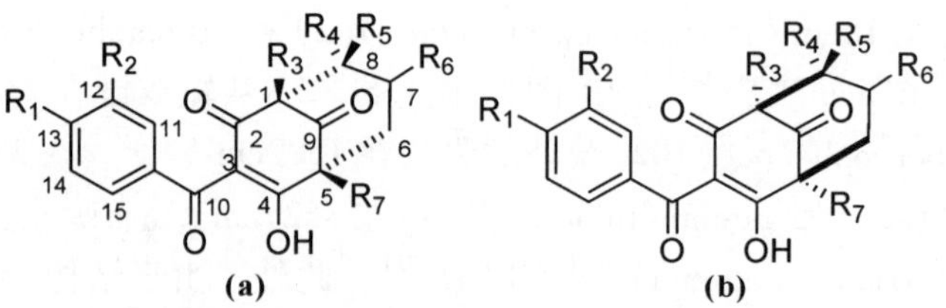

(a)

(b)

图 1-10　A～C 型苯甲酮类化合物两种构型

2. 多异戊烯基取代苯甲酮的酮-烯醇互变

许多异戊烯基取代的苯甲酮类化合物在溶液中都不稳定，结构互变速度非常快，如图 1-11 所示。酮-烯醇互变的异构体的氢谱中化学位移的变化主要出现在临近烯醇互变系统的 C-1、C-6、C-17、C-18、C-19 及 C-20 上氢信号。

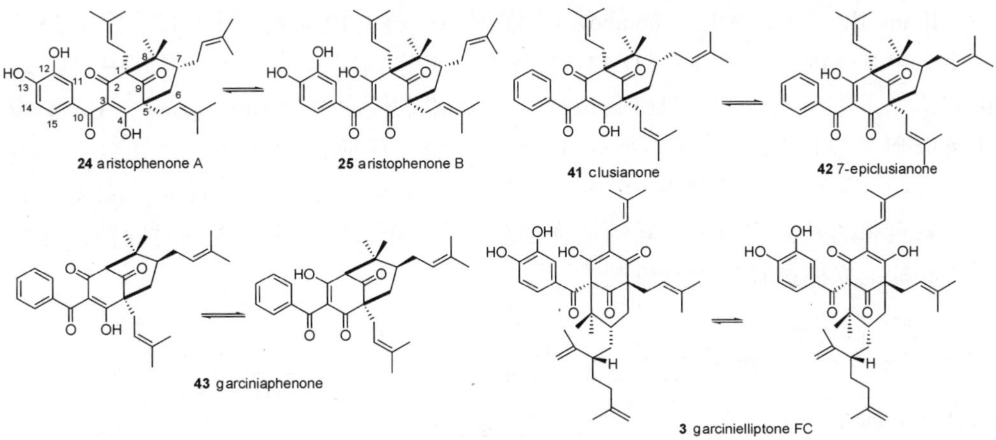

图 1-11　苯甲酮的烯醇互变

garciniaphenone(**43**)是报道的第一个在 C-1 位没有异戊烯基取代的苯甲酮，C-1 位无取代基对分子立体构型有显著影响。garciniaphenone 在固态下的互变异构体已被傅里叶分析产生的电子密度图确定，其结构中含有一个酮-烯醇基的完全离域的六元螯合环，其核磁数据与相关的苯甲酮类化合物相似[9]，如都含有涉及烯醇化的酮-醇平衡的 2,4-二酮系统，而此系统在溶液中会出现分别对应图 1-10(a)和图 1-10(b)所示的两个异构体中的羟基信号。因此固态中的对映异构体的鉴别是通过 X 单晶衍射来进行，从而能够与溶液中的相比较。

H-1 信号一般出现在最高场，在图 1-10(a)和图 1-10(b)所示的两种异构体中，H-1 的化学位移值分别为 δ 2.95ppm(1H，s)和 3.09ppm(1H，s)ppm，两者的积分比为 1∶5，其他具有 1，3-二酮结构的苯甲酮如 guttiferones A～E[51]、clusianone、7-epiclusianone[158]在溶液中也具有类似的性质。有意思的是，发生烯醇互变后的两种异构体具有不同的生理活性，羟基在生物活性中发挥重要作用。例如，garcinol、xanthochymol、nemorosone 等[158]。

三、生源途径

Rama Rao 等认为苯甲酮类化合物是桑橙素的衍生物，而桑橙素被认为是高等植物中很多呫酮类化合物的前体，化学和波谱数据也支持 xanthochymol(**39**)和 isoxanthochymol(**45**)很可能来源于一个有五个异戊烯基取代的 C-13 骨架。C-13 骨架是由二苯甲酮合成酶催化的关键反应构建。该骨架可以是苯甲酮或呫酮或者它们其中一个的变型。xanthochymol 中的 C-13 骨架也很可能来源于桑橙素，其结构中莽草酸衍生的 B-环(3，4-二羟基苯甲酰基)不变，乙酸衍生的间苯三酚环 A 被 5 个异戊二烯单元攻击从而得到 xanthochymol，取代基一般为 C-10 或 C-5 的倍数[159]。

Rama Rao 等还提出了 camboginol 详细的生物合成途径(图 1-12、图 1-13)。三个二甲基烯丙基焦磷酸基(DMAPP)连在桑橙素的间苯三酚环上得到中间体 2，中间体 2 可继续与两个 DMAPP 反应得到藤黄果代谢产物 camboginol。中间体 2 也可以和一个 DMAPP 以及一个异戊烯焦磷酸基反应得到另外一个化合物 xanthochymol，一个从大叶藤黄(*G. xanthochymus*)果实中分离得到的苯甲酮类化合物。有意思的是，这两种不同的植物都合成了一个含有四个手性的对映体，这暗示中心酶的立体选择性触发机制[160,161]。

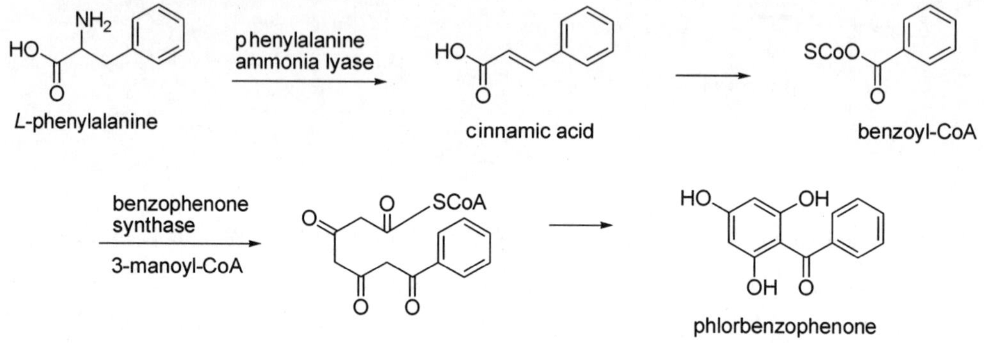

图 1-12　合成苯甲酮类化合物的苯甲酸生物合成途径的分支

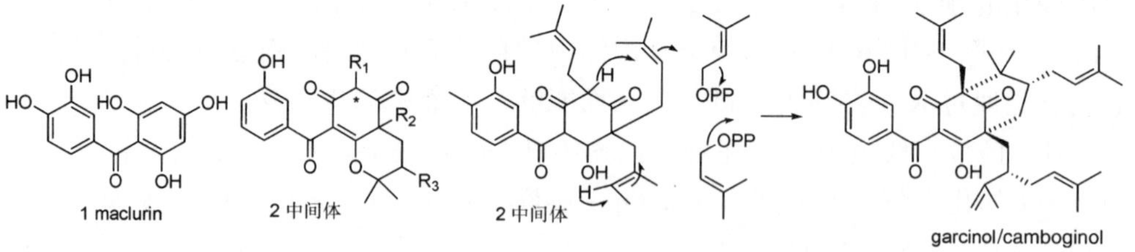

图 1-13　garcinol 可能的生源途径

Hamed 等通过与最近有关贯叶金丝桃素生物合成的研究结果类比[162,163]，提出了 oblongifolin A～D 可能的生物合成途径[37]，如图 1-14 所示，他们认为 oblongifolin A 等是合成的前体聚酮化合物与三个异戊二烯单元反应，生成的三烃基中间体最后进行环化后得到。从 clusia 植物树脂中分离得到 spiritone 以及它可能的前体化合物 weddellianone B(图 1-15)支持这种观点[163]。Hamed 等提出的这条生源途径可解释由于苯环上多样化的取代模式以及数个异戊二烯单元取代产生的结构多变的多异戊烯基苯甲酮类天然产物的形成。

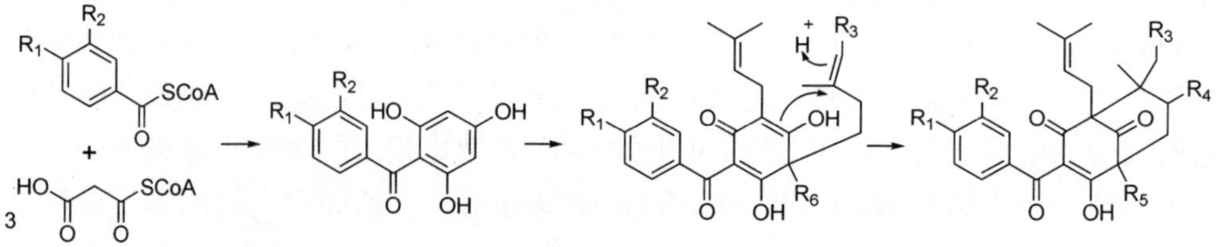

图 1-14　oblongifolin A 的生源途径

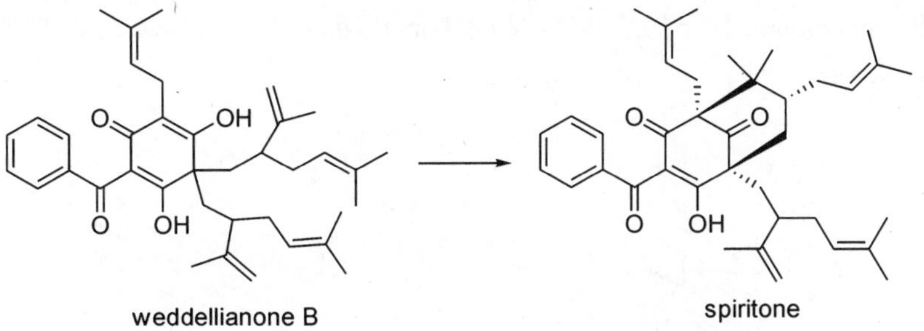

weddellianone B

spiritone

图 1-15　weddellianone B 及 spiritone 结构

Sriyatep 推断 cowabenzophenones A(**71**)和 B(**72**)两个具有复杂的四环金刚烷结构的苯甲酮的生源途径，认为该结构中新颖的结构是由中间体在 C-22/C-23 脱水，之后在 C-5/C-23 氧化，再进行选择性还原得到的，如图 1-16 所示[99]。

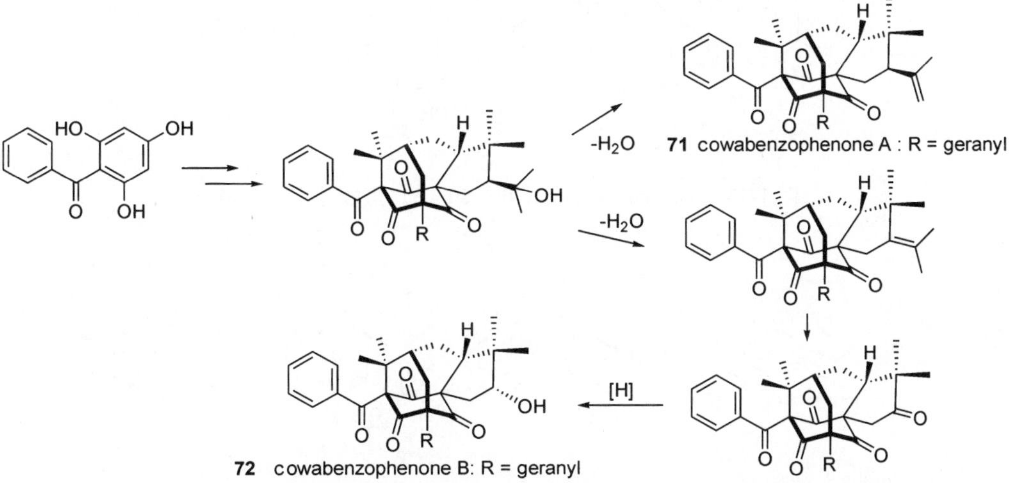

-H_2O

71 cowabenzophenone A : R = geranyl

-H_2O

[H]

72 cowabenzophenone B: R = geranyl

图 1-16　cowabenzophenones A(**71**)和 B(**72**)可能的生源途径

Tantapakul 等推断 doitunggarcinone A(**68**)可能的生源途径如图 1-17 所示[97]。

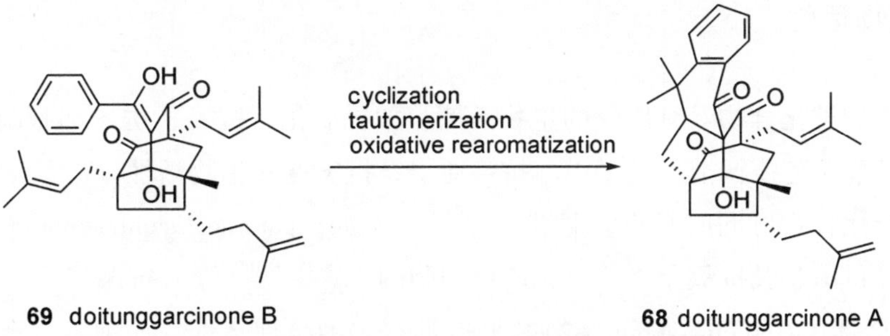

cyclization
tautomerization
oxidative rearomatization

69 doitunggarcinone B

68 doitunggarcinone A

图 1-17　doitunggarcinone A(**68**)可能的生源途径

paucinones A～C(**49**，**50**，**52**)结构中含有少见的环己烷和四氢呋喃环形成的螺环片段，paucinone D(**51**)含有少见的 1-methylene-3,3-二甲基环己烷基团，其可能的生源途径如图 1-18、图 1-19 所示[89]。

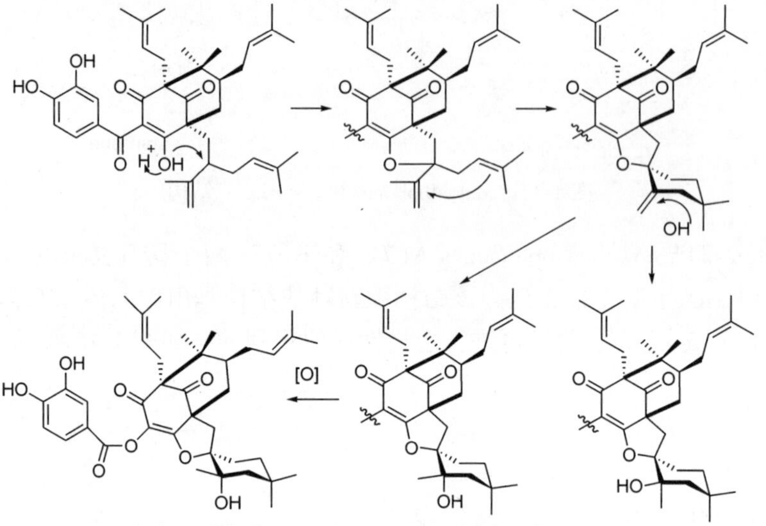

52 paucinone C　　**49** paucinone A　　**50** paucinone B

图 1-18　paucinones A～C(**49**, **50**, **52**)可能的生源途径

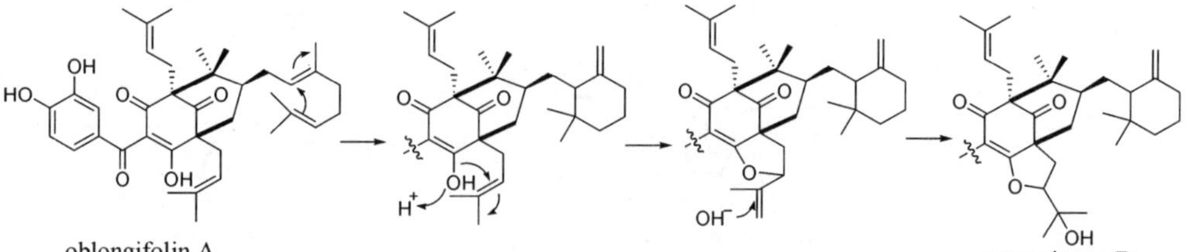

oblongifolin A　　**51** paucinone D

图 1-19　paucinone D(**51**)可能的生源途径

四、生物活性

苯甲酮类化合物具有广泛的生物活性，如抗氧化、抗癌、诱导细胞凋亡、细胞毒、镇痛、免疫调节、抗 HIV、抗疟原虫、抗突变等生物活性。

一个化合物可同时具有多种生理活性，例如，garcinol(camboginol)(**7**)被报道有清除自由基及抗氧化[24,26-28]、诱导细胞凋亡[8,25,26,106,164]、抗菌[24,30]、神经保护[28]等活性。7-epiclusianone(**42**)被报道具有多种生理活性，如细胞毒活性及诱导细胞凋亡[77,78]、抗氧化活性[78,123]、镇痛抗炎活性[80]、抗突变活性[78]、抗过敏[120]、抗菌活性[122]、抑制半胱氨酸和丝氨酸蛋白酶[60]、杀利什曼虫活性[58]等。

(一)细胞毒、诱导细胞凋亡、抗癌活性

garcinielliptone FB(**1**)对人乳腺癌细胞(MCF-7)、人肝癌细胞(Hep3b)、结肠癌细胞(HT-29)有细胞毒活性，其 IC_{50} 值分别为 11.0μmol/L、10.2μmol/L、18.1μmol/L。其阳性对照5-氟尿嘧啶对三个细胞株的 IC_{50} 值分别为 0.92μmol/L、0.55μmol/L、0.56μmol/L[16]。

garcinol(**7**)可诱导 HL-60 等细胞凋亡[8,25,26]，Prasad 等研究发现 garcinol(**7**)的作用机制是通过上调死亡受体和下调抗凋亡蛋白，从而增强细胞凋亡[106]，Wang 等报道了 garcinol(**7**)通过抑制自噬与诱导细胞凋亡而具有较好的抗人前列腺癌和异种移植小鼠活性[165]。Jackson 等报道了 garcinol(**7**)促进菌丝细胞凋亡及增强活性氟康唑对白念珠菌生物膜活性[166]，抑制肿瘤细胞增殖，血管再生，细胞周期行进，抑制 NF-κB 从而诱导细胞凋亡，达到抗肿瘤的作用[167]。

cambogin(**17**)对两种结肠癌细胞株(HT-29、HCT116)有细胞毒活性[21]。Matsumoto 报道 isogarcinol(**17**)对人白血病细胞株 U937、K562、NB4、HL60 都有很强的细胞毒活性，剂量都为 5～20μmol/L。Tian 等报道 isogarcinol(**17**)优先杀伤细胞表达血小板衍生生长因子受体(preferentially cytotoxic to cells expressing, PDGFR)[48]。Isogarcinol(**17**)对白血病(CCRF-CEM)细胞、结肠癌细胞(HCT116)、乳腺癌(MDAMB-231)细胞毒活性 IC_{50} 分别为 1.38μmol/L、0.86μmol/L、14.70μmol/L[168]。有意思的是，Hong 发现 isogarcinol(**17**)在高浓度下抑制细胞生长，但在低浓度下反而促进细胞生长[112]。Matsumoto 于 2003 年报道了 garcinol(**7**)、isogarcinol(**17**)在 5～20μmol/L 剂量下对白血病细胞(U937、K562、NB4、HL60)有显著的细胞毒活性[113]。

oblongifolin B 和 C(**21**、**22**)有较好地诱导宫颈癌细胞(HeLa-C3 cells)凋亡活性[52,54,116]。Itoa 报道 oblongifolin C(**22**)具有较好的细胞毒活性，其 IC_{50} 值分别为：人外周血白血病 T 细胞(Jurkat)(4.9±0.4)μmol/L、白血病细胞株(NALM6)(3.7±0.7)μmol/L、慢性骨髓性白血病细胞(K562)(7.8±1.2)μmol/L、T 细胞白血病细胞(HPB-ALL)(5.4±0.3)μmol/L[53]。oblongifolin C(**22**)可诱导宫颈癌(HeLa-3)细胞凋亡[54]，对人外周血白血病 T 细胞(Jurkat)、白血病细胞株(NALM6)、HPB-ALL 细胞有细胞毒活性[53]，抑制肿瘤生长和促进细胞凋亡[116]。徐宏喜教授以两种结肠癌细胞株(HT-29、HCT116)和正常结肠细胞(CCD-18Co)作为筛选对象，结果证实 30-epicambogin(**18**)、oblongifolin D(**23**)、guttiferone K(**28**)、garcicowin B(**33**)、garcicowin C(**46**)和 garcicowin D(**47**)对肿瘤细胞有选择性的抑制及抗癌作用[21,54,65]。

从大叶藤黄(*G. xanthochymus*)中分离得到的 guttiferone H(**55**)、gambogenone(**73**)、aristophenone A(**24**)、xanthochymol(**39**)、guttiferone E(**38**)、cycloxanthochymol(**44**)、isoxanthochymol(**45**)可诱导结肠癌细胞 SW-480 凋亡，活性 IC_{50} 为 7.5～188μmol/L，其中 guttiferone E(**38**)和 xanthochymol(**39**)细胞毒活性最强，IC_{50}分别为 7.5μmol/L 和 8.3μmol/L，gambogenone(**73**)活性最差[57]。

garcimultiflorone D(**9**)、garcimultiflorone E(**10**)、garcimultiflorone F(**11**)、isogarcimultiflorone F(**12**)、guttiferone E(**38**)、aristophenone A(**24**)、isoxanthochymol(**45**)均可诱导宫颈癌细胞(HeLa-C3)凋亡[22,169]。化合物 **9**～**12**，对宫颈癌肿瘤细胞有较好的抑制作用，它们的 IC_{50}值分别为(17.5±0.7)μmol/L、(14.3±0.2)μmol/L、(14.9±2.6)μmol/L、(12.4±2.4)μmol/L，都低于 20μmol/L。Deachathai 报道 guttiferone E(**38**)对人口腔上皮癌细胞(KB)有细胞毒活性[73]。此外，**38** 还被报道具有抑制结肠癌细胞及诱导白血病(CCRF-CEM)细胞的作用[168]。

(±)-garcinialiptone A(**65**, **66**), garcinialiptone B(**46**), (−)-cycloxanthochymol(**18**), garcinialiptone C(**4**), garcinialiptone D(**5**), xanthochymol(**39**), isoxanthochymol(**45**)、cycloxanthochymol(**44**)对人肺癌细胞(A549)、前列腺癌细胞(DU 145)、人口腔上皮癌细胞(KB)、耐长春新碱人口腔上皮癌细胞(vincristine-resistant KB)具有细胞毒活性[7,19]。化合物 **45** 对白血病(CCRF-CEM)细胞有很强的诱导细胞凋亡作用[168]。在 5～20μmol/L 剂量下对白血病细胞(U937、K562、NB4、HL60)有显著的细胞毒活性[113]。

garciyunnanin A(**32**)在 15μmol/L 浓度下对宫颈癌细胞(HeLa-C3 cells)有细胞毒活性[54]。oblongifolin E(**34**)对宫颈癌细胞(HeLa-C3)有诱导凋亡作用[52]。guttiferone H(**55**)可抑制结肠癌细胞[71]，(+)-guttiferone K(**56**)可诱导细胞凋亡[47]。

Ionta 等对 7-epiclusianone(**42**)抗肺癌细胞(A549)增殖活性机制进行了研究[77]，研究发现 **42** 以浓度依赖的方式降低 A549 细胞的活力[IC_{50}：(16.13±1.12)μmol/L]，使细胞被阻滞在 G1/S 过渡期并诱导细胞凋亡，认为 **42** 在体内抗癌中有较好的应用前景。Carvalhosilva 和 Sales 等也认为 **42** 可作为预防和治疗癌症的潜在药物[78,170]。

garcicowin C(**46**)、garcicowin D(**47**)和 garcicowin B(**33**)对结肠癌细胞(HT-29、HCT116)有细胞毒及诱导细胞凋亡活性[21]。paucinones A～D(**49**～**52**)，是从金丝李(*G. paucinervis*)中得到的苯甲酮，对宫颈癌细胞有较强的抑制活性，IC_{50} 分别为(10±0.5)μmol/L、(8.2±0.8)μmol/L、(24.3±0.6)μmol/L 及(5.8±0.6)μmol/L[89]。guttiferone Q(**57**)对人乳腺癌细胞(MCF-7)、宫颈癌(HeLa)、肺癌细胞(NCI-H460)有潜在的细胞毒活性，对三种细胞株的 IC_{50} 为 5.46～

8. 05 μmol/L[67]。

(−)-garcinialiptone A(**65**)和(+)-garcinialiptone A(**66**)对肺癌细胞(A549)、前列腺癌细胞(DU 145)、人口腔上皮癌细胞(KB)、耐长春新碱的人口腔上皮癌细胞显示出细胞毒活性[19]。garciniagifolone A(**67**)对宫颈癌细胞(HeLa)、胃癌细胞株(SGC-7901)、肝癌细胞株(HepG2)有中等程度的细胞毒活性[96]。nemorosonol(**76**)和 xerophenone C(**74**)对人口腔上皮癌细胞(KB)显示细胞毒活性，其 IC_{50}值分别为 1. 74μmol/L、1. 54μmol/L[100]。

garcinielliptone FC(**3/3a**)[171]、guttiferone F(**6**)[22]、guttiferone A(**26**)[59-61]、garcinielliptone HF(**83**)[18]都被报道具有细胞毒性及诱导细胞凋亡活性。garcinielliptone FC(**3/3a**)对 HL-60、HEP-2、NCI-H-292 肿瘤细胞有显著的细胞毒活性，尤其是对 HL-60 最为敏感，其 IC_{50}为 2. 66μmol/L[171]。

F 型苯甲酮虽然结构较为简单，但仍具有较好的生物活性。从木竹子(*G. multiflora*)中分离得到的 2,4,3′,4′-tetrahydroxy-6-methoxybenzophenone(**89**)及 2,3′,4,5′-tetrahydroxy-6-methoxybenzophenone(**110**)在体外细胞毒活性测试中显示对人乳腺癌细胞(MCF-7)、神经胶质瘤细胞(DBTRG)、骨肉瘤细胞(U2OS)及前列腺癌细胞(PC-3)有细胞毒活性[83,130]。**110** 对神经胶质瘤细胞(DBTRG)显示好的细胞毒活性，其 EC_{50}为 48μmol/L[130]。

2,4,6,3′,4′-pentahydroxybenzophenone，又名 macurin(**92**)，首次从球花森氏藤黄(*Symphonia globulifera*)中分离得到，之后陆续从木竹子(*G. multiflora*)[83]、*G. assigu*[8]、*G. lancilimba*[134]、*G. mangostana*[136]中发现，被报道具有细胞毒活性[134]。

(二)抗氧化活性

Baggett 从大叶藤黄(*G. xanthochymus*)中分离得到的 guttiferone H(**55**)、gambogenone(**73**)、aristophenone A(**24**)、xanthochymol(**39**)、guttiferone E(**38**)、cycloxanthochymol(**44**)、isoxanthochymol(**45**)有抗氧化活性(DPPH 法)，活性 IC_{50}为 38. 7～125μmol/L，其中 gambogenone(**72**)抗氧化活性最强，IC_{50}值为 38. 7μmol/L，xanthochymol(**39**)活性最差[57]。

Negi 等报道 garcinol(**7**)和 isogarcinol(**17**)具有很好的清除自由基能力[24,26-28]，它们的 IC_{50}分别为(10. 2±1. 4)μmol/L、(13. 3±1. 3)μmol/L，**7** 的 DPPH(1,1-diphenyl-2-picrylhydrazyl)自由基的清除作用是维生素 E 的两倍 [IC_{50}(10. 2 ± 1. 4)μmol/L][8]，是 DL-α-tocopherol 的三倍[172]，对脂质和蛋白质氧化有保护作用，可用于氧化应激相关疾病的保护[32]。Sang 等[26,173]推断 garcinol 抗氧化的作用机制为：garcinol 从烯醇化的羟基上提供一个氢原子构成双键，如果 C-3 上的

羟基氢被捕获，则生成GDPPH-1，如果C-3上的羟基被DPPH自由基捕获，产物则为GDPPH-2，如图1-20所示。

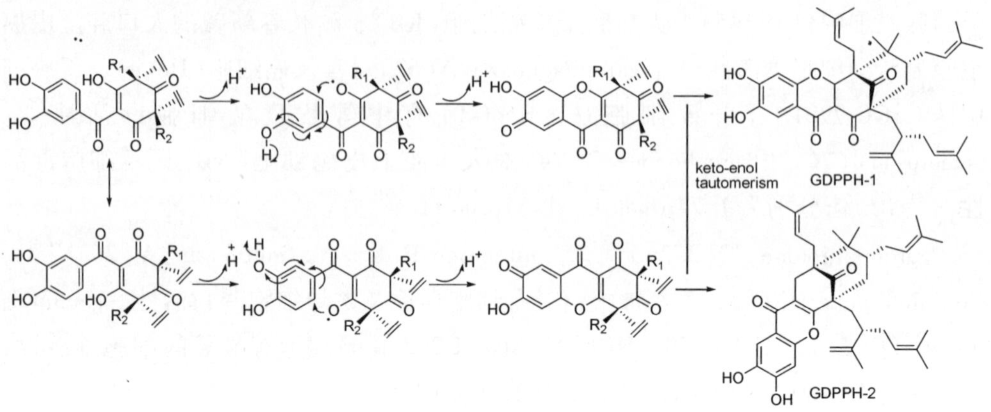

图1-20 garcinol可能的抗氧化作用机制

guttiferone K(**28**)显示较好的抗氧化作用。在DPPH法中IC_{50}为(3.87±0.08)μmol/L，在ABTS法中IC_{50}为(18.4±0.18)μmol/L[32,174]。7-epiclusianone(**42**)也有较弱的抗氧化活性[78]。

2,4,6,3′-tetrahydroxybenzophenone，即3-hydroxyphenyl(2,4,6-trihydroxyphenyl)methanone(**91**)，是木竹子(*G. multiflora*)、*G. hombroniana*和*G. eugenifolia*中得到的F型苯甲酮类化合物，在木竹子提取物中的含量达到3.9mg/g，其具有很强的抗氧化活性，接近抗氧化剂(+)-儿茶素的水平[83,130,132,133]。同种植物中分离得到的2,4,3′,4′-tetrahydroxy-6-methoxybenzophenone(**89**)、isoxanthochymol(**45**)和2,4,6,3′,4′-pentahydroxybenzophenone(**92**)也具有较好的抗氧化作用[83,86]。

clusiaphenone B(**98**)最早从*Clusia sandiensis*[126]中分离得到，之后从*G. dulcis*果实中发现，具有清除自由基作用[39]。从*G. virgata*树皮中得到的cotoin(**99**)具有抗氧化活性[127]。从*G. cantleyana*[143]、*G. hombroniana*[144]树枝中分离得到的2,6,3′,5′-tetrahydroxybenzophenone(**105**)、3,5,3′,5′-tetrahydroxy-4-methoxy benzophenone(**107**)、3,4,5,3′-tetrahydroxy benzophenone(**108**)有抑制人低密度脂蛋白氧化和血小板聚集作用[143]。**107**还有抑制花生四烯酸arachidonic acid(AA)，二磷酸腺苷adenosine diphosphate(ADP)，胶原诱导的血小板聚集活性[144]。

2,3′,4,5′-tetrahydroxy-6-methoxybenzophenone(**110**)有显著的抗氧化活性，DPPH法测得的IC_{50}值为(12.7±0.33)μmol/L，ABTS法测得IC_{50}值为(4.92±0.25)μmol/L[130]。从*G. smeathmannii*树皮中分离得到的2,3′-dihydroxy-2′,4,6-trimethoxybenzophenone(**112**)被报道有抗氧化活性[147]。4,6,3′,4′-tetrahydroxy-2-

methoxybenzophenone(**113**)是从木竹子(*G. multiflora*)茎中分离得到的，在 DPPH 法测定抗氧化活性实验中其 IC_{50}值为 7.8μmol/L[72]。

(三)抗菌活性

Negi 报道 garcinol(**7**)对 *B. cereus*、*B. coagulans*、*B. subtilis*、*S. aureus* 有抑制作用，最小抑制浓度分别为 1.5ppm、2.0ppm、2.0ppm、1.5ppm，是 *G. indica* 中的主要活性成分[24]。Bakana 报道 **7** 对革兰氏阳性菌和革兰氏阴性球菌、抗酸杆菌有中等程度的抗菌活性，但在相同浓度下对革兰氏阴性杆菌无效[30]。

cowanone(**62**)对正常和甲氧西林耐药菌株最小抑制浓度(MIC)分别为 3.98μmol/L 和 1.0μmol/L，等同或接近对照品万古霉素的最小抑制浓度(MIC 都为 1.0μmol/L)[94]。doitunggarcinones A(**68**)和 B(**69**)对革兰氏阳性菌和阴性菌有弱的抗菌活性[97]。**68** 对 *S. typhimurium* TISTR 292、*S. aureus* TISTR 1466、耐甲氧西林 *S. aureus*(MRSA)SK1 有抗菌活性[97]。

从 *G. smeathmannii* 树皮中分离得到的 2,3′-dihydroxy-2′,4,6-trimethoxybenzophenone(**113**)被报道有显著的菌活性，对革兰氏阳性菌最小抑制浓度为 29μmol/L[147]。

(四)杀虫活性

guttiferone A(**26**)、7-epiclusianone(**42**)和 garciniaphenone(**43**)对利什曼虫有显著的杀虫活性[58]。**42** 对前鞭毛体和无鞭毛体形式的利什曼虫杀虫 IC_{50}值分别为 6.63μmol/L 和 3.25μmol/L，接近阳性对照酮康唑(amphotricin B)的水平(IC_{50}值分别为 5.29μmol/L 和 11.3μmol/L)。**43** 对前鞭毛体形式的利什曼虫杀虫活性 IC_{50}值为 11.6μmol/L，**26** 对两者的杀虫活性 IC_{50} 值为 30.1μmol/L 和 4.87μmol/L。Garcinielliptone FC(**3/3a**)被报道具有杀灭利什曼虫活性，其 IC_{50} 值为 42.82μmol/L[171]。

guttiferone E(**38**)、isoxanthochymol(**45**)、guttiferone H(**55**)显示抗疟原虫的活性，它们的 IC_{50}值为 4.71～11.40μmol/L，阳性对照青蒿素和氯喹的 IC_{50}值为 0.01～0.24μmol/L[175]。Lannang 报道 isoxanthochymol(**45**)在体外抗疟试验中对恶性疟原虫(*P. falciparum*)有很强的抑制活性[124]，Elfita 也报道 **45** 有抗疟原虫和杀虫活性但没有选择性[85]。

3-geranyl-2，4，6-trihydroxybenzophenone(**96**)和 clusiachromene(**117**)是 *G. vieillardii* 树皮中的成分，具有显著的杀灭利什曼虫活性，**95** 对墨西哥利什曼原虫(*L. mexicana*)和婴儿利什曼虫(*L. infantum*)的 IC_{50} 值分别为(15.1±0.66)μmol/L、(49±36)μmol/L，**116** 的 IC_{50}值分别为(73±34)μmol/L、(79±

25) μmol/L[139]。

(五)抗 HIV 活性

Fuller 报道 guttiferone F(**6**)是 *Allanblackia stuhlmannii* 中唯一的人类免疫缺陷病毒抑制成分[20]。Gustafson 对 guttiferone A(**26**)、guttiferone B(**19**)、guttiferone E(**38**)、xanthochymol(**39**)进行了抗 HIV 活性筛选，前三者都有抗 HIV 活性，并且活性相当，EC_{50}值都为 1. 50～1. 66μmol/L，在浓度大于 50μg/mL 时显示出细胞毒活性，**39** 则无活性。**26** 是 *G. livinrrstonei* 果实中的主要活性成分[51]。*G. speciosa* 中得到的 garciosaphenone A(**100**)对 HIV-1 蛋白酶有抑制活性，IC_{50} 值为 44. 8μmol/L[129]。

(六)其他活性

isogarcinol(**17**)有抗炎及免疫调节作用，其抗炎作用机制为自身免疫，和炎症反应的下调有关[80,176]，可作为预防移植排斥反应的口服免疫调节药以及自身免疫性疾病的长期治疗的药物[177]。**17** 还被报道在小鼠模型中改进全身性红斑狼疮作用[178]。

guttiferone A(**26**)对小鼠粒细胞、肝脏、骨髓、大脑、睾丸细胞、小鼠骨髓红细胞产生遗传毒性[62]。

Carvalhosilva 等报道了 7-epiclusianone(**42**)具有抗突变活性[78]。Santa-Cecília 报道 7-epiclusianone(**42**)具有镇痛活性[80]。**42** 还具有抗过敏活性[120]。

Lin 等报道了 garcinielliptones I(**2**)具有抗激活性，IC_{50} 值为(7. 4 ± 0. 2)μmol/L[17]。garcinielliptone F(**83**)对老鼠 β 葡萄糖醛酸酶和溶菌酶的释放有抑制作用，IC_{50}值分别为(26. 9±2. 6)μmol/L 及(20. 0±1. 3)μmol/L。化合物 **83** 也可抑制超氧阴离子的形成，IC_{50}值为(17. 0±0. 9)μmol/L，以上抑制活性都与浓度有关[17]。2004 年有文献报道 garcinielliptone L(**87**)、garcinielliptone M(**88**)具有抗炎活性[95]。

多数中药成分都有抗氧化活性，但 garcinielliptone FC(**3/3a**)及 garcinielliptone HF(**83**)则有促氧化作用[18,171]。

oblongifolin C(**22**)和 oblongifolin D(**23**)具有弱的抑制微管蛋白聚合的作用[37]。guttiferone G(**27**)为人类 sirtuins 蛋白 SIRT1 和 SIRT2 抑制剂[63]。guttiferone O(**36**)和 guttiferone P(**37**)可抑制肽底物的磷酸化，其 IC_{50} 为 22. 0μmol/L[69]。guttiferone E(**38**)和 isoxanthochymol(**45**)被报道可抑制 NO 及 15-脂加氧酶(15-lipoxygenase，15-LOX)生成，抑酶 IC_{50}值为(71. 51±2. 64) μmol/L 和 (100. 18±12. 44) μmol/L[70]。garciniaphenone(**43**)可抑制半胱氨酸和丝氨酸

蛋白酶[60]。garcimultiflorone D(**70**)可抑制 fMLP/CB 诱导产生的超氧阴离子和弹性蛋白酶的释放，IC_{50} 值分别为(12.34 ± 1.83)μmol/L 和(10.29 ± 0.63)μmol/L[98]。2,4,6,3′,4′-pentahydroxybenzophenone(**92**)具有潜在的癌症化学预防作用[8]。3,4,5,3′,5′-pentahydroxybenzophenone(**106**)可选择性地抑制 ADP 诱导的血小板聚集，IC_{50}值为 34.7μmol/L[143]。

五、构效关系(SAR)

苯甲酮类化合物结构新颖多样，活性显著，其构效关系也引起广泛的关注，不少学者都对苯甲酮的构效关系进行了探讨和研究。

Roux[7]等对苯甲酮化合物的构效关系进行了研究，研究发现当烯醇结构中的羟基成醚或成环后其活性消失，如果苯甲酮 A 环上的酚羟基全部被甲氧基化，则活性同样消失，而 A 环的酚羟基仅有一个被甲基化或酯化，则活性保留，如果其他部分不变，仅异戊烯基上的双键被氢化，活性也消失，这意味着结构中的儿茶酚片段、烯醇部分以及亲脂性的异戊烯基中的双键是苯甲酮类化合物细胞毒活性的药效部分。

Nguyen 等[67]发现从 *G. cochinchinensis* 中分离得到的四个苯甲酮类化合物 guttiferones Q～S、I，其中 guttiferone R 和 guttiferone S 从结构上看是 guttiferone Q 环合的产物，然而只有 guttiferone Q 和 guttiferone I 对人乳腺癌细胞、宫颈癌细胞、肺癌细胞细胞株有细胞毒活性，原因是其余两者环合后母核 B 环上的烯醇羟基消失了。因此，B 环上的烯醇式羟基是细胞毒活性的必需基团。

2010 年高雪梅博士报道了金丝李(*G. paucinervis*)中的四个苯甲酮类化合物 paucinones A～D(**49**～**52**)，**49**、**50**、**52** 结构中都含有螺环结构，**51** 含有二甲基环已烷基，paucinones A、B、D(**49**、**50**、**51**)对宫颈癌细胞显示出细胞毒活性，而 paucinone C(**52**)无活性，说明螺环结构和二甲基环已烷基对活性无影响，paucinone C(**52**)活性消失也可能是因为两个苯环之间的羰基变成了酯基[89]。

Cuesta-Rubio 等也报道了苯甲酮化合物 nemorosone 具有显著的细胞毒活性及抗氧化活性，但分子中烯醇式结构中的羟基被氧化成甲氧基，其活性显著降低，该研究认为苯甲酮结构中的 1，3-二酮结构是其生物活性的重要基团[179]。

Iinuma 等对 garcinol(**7**)、isogarcinol(**17**)、xanthochymol(**39**)，以及 isoxanthochymol(**45**)和 cycloxanthochymol(**44**)的混合物进行耐甲氧西林金黄色葡萄球菌(methicillin-resistant *staphylococcus aureus*，简写为 MRSA)抗菌活性测试，结果显示，化合物 **7**、**17** 和 **39** 对 MRSA 显示很强的抑制活性，化合物 **39** 的 MIC 值为 5.20～20.76μmol/L，已经接近对照品万古霉素(3.71μmol/L)抗菌作用，其余三

种化合物的抑制活性明显低于上述两种化合物，对比结构发现以上化合物中只有 garcinol 和 xanthochymol 的 C-1 有游离的羟基，提示 C-1 位的羟基可能是抗菌活性的重要药效基团[34]。

Itoigawa 等研究发现含有儿茶酚结构的 garcinol(**7**)和 isogarcinol(**17**)对自由基的清除能力很强，而它们的 13 羟基甲基化产物 garcinol 13-*O*-methyl ether(**8**)和 isogarcinol 13-*O*-methyl ether(**16**)几乎没有活性，这暗示结构中的儿茶酚片段是抗氧化的重要基团[8]。Sang 等[26,173]认为 garcinol 抗氧化的关键基团为 1,3-二酮片段、芳香化的苯酚结构以及异戊烯基上的双键。

Litaudon 对 isogarcinol(**17**)、cycloxanthochymol(**44**)等进行体外抗疟原虫的筛选，发现这几种在间苯三酚的 B 环上骈合一个呋喃环结构的化合物活性较好，提示吡喃环结构是抗疟活性的重要部分[180]。

六、分离纯化

苯甲酮类化合物大多数不与糖成苷，极性偏小，提取方法多为将植物样品进行粉碎，之后用有机溶剂或索氏提取器进行提取，常用溶剂为氯仿、石油醚、环己烷、丙酮、乙酸乙酯等，也有用较大极性溶剂如甲醇或乙醇等进行提取，再用氯仿或二氯甲烷等小极性溶剂进行萃取。少数羟基上连糖成苷的化合物则水溶性较大。部分化合物为利用活性追踪的方式进行提取分离得到，如 garcinol、camboginol、guttiferone A 等。

进一步的分离纯化工作主要依靠柱色谱完成。最常用的分离技术有高效液相色谱 RP-HPLC、中压色谱 MPLC、半制备高效液相色谱 semi-preparative HPLC、凝胶色谱 sephadex LH-20 等，例如，paucinones A～D 的分离流程为：先用丙酮进行提取，再用 CH_2Cl_2进行萃取，CH_2Cl_2提取部分先 MCI 柱去除色素，然后用硅胶柱色谱进行划段，之后结合反相色谱、凝胶色谱 sephadex LH-20 以及半制备高效液相色谱 semi-preparative HPLC 分离得到[89]。Xu 等用类似的方法从 *G. cowa* 中分离得到 garcicowins A～D 等化合物[21]。Zhang 等用 95%乙醇对 *G. subelliptica* 进行提取，然后用正己烷、乙酸乙酯及正丁醇进行萃取，其乙酸乙酯萃取部分用 MPLC 进行分离，E6 组分经凝胶色谱 sephadex LH-20($CHCl_3$ ∶ MeOH ∶ Acetone 2 ∶ 1 ∶ 1)分离得到 Fr E 6.3，该组分再一次用硅胶 MPLC 柱、ODS-MPLC 及 LH-20 柱最终得到 garcinialiptone A(**66**)[19]。

七、在植物部位分布

经统计，苯甲酮类化合物主要分布在藤黄属植物的树皮、枝条、果实、果皮、树叶等部位，占比例分别为 27.8%、21.4%、19.8%、17.5%、15.1%，在芯材、根部、树脂等其他部位也有分布，见表 1-7。

表 1-7　苯甲酮类化合物在植物部位的分布

序号	植物部位	数量/种	百分比/%
1	树皮(bark)	35	27.8
2	枝条(twigs)	27	21.4
3	果实(fruits)	25	19.8
4	果皮(pericarp/rinds)	22	17.5
5	树叶(leaves)	19	15.1
6	木材(wood)	12	9.5
7	种子(seeds)	8	6.3
8	根(root)	8	6.3
9	花(flowers/inflorescences)	3	2.4
10	乳胶(latex)	2	1.6

第二章　藤黄属植物苯甲酮类化合物物理常数及波谱数据

化合物 1：garciniellipitone FB[16]

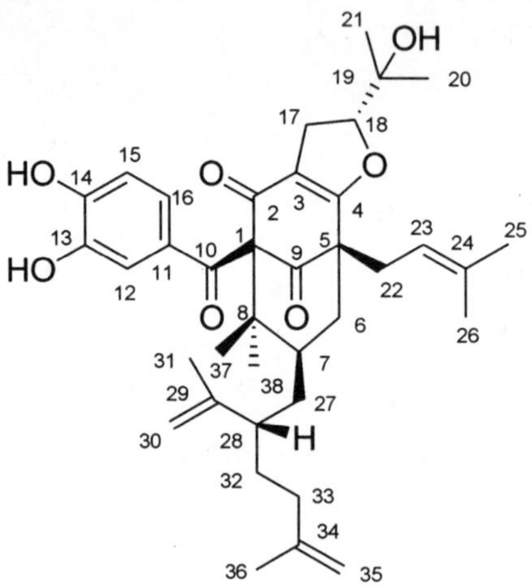

分子式：$C_{38}H_{50}O_7$。

分子量 M：618。

性状：黄色油状物。

旋光：$[\alpha]_D^{25}=-66°(c=0.175，CHCl_3)$。

紫外 UV(MeOH)λ_{max}(lg ε)：232(4.07)nm，282(4.11)nm。

红外 IR(KBr)ν_{max}：3416cm^{-1}，1730cm^{-1}，1694cm^{-1}，1677cm^{-1}，1613cm^{-1}。

^{1}H NMR（CD_3OD，400MHz）δ：1.86（1H，m，H-6*a*），1.92（1H，m，H-6*b*），2.50(1H，m，H-7），7.16(1H，d，J=2.0Hz，H-12），6.55(1H，d，J=8.4Hz，H-15），6.89(1H，dd，J=8.4Hz，2.0Hz，H-16），2.92(1H，dd，J=15.2Hz，8.0Hz，H-17*a*），3.00（1H，dd，J = 15.2Hz，10.4Hz，H-17*b*），4.85(1H，t，J=8.4Hz，H-18），1.29(3H，s，H-20），1.24(3H，s，H-21），1.69(1H，dd，J = 14.4Hz，4.0Hz，H-22*a*），2.23（1H，dd，J = 14.4Hz，8.4Hz，H-22*b*），4.95(1H，t，J=8.0Hz，H-23），1.55(3H，s，H-25），1.67(3H，s，H-26），1.45（1H，dd，J = 14.4Hz，7.6Hz，H-27*a*），2.14（1H，dd，J = 14.4Hz，4.4Hz，H-27*b*），2.50(1H，m，H-28），4.72(2H，d，J=5.2Hz，H-30），1.60(3H，s，H-31），1.70(1H，m，H-32*a*），2.13(1H，m，H-32*b*），1.60(1H，m，H-33*a*），1.92(1H，m，H-33*b*），4.67(1H，d，J=5.2Hz，H-

35*a*)，4.72(1H，d，*J*=5.2Hz，H-35*b*)，1.71(3H，s，H-36)，1.34(3H，s，H-37)，1.12(3H，s，H-38)。

^{13}C NMR(CD_3OD，100MHz)δ：

1：78.9	6：35.1	11：129.5	16：122.6	21：23.7	26：25.0	31：17.7	36：25.8
2：189.2	7：43.1	12：115.5	17：27.3	22：34.3	27：26.7	32：31.7	37：22.9
3：117.5	8：48.2	13：143.1	18：92.5	23：122.4	28：43.7	33：40.8	38：15.9
4：177.1	9：205.6	14：148.3	19：71.9	24：133.9	29：147.3	34：146.1	
5：55.1	10：192.0	15：114.1	20：23.8	25：17.7	30：113.0	35：109.3	

质谱 EIMS *m/z*(rel. int.%)：619 [M+1]$^+$(2)，482(4)，413(2)，359(45)，69(100)。

高分辨质谱 HRESIMS *m/z*：[M]$^+$ 618.3566($C_{38}H_{50}O_7$ 理论值为 618.3556)。

化合物 2：garcinielliptone I[17]

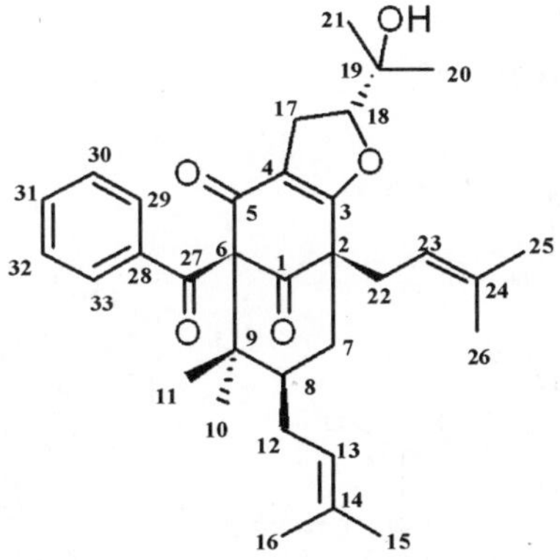

分子式：$C_{33}H_{42}O_5$。

分子量 *M*：518。

性状：淡黄色油状物。

旋光：$[\alpha]_D^{25}$=+57°(*c*=0.20，$CHCl_3$)。

紫外 UV(MeOH)λ_{max}(lg ε)：280(4.11)nm。

红外 IR (film on NaCl) ν_{max}：3470cm^{-1}，1720cm^{-1}，1694cm^{-1}，1620cm^{-1}，1444cm^{-1}。

^{1}H NMR($CDCl_3$，400MHz)δ：1.13(3H，s，H-10)，1.22(3H，s，H-20)，1.32(3H，s，H-21)，1.41(3H，s，H-11)，1.50(1H，m，H-7α)，1.58(3H，s，H-16)，1.66(1H，m，H-8)，1.69(3H，s，H-15)，1.69(3H，s，H-25)，1.72(3H，s，H-26)，1.76(1H，dd，*J*=10.8Hz，5.6Hz，H-12α)，2.01(1H，dd，*J*=13.2Hz，4.0Hz，H-7β)，2.19(1H，dd，*J*=10.8Hz，4.4Hz，H-12β)，

2.53(2H, m, H-22), 2.93(1H, dd, J=15.2Hz, 7.2Hz, H-17α), 3.05(1H, dd, J=15.2Hz, 10.4Hz, H-17β), 4.85(1H, dd, J=10.4Hz, 7.2Hz, H-18), 4.98(1H, t, J=6.8Hz, H-13), 5.04(1H, t, J=6.8Hz, H-23), 7.25(1H, m, H-30), 7.25(1H, m, H-32), 7.40(1H, m, H-31), 7.55(1H, m, H-29), 7.55(1H, m, H-33)。

^{13}C NMR($CDCl_3$, 100MHz)δ:

1: 206.5	6: 79.0	11: 23.7	16: 18.0	21: 26.0	26: 18.2	31: 132.2
2: 55.5	7: 39.7	12: 27.0	17: 27.1	22: 29.0	27: 193.2	32: 128.0
3: 175.6	8: 43.3	13: 122.4	18: 93.0	23: 120.4	28: 136.6	33: 128.1
4: 118.3	9: 47.7	14: 133.5	19: 71.8	24: 134.8	29: 128.1	
5: 187.7	10: 15.9	15: 26.0	20: 23.1	25: 26.0	30: 128.0	

质谱 EIMS m/z(rel. int.%): 518 [M]$^+$(7), 450(18), 435(10), 381(55), 345(5), 327(53), 105(100)。

高分辨质谱 HREIMS: [M]$^+$518.3036($C_{33}H_{42}O_5$ 理论值为 518.3032)。

化合物 3: garcinielliptone FC[18]

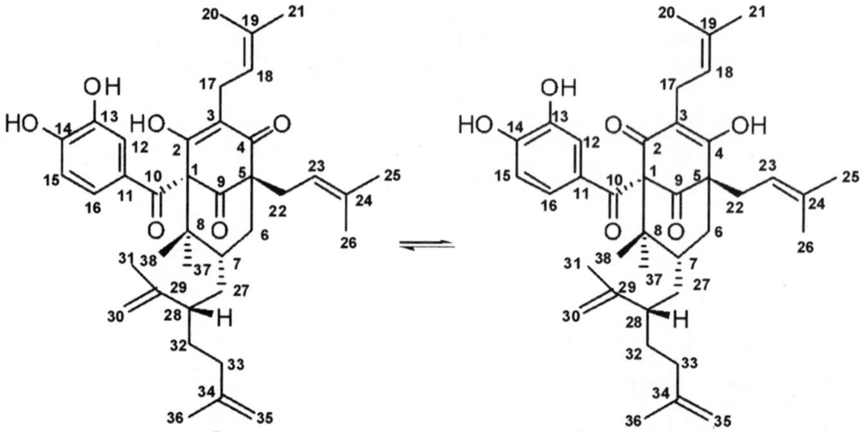

分子式: $C_{38}H_{50}O_6$。

分子量 M: 602。

性状: 黄色油状物。

旋光: $[\alpha]_D^{25}$=+12.6°(c=1.0, $CHCl_3$)。

紫外 UV(MeOH)λ_{max}(lg ε): 275(4.37)nm, 208(4.58)nm。

红外 IR(KBr)ν_{max}: 1605cm^{-1}, 1727cm^{-1}, 3390cm^{-1}。

^{1}H NMR(acetone-d_6, 400MHz)δ: 17.57(1H, s, H_2-OH), 2.07(1H, bd, J=13.9Hz, H-6α); 2.37(1H, bd, J=13.9Hz, H-6β), 1.45(1H, m, H-7),

7.03(1H, d, J=1.7Hz, H-12), 8.13(H_{13}-OH), 8.94(H_{14}-OH), 6.67(1H, d, J=8.2Hz, H-15), 7.01(1H, dd, J=8.2Hz, 1.7Hz, H-16), 2.58(1H, bd, J=13.6Hz, H-17α), 2.74(1H, bd, J=13.6Hz, H-17β), 5.09(1H, t, J=7.2Hz, H-18), 1.80(3H, s, H-20), 1.73(3H, s, H-21), 1.99(1H, dd, J=14.5Hz, 7.2Hz, H-22α), 2.16(1H, dd, J=14.5Hz, 8.0Hz, H-22β), 4.91(1H, t, J=7.2Hz, H-23), 1.70(3H, s, H-25), 1.53(3H, s, H-26), 1.88(2H, m, H-27), 2.64(1H, bd, J=13.6Hz, H-28), 4.43(2H, m, H-30), 1.56(3H, s, H-31), 1.95(1H, m, H-32α), 2.12(1H, m, H-32β), 1.88(2H, m, H-33), 4.64(1H, s, H-35*a*), 4.66(1H, s, H-35*b*), 1.69(3H, s, H-36), 1.00(3H, s, H-37), 1.15(3H, s, H-38)。

^{13}C NMR(acetone-d_6, 100MHz)δ:

1: 69.1	6: 42.6	11: 128.3	16: 124.3	21: 17.9	26: 17.7	31: 17.1	36: 25.8
2: 194.0	7: 46.8	12: 116.5	17: 26.4	22: 36.5	27: 31.9	32: 31.9	37: 27.0
3: 116.0	8: 49.6	13: 143.4	18: 120.2	23: 123.9	28: 43.6	33: 35.5	38: 22.7
4: 198.1	9: 209.2	14: 149.4	19: 135.1	24: 132.9	29: 148.1	34: 146.0	
5: 57.8	10: 195.8	15: 114.4	20: 26.1	25: 22.5	30: 113.2	35: 109.6	

化合物 **3a**

^{1}H NMR(acetone-d_6, 400MHz)δ: 17.63(1H, s, H_2-OH), 2.07(1H, brd, J=13.9Hz, H-6α), 2.37(1H, brd, J=13.9Hz, H-6β), 1.45(1H, m, H-7), 7.10(1H, d, J=1.7Hz, H-12), 8.13(H_{13}-OH), 8.94(H_{14}-OH), 6.79(1H, d, J=8.2Hz, H-15), 7.06(1H, dd, J=8.2Hz, 1.7Hz, H-16), 2.58(1H, brd, J=13.6Hz, H-17α), 2.75(1H, brd, J=13.6Hz, H-17β), 5.04(1H, t, J=7.2Hz, H-18), 1.80(3H, s, H-20), 1.72(3H, s, H-21), 1.95(1H, dd, J=14.5, 7.2Hz, H-22α), 2.14(1H, dd, J=14.5Hz, 8.0Hz, H-22β), 4.84(1H, t, J=7.2Hz, H-23), 1.71(3H, s, H-25), 1.55(3H, s, H-26), 1.95(2H, m, H-27), 2.73(1H, bd, J=13.6Hz, H-28), 4.39(1H, s, H-30α), 4.43(1H, m, H-30*b*), 1.55(3H, s, H-31), 1.95(1H, m, H-32α), 2.12(1H, m, H-32β), 1.88(2H, m, H-33), 4.64(1H, s, H-35*a*), 4.66(1H, s, H-35*b*), 1.68(3H, s, H-36), 1.04(3H, s, H-37), 1.15(3H, s, H-38)。

^{13}C NMR(acetone-d_6, 100MHz)δ:

1: 65.5	6: 42.6	11: 128.3	16: 123.9	21: 17.8	26: 17.5	31: 17.1	36: 25.8
2: 198.1	7: 46.7	12: 116.3	17: 26.4	22: 36.2	27: 32.6	32: 29.1	37: 27.0
3: 116.3	8: 49.4	13: 143.4	18: 122.7	23: 124.3	28: 43.6	33: 36.2	38: 22.5
4: 194.2	9: 209.3	14: 149.4	19: 135.0	24: 132.0	29: 147.5	34: 146.2	
5: 62.0	10: 195.9	15: 114.4	20: 26.1	25: 22.7	30: 112.6	35: 109.6	

质谱 EIMS m/z(rel. int.%): 602 [M]$^+$(3), 465(4), 137(75), 95(22), 69

(100)。

高分辨质谱 HRESIMS *m/z*：[M + 1]$^+$ 603.3684（$C_{38}H_{50}O_6$ 理论值为 603.3685）。

化合物 4：garcinialiptone C[19]

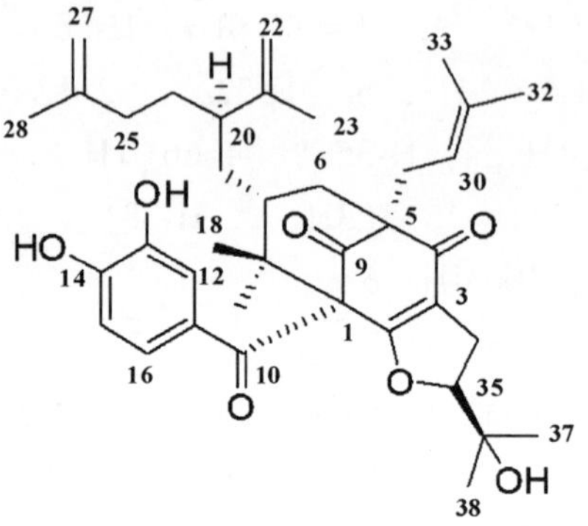

分子式：$C_{38}H_{50}O_7$。

分子量 *M*：618。

性状：黄色固体。

熔点：209℃。

旋光：$[\alpha]_D^{25} = -94.0°$（$c = 0.86$，MeOH）。

紫外 UV(MeOH) λ_{max} (lg ε)：320(sh，3.88)nm，284(4.20)nm，235(sh，4.20)nm。

红外 IR(KBr) ν_{max}：3400cm^{-1}，3068cm^{-1}，2976cm^{-1}，2930cm^{-1}，1724cm^{-1}，1686cm^{-1}，1600cm^{-1}，1594cm^{-1}，1524cm^{-1}，1443cm^{-1}，1278cm^{-1}，758cm^{-1}。

^{1}H NMR (pyridine-d_5，400MHz) δ：1.88(1H，m，H-6*a*)，1.40(1H，m，H-6*b*)，1.67(1H，o，H-7)，7.29(1H，brs，H-12)，6.60(1H，d，*J* = 8.4Hz，H-15)，6.91(1H，brd，*J* = 8.4Hz，H-16)，1.34(3H，s，H-17)，1.14(3H，s，H-18)，2.11(1H，m，H-19*a*)，1.76(1H，m，H-19*b*)，2.48(1H，m，H-20)，4.61(1H，s，H-22*a*)，4.64(1H，s，H-22*b*)，1.59(3H，s，H-23)，1.46(2H，m，H-24)，1.88(2H，o，H-25)，4.68(1H，s，H-27*a*)，4.73(1H，s，H-27*b*)，1.71(3H，s，H-28)，2.15(1H，m，H-29*a*)，1.75(1H，o，H-29*b*)，4.98(1H，d，*J* = 6.4Hz，H-30)，1.67(3H，s，H-32)，1.58(3H，s，H-33)，3.01(1H，dd，*J* = 10.0Hz，14.8Hz，H-34*a*)，2.75(1H，dd，*J* = 10.0Hz，15.2Hz，H-34*b*)，4.80(1H，t，*J* = 10.0Hz，H-35)，0.89(3H，s，H-37)，0.77(3H，s，H-38)。

^{13}C NMR (pyridine-d_5，100MHz) δ：

1：71.3	6：45.2	11：130.5	16：123.5	21：149.0	26：147.2	31：134.4	36：71.9
2：175.0	7：44.2	12：117.0	17：24.7	22：113.7	27：110.2	32：25.3	37：25.3
3：119.0	8：48.3	13：146.5	18：16.1	23：18.0	28：22.9	33：17.9	38：24.4
4：193.5	9：207.8	14：151.6	19：36.3	24：33.2	29：28.7	34：27.7	
5：65.1	10：192.1	15：114.9	20：44.9	25：36.6	30：123.8	35：95.1	

高分辨质谱 HRESIMS *m/z*：$[M+Na]^+$ 641.3494（$C_{38}H_{50}O_7Na$ 理论值为 641.3454）。

化合物 5：garcinialiptone D[19]

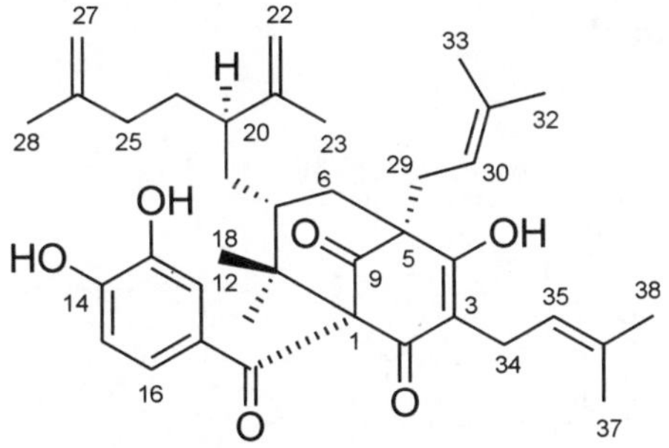

分子式：$C_{38}H_{50}O_6$。

分子量 *M*：602。

性状：微黄色固体。

熔点：118℃。

旋光：$[\alpha]_D^{25}=-79.1°$（c=7.83，MeOH）。

紫外 UV（MeOH）λ_{max}（lg ε）：313（3.84）nm，280（4.23）nm，232（4.21）nm。

红外 IR（KBr）ν_{max}：3300cm^{-1}，3067cm^{-1}，2968cm^{-1}，2930cm^{-1}，1723cm^{-1}，1688cm^{-1}，1630cm^{-1}，1597cm^{-1}，1516cm^{-1}，1440cm^{-1}，1291cm^{-1}，756cm^{-1}。

^{1}H NMR（pyridine-d_5，400MHz）δ：1.91（1H，brd，J=10.4Hz，H-6*a*），1.42（1H，m，H-6*b*），1.68（1H，o，H-7），7.31（1H，d，J=1.6Hz，H-12），6.54（1H，d，J=8.4Hz，H-15），6.84（1H，dd，J=8.4Hz，1.6Hz，H-16），1.30（3H，s，H-17），1.08（3H，s，H-18），2.07（1H，m，H-19*a*），1.76（1H，m，H-19*b*），2.41（1H，m，H-20），4.58（1H，s，H-22*a*），4.63（1H，s，H-22*b*），1.56（3H，s，H-23），1.50（1H，m，H-24*a*），1.46（1H，m，H-24*b*），1.87（2H，m，H-25），4.68（1H，s，H-27*a*），4.66（1H，s，H-27*b*），1.71（3H，s，H-28），2.11（1H，m，H-29*a*），1.70（1H，o，H-29*b*），4.98（1H，d，J=6.4Hz，H-30），1.66（3H，s，H-32），1.57（3H，s，H-33），3.15（1H，dd，J=10.0Hz，14.8Hz，H-34*a*），3.11（1H，dd，J=10.0Hz，14.4 Hz，H-34*b*），5.09（1H，t-like，H-35），1.66（3H，s，H-37），1.5 6（3H，s，H-38）。

^{13}C NMR(pyridine-d_5，100MHz)δ：

1：77.1	7：44.1	13：146.0	19：36.6	25：36.8	31：134.1	37：26.0
2：-	8：48.2	14：150.7	20：45.1	26：147.1	32：26.0	38：18.0
3：120.7	9：208.8	15：114.6	21：148.6	27：110.2	33：17.9	
4：-	10：194.0	16：123.3	22：113.6	28：22.9	34：22.9	
5：61.8	11：130.8	17：24.6	23：18.0	29：28.2	35：122.1	
6：44.7	12：116.9	18：16.3	24：32.9	30：124.0	36：133.4	

高分辨质谱 HRESIMS m/z：$[M+Na]^+$ 625.3545（$C_{38}H_{50}O_6Na$ 理论值为 625.3505）。

化合物 6：guttiferone F[20]

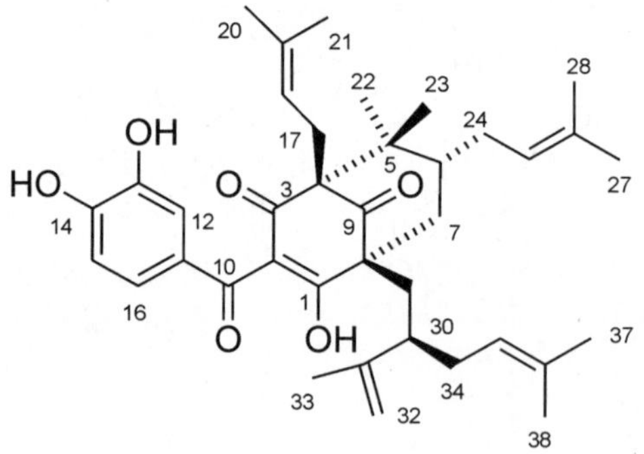

分子式：$C_{38}H_{50}O_6$。

分子量 M：602。

无性状。

旋光：$[\alpha]$ =−293°(c=0.37，$CHCl_3$)。

紫外 UV(MeOH) $\lambda_{max}(\varepsilon)$：270(23000)nm，230(22500)nm。

红外 IR(film)ν_{max}：3454cm^{-1}，2965cm^{-1}，1721cm^{-1}，1592cm^{-1}，1382cm^{-1}，1288cm^{-1}，1120cm^{-1}。

^{1}H NMR(CD_3OD/0.1% TFA，500MHz)δ：1.49(1H，m，H-6)，2.04(1H，dd，J=13.5Hz，7.4Hz，H-7 pro-S)，2.24(1H，d，J=13.5Hz，H-7 pro-R)，7.19(1H，d，J=2Hz，H-12)，6.68(1H，d，J=8Hz，H-15)，6.96(1H，dd，J=8Hz，2Hz，H-16)，2.56(1H，dd，J=13Hz，3Hz，H-17 pro-S)，2.71(1H，dd，J=13Hz，9Hz，H-17 pro-R)，5.03(1H，m，H-18)，1.73(3H，s，H-20)，1.69(3H，s，H-21)，1.15(3H，s，H-22)，0.99(3H，s，H-23)，2.09(1H，m，H-24a)，2.02(1H，m，H-24b)，4.87(1H，m，H-25)，1.65(3H，s，H-27)，1.49(3H，s，H-28)，1.92(1H，dd，J=13.5Hz，4.5Hz，H-29 pro-S)，1.98(1H，m，H-29 pro-R)，2.62(1H，m，H-30)，4.45(2H，s，H-32)，1.58

(3H, s, H-33), 2.01(2H, m, H-34), 5.03(1H, m, H-35), 1.65(3H, s, H-37), 1.57(3H, s, H-38)。

^{13}C NMR(CD_3OD/0.1% TFA_5, 125MHz)δ:

1: 196.1	6: 47.9	11: 129.5	16: 125.3	21: 18.3	26: 133.6	31: 149.5	36: 132.7
2: 117.9	7: 43.8	12: 117.3	17: 27.1	22: 23.2	27: 25.9	32: 113.0	37: 26.0
3: 193.7	8: 59.7	13: 146.3	18: 121.3	23: 27.3	28: 18.2	33: 18.2	38: 18.2
4: 69.4	9: 210.6	14: 152.5	19: 135.9	24: 30.3	29: 37.3	34: 33.5	
5: 50.2	10: 195.5	15: 115.0	20: 26.4	25: 125.6	30: 45.2	35: 124.1	

质谱 LRFABMS *m/z*: 603, 574, 465, 411, 307, 289, 231, 154

高分辨质谱 HRFABMS *m/z*: MH^+ 603.3696($C_{38}H_{51}O_6$ 理论值为 603.3607)。

化合物 7：garcinol(camboginol)[8,24,30]

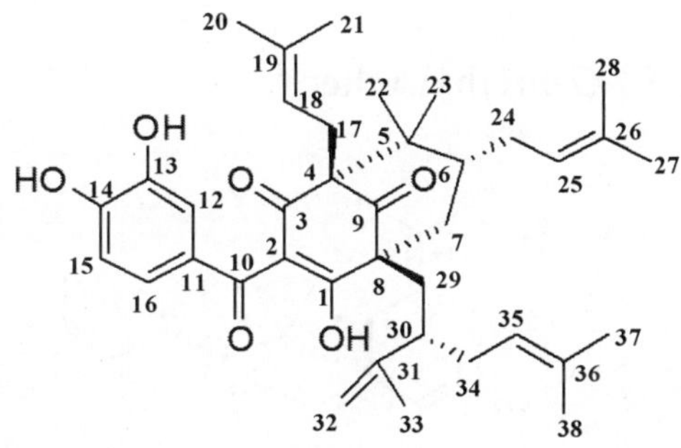

分子式：$C_{38}H_{50}O_6$。

分子量 *M*：602。

性状：浅黄色晶体。

熔点：126～127℃。

旋光：$[\alpha]_D^{25}=-125.3°$($c=1.0$, $CHCl_3$ or EtOH)。

紫外 UV(EtOH)λ_{max}($\lg\varepsilon$): 229(4.27)nm, 286(4.16)nm; λ(cyclohexane)$_{max}$ 244(4.12)nm, 354(4.02)nm。

圆二色谱 CD(MeOH): $[\theta]_{386}$ −1000, $[\theta]_{366}$ 0, $[\theta]_{340}$ +2321, $[\theta]_{322}$ 0, $[\theta]_{317}$ −650, $[\theta]_{311}$ 0, $[\theta]_{297}$ +4553, $[\theta]_{288}$ 0, $[\theta]_{264}$ −7933, $[\theta]_{246}$ 0, $[\theta]_{237}$ +2000, $[\theta]_{223}$ 0[8]。

红外 IR(KBr)ν_{max}: 3400～3200cm^{-1}, 1715cm^{-1}, 1660cm^{-1}, 1600cm^{-1}, 890cm^{-1}[30]。

^{1}H NMR($CDCl_3$, 400MHz)δ: 6.90(1H, d, J=2.1Hz, H-12), 6.61(1H, d, J=8.0Hz, H-15), 6.97(1H, dd, J=8.0Hz, 2.1Hz, H-16), 2.80(2H, m, H-17), 5.10(1H, t, J=5Hz, H-18), 1.78(3H, s, H-20), 1.74(3H, s,

H-21)，1.70(3H，s，H-22)，1.67(3H，s，H-23)，2.80(2H，m，H-24)，5.04(1H，t，J = 5Hz，H-25)，1.60(3H，s，H-27)，1.54(3H，s，H-28)，2.80(2H，m，H-29)，4.40(2H，d，J=16.3Hz，H-32)，1.54(3H，s，H-33)，2.80(2H，m，H-34)，4.95(1H，t，J = 5Hz，H-35)，1.16(3H，s，H-37)，1.01(3H，s，H-38)[24]。

^{13}C NMR($CDCl_3$，100MHz)[24]

1：194.0	6：47.0	11：127.8	16：120.2	21：18.4	26：133.1	31：148.2	36：132.2
2：116	7：42.7	12：114.4	17：27.2	22：22.9	27：25.9	32：112.9	37：26.0
3：195.2	8：58.1	13：143.9	18：122.8	23：27.2	28：18.1	33：17.8	38：18.1
4：69.9	9：207.1	14：149.9	19：135.5	24：29.1	29：36.3	34：32.8	
5：49.8	10：199.1	15：116.6	20：26.2	25：123.9	30：43.7	35：124.2	

质谱 m/z(rel. int.%)：M^+ 602(18)，574(10)，533(5)，465(10)，341(15)，231(40)，137(100)，69(95)，55(55)[24]。

化合物 8：garcinol 13-*O*-methyl ether[8]

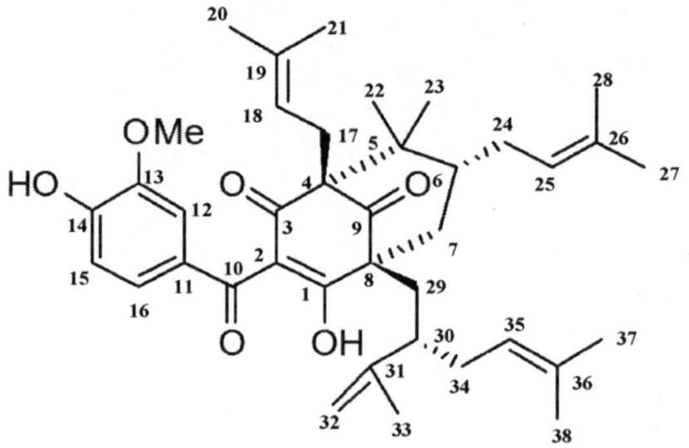

分子式：$C_{39}H_{52}O_6$。

分子量 M：616。

状性：淡黄色油状物。

旋光：$[\alpha]_D$=−117°(c=1.011，$CHCl_3$)。

紫外 UV(MeOH)λ_{max}(lg ε)：230(4.1)nm，279(4.1)nm，350(3.6)nm。

圆二色谱：CD(MeOH) $[\theta]_{390}$ −563，$[\theta]_{368}$ 0，$[\theta]_{337}$ +2381，$[\theta]_{322}$ 0，$[\theta]_{315}$ −2087，$[\theta]_{308}$ 0，$[\theta]_{294}$ +6984，$[\theta]_{282}$ 0，$[\theta]_{265}$ −7507，$[\theta]_{248}$ 0，$[\theta]_{239}$ +2528，$[\theta]_{230}$ 0。

红外 IR($CHCl_3$)ν_{max}：3529cm^{-1}，1722cm^{-1}，1657cm^{-1}。

^{1}H NMR(CD_3OD/0.1% TFA-d，400MHz)δ：1.55(1H，m，H-6)，2.06(1H，m，H-7a)，1.44(1H，t，J=13.2Hz，H-7b)，7.35(1H，d，J=1.8Hz，H-12)，6.70(1H，d，J = 8.1Hz，H-15)，7.06(1H，dd，J = 8.1Hz，1.8Hz，H-16)，

2.65(2H, m, H-17), 4.98(1H, m, H-18), 1.69(3H, s, H-20), 1.68(3H, s, H-21), 1.08(3H, s, H-22), 0.77(3H, s, H-23), 2.07(1H, m, H-24*a*), 1.65(1H, m, H-24*b*), 5.01(1H, m, H-25), 1.67(3H, s, H-27), 1.55(3H, s, H-28), 1.96(2H, m, H-29), 2.61(1H, m, H-30), 4.46(2H, s, H-32), 1.54(3H, s, H-33), 1.99(2H, m, H-34), 4.99(1H, m, H-35), 1.57(3H, s, H-37), 1.65(3H, s, H-38), 3.88(3H, s, H-OCH_3)。

^{13}C NMR(CD_3OD/0.1% TFA-*d*, 100MHz)δ:

1: 194.6	6: 43.9	11: 129.9	16: 126.8	21: 18.2	26: 134.4	31: 149.6	36: 132.7
2: 119.0	7: 45.9	12: 113.6	17: 26.1	22: 23.9	27: 25.9	32: 113.1	37: 18.2
3: a	8: 61.5	13: 148.8	18: 121.7	23: 16.3	28: 18.0	33: 18.4	38: 26.0
4: 71.2	9: 209.6	14: 153.6	19: 135.4	24: 29.2	29: 36.7	34: 33.4	OCH_3: 56.8
5: 49.2	10: 196.0	15: 115.1	20: 26.4	25: 123.7	30: 45.3	35: 124.1	

[a] 原文献碳谱上信号未出。

质谱 EIMS *m/z* (rel. int.%): 616 [M^+] (21), 547(16), 479(44), 463(11), 355(27), 231(61), 151(100)。

高分辨质谱 HREIMS *m/z*: 616.3742($C_{39}H_{52}O_6$ 理论值为 616.3760)。

化合物 9: garcimultiflorone D[22]

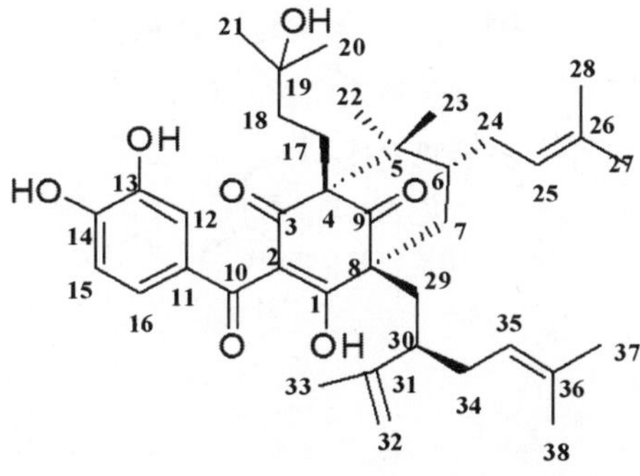

分子式: $C_{38}H_{52}O_7$。

分子量 *M*: 620。

性状: 黄色胶状物。

旋光: $[\alpha]_D^{20}$=−53.6°(*c*=0.48, MeOH)。

紫外 UV(MeOH)λ_{max}(lg ε): 209(2.30)nm。

红外 IR(KBr)ν_{max}: 3627cm^{-1}, 2931cm^{-1}, 1716cm^{-1}, 1685cm^{-1}, 1600cm^{-1}, 1446cm^{-1}, 1375cm^{-1}, 1118cm^{-1}。

^1H NMR(methanol-d_4, 400MHz)δ: 1.49(1H, m, H-6), 2.25(2H, brd, *J* =13.8Hz, H-7), 7.18(1H, d, *J*=2.0Hz, H-12), 6.70(1H, d, *J*=8.4Hz,

H-15)，6.99(1H，dd，J=8.4Hz，2.0Hz，H-16)，1.32(2H，m，H-17)，2.70(2H，m，H-18)，1.15(3H，s，H-20)，1.13(3H，s，H-21)，0.99(3H，s，H-22)，1.15(3H，s，H-23)，2.12(2H，m，H-24)，4.08(1H，m，H-25)，1.65(3H，s，H-27)，1.49(3H，s，H-28)，2.01(2H，m，H-29)，2.55(1H，m，H-30)，4.47(2H，s，H-32)，1.58(3H，s，H-33)，1.15(2H，m，H-34)，5.05(1H，m，H-35)，1.74(3H，s，H-37)，1.69(3H，s，H-38)。

^{13}C NMR(methanol-d_4，100MHz)δ：

1：196.0	6：48.0	11：129.6	16：125.1	21：29.1	26：133.6	31：149.3	36：135.7
2：117.8	7：43.9	12：117.4	17：29.5	22：27.4	27：25.9	32：113.4	37：26.4
3：194.0	8：59.8	13：146.1	18：27.1	23：23.2	28：18.2	33：17.8	38：18.3
4：69.7	9：210.9	14：152.4	19：71.3	24：30.3	29：37.9	34：42.8	
5：50.2	10：195.5	15：115.1	20：29.2	25：125.6	30：45.5	35：121.4	

高分辨质谱 HRESIMS m/z：$[M-H]^-$ 619.3635($C_{38}H_{51}O_7$ 理论值为 619.3635)。

化合物 10：garcimultiflorone E[22]

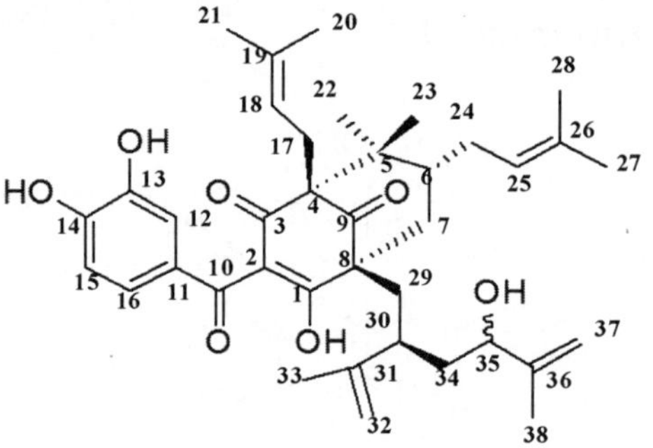

分子式：$C_{38}H_{50}O_5$。

分子量 M：586。

性状：黄色胶状物。

旋光：$[\alpha]_D^{20}$=−43.6°(c=0.41，MeOH)。

紫外 UV(MeOH)λ_{max}(lg ε)：203(0.65)nm。

红外 IR(KBr)ν_{max}：3587cm^{-1}，3566cm^{-1}，2358cm^{-1}，1733cm^{-1}，1683cm^{-1}，1473cm^{-1}，1288cm^{-1}。

^{1}H NMR(methanol-d_4，400MHz)δ：1.46(1H，m，H-6)，2.26(2H，brd，J=13.9Hz，H-7)，7.20(1H，d，J=2.0Hz，H-12)，6.70(1H，d，J=8.3Hz，H-15)，7.01(1H，dd，J=2.0Hz，8.3Hz，H-16)，2.67(2H，dd，J=9.0Hz，13.2Hz，H-17)，5.06(1H，m，H-18)，1.70(3H，s，H-20)，1.69(3H，s，

H-21), 0.98(3H, s, H-22), 1.13(3H, s, H-23), 2.07(2H, m, H-24), 4.88(1H, m, H-25), 1.66(3H, s, H-27), 1.51(3H, s, H-28), 2.07(2H, m, H-29), 2.44(1H, m, H-30), 4.46(2H, brs, H-32), 1.63(3H, s, H-33), 1.62(2H, m, H-34), 3.86(1H, t, J=7.1Hz, H-35), 4.79(2H, brs, H-37), 1.71(3H, s, H-38)。

^{13}C NMR(methanol-d_4, 100MHz)δ:

1: 195.2	6: 48.0	11: 129.8	16: 125.2	21: 18.3	26: 133.5	31: 148.6	36: 147.6
2: 118.1	7: 43.5	12: 117.3	17: 27.1	22: 27.3	27: 25.9	32: 113.7	37: 113.1
3: 193.5	8: 59.0	13: 146.2	18: 121.6	23: 23.1	28: 18.2	33: 17.9	38: 16.7
4: 70.0	9: 210.9	14: 152.3	19: 135.6	24: 30.3	29: 37.5	34: 39.5	
5: 50.1	10: 195.8	15: 115.0	20: 26.4	25: 125.7	30: 41.6	35: 75.2	

高分辨质谱 HRESIMS m/z: $[M+H]^+$ 587.3733 ($C_{38}H_{51}O_5$ 理论值为 587.3736)。

化合物 11: garcimultiflorone F[22]

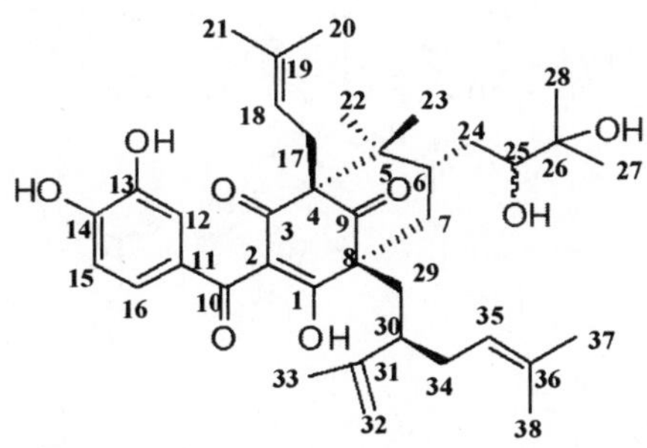

分子式: $C_{38}H_{52}O_8$。

分子量 M: 636。

性状: 黄色胶状物。

旋光: $[\alpha]_D^{20}$=−68.7°(c=0.49, MeOH)。

紫外 UV(MeOH)λ_{max}(lg ε): 203(0.61)nm。

红外 IR(KBr)ν_{max}: 3587cm^{-1}, 2341cm^{-1}, 1716cm^{-1}, 1697cm^{-1}, 1683cm^{-1}, 1473cm^{-1}, 1373cm^{-1}。

^{1}H NMR(methanol-d_4, 400MHz)δ: 1.74(1H, m, H-6), 2.26(2H, brd, J=6.2Hz, 13.8Hz, H-7), 7.22(1H, d, J=1.9Hz, H-12), 6.68(1H, d, J=8.4Hz, H-15), 6.98(1H, dd, J=1.9Hz, 8.4Hz, H-16), 2.66(2H, m, H-17), 5.03(1H, m, H-18), 1.72(3H, s, H-20), 1.68(3H, s, H-21), 1.00(3H, s, H-22), 1.12(3H, s, H-23), 1.85(2H, m, H-24), 3.03(1H, dd, J=1.1Hz, 10.6Hz, H-25), 1.02(3H, s, H-27), 1.08(3H, s, H-28),

2.00(2H, m, H-29), 2.61(1H, m, H-30), 4.45(2H, brs, H-32), 1.56(3H, s, H-33), 2.01(2H, m, H-34), 5.00(1H, m, H-35), 1.64(3H, s, H-37), 1.58(3H, s, H-38)。

^{13}C NMR(methanol-d_4, 100MHz)δ:

1: 194.3	6: 44.9	11: 130.3	16: 125.3	21: 18.3	26: 73.8	31: 149.5	36: 132.6
2: 118.8	7: 48.4	12: 117.1	17: 26.6	22: 27.1	27: 25.4	32: 113.0	37: 25.9
3: 196.6	8: 58.9	13: 146.2	18: 121.5	23: 23.0	28: 24.8	33: 18.2	38: 18.2
4: 69.8	9: 210.8	14: 152.3	19: 135.6	24: 35.6	29: 36.9	34: 33.6	
5: 50.9	10: 196.5	15: 115.0	20: 26.4	25: 82.3	30: 45.2	35: 124.2	

高分辨质谱 HRESIMS m/z: $[M+H]^+$ 637.3749 ($C_{38}H_{52}O_8$ 理论值为 637.3740)。

化合物 12: isogarcimultiflorone F[22]

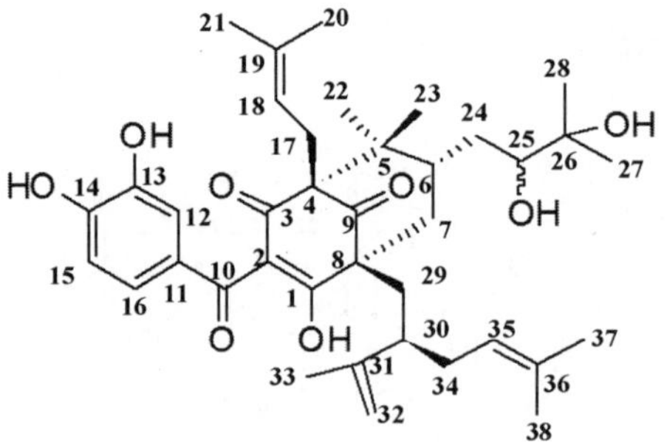

分子式: $C_{38}H_{52}O_8$。

分子量 M: 636。

性状: 黄色胶状物。

旋光: $[\alpha]_D^{20}=-46.0°$(c=0.50, MeOH)。

紫外 UV(MeOH)λ_{max}(lg ε): 204(0.63)nm。

红外 IR(KBr)ν_{max}: 3587cm^{-1}, 2341cm^{-1}, 1716cm^{-1}, 1697cm^{-1}, 1635cm^{-1}, 1473cm^{-1}, 1373cm^{-1}。

^{1}H NMR(methanol-d_4, 400MHz)δ: 1.78(1H, m, H-6), 2.30(2H, brd, J=14.0Hz, H-7), 7.16(1H, d, J=2.1Hz, H-12), 6.67(1H, d, J=8.3Hz, H-15), 6.95(1H, dd, J=2.1Hz, 8.3Hz, H-16), 2.70(2H, dd, J=9.1Hz, 13.3Hz, H-17), 5.05(1H, m, H-18), 1.70(3H, s, H-20), 1.65(3H, s, H-21), 1.03(3H, s, H-22), 1.14(3H, s, H-23), 1.50(2H, m, H-24), 3.17(1H, dd, J=1.6Hz, 5.7Hz, H-25), 1.77(3H, s, H-27), 1.07(3H, s, H-28), 1.98(2H, m, H-29), 2.64(1H, m, H-30), 4.47(2H, brs, H-32), 1.58(3H, s, H-33), 2.02(2H, m, H-34), 5.03(1H, m, H-35), 1.65(3H, s，H-37），1.58(3H，s，H-38)。

^{13}C NMR(methanol-d_4，100MHz)δ：

1：197.6	6：43.0	11：129.5	16：125.3	21：18.3	26：73.8	31：149.5	36：132.7
2：118.0	7：42.6	12：117.3	17：27.0	22：27.3	27：26.4	32：113.0	37：25.8
3：196.8	8：58.0	13：146.2	18：121.3	23：23.1	28：26.3	33：18.3	38：18.2
4：65.5	9：210.7	14：152.5	19：135.7	24：31.9	29：37.5	34：33.4	
5：50.3	10：196.1	15：115.0	20：24.6	25：77.0	30：45.2	35：124.2	

高分辨质谱 HRESIMS *m/z*：$[M+H]^+$ 637.3733 ($C_{38}H_{52}O_8$ 理论值为 637.3740)。

化合物 13：guttiferone M [40]

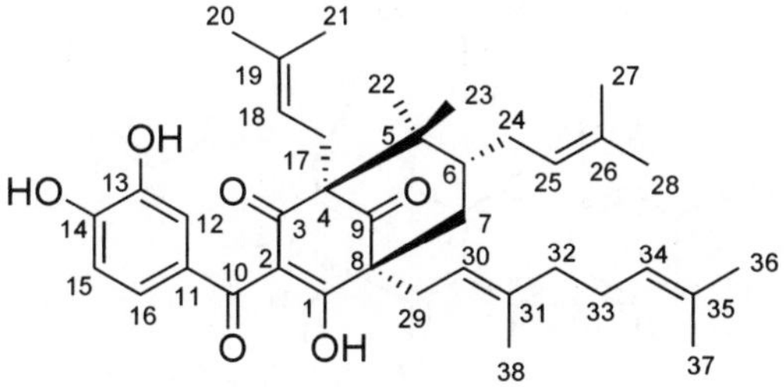

分子式：$C_{38}H_{50}O_6$。

分子量 *M*：602。

性状：黄色油状物。

旋光：$[\alpha]_D^{24}=-29.8°$(MeOH；$c=0.15$)。

紫外 UV(MeOH)λ_{max}(lg ε)：230(sh)nm，280(3.80)nm，355(sh)nm。

红外 IR(KBr)ν_{max}：3425cm^{-1}，2936cm^{-1}，1715cm^{-1}，1641cm^{-1}，1225cm^{-1}，1060cm^{-1}。

^{1}H NMR(CD_3OD/0.1% TFA，600MHz)δ：1.63(1H，m，H-6)，2.06(1H，m，H-7eq)，1.53(1H，t，J = 13.1Hz，H-7ax)，7.25(1H，d，J = 2.0Hz，H-12)，6.70(1H，d，J = 8.3Hz，H-15)，6.99(1H，dd，J = 8.3Hz，2.0Hz，H-16)，2.73(1H，dd，J = 13.3Hz，8.2Hz，H-17*a*)，2.65(1H，m，H-17*b*)，4.94(1H，m，H-18)，1.66(3H，s，H-20)，1.72(3H，s，H-21)，0.83(3H，s，H-22)，1.20(3H，s，H-23)，2.17(1H，m，H-24*a*)，1.76(1H，m，H-24*b*)，5.04(1H，m，H-25)，1.71(3H，s，H-27)，1.60(3H，s，H-28)，2.55(2H，d，J = 7.3Hz，H-29)，5.20(1H，t，J = 7.3Hz，H-30)，2.03(2H，m，H-32)，2.09(1H，m，H-33*a*)，2.03(1H，m，H-33*b*)，5.10(3H，m，H-34)，1.60(3H，s，H-36)，1.57(3H，s，H-37)，1.72(3H，s，H-38)。

^{13}C NMR(CD_3OD/0.1%TFA, 150MHz)δ：

1：194.0	6：44.0	11：129.6	16：124.8	21：18.0	26：134.0	31：138.8	36：25.7
2：119.5	7：43.1	12：116.9	17：25.6	22：16.2	27：25.7	32：40.8	37：17.5
3：191.2	8：63.4	13：145.9	18：120.8	23：23.6	28：17.7	33：27.3	38：16.5
4：69.3	9：208.8	14：152.2	19：135.4	24：28.9	29：30.8	34：125.1	
5：48.0	10：196.5	15：114.7	20：26.1	25：123.4	30：120.3	35：132.0	

质谱 ESIMS m/z：625 [M+Na]$^+$。

高分辨质谱 HRMALDIMS m/z：[M+Na]$^+$ 625.3616($C_{38}H_{50}O_6Na$ 理论值为625.3609)。

化合物 14：pedunculol[29]

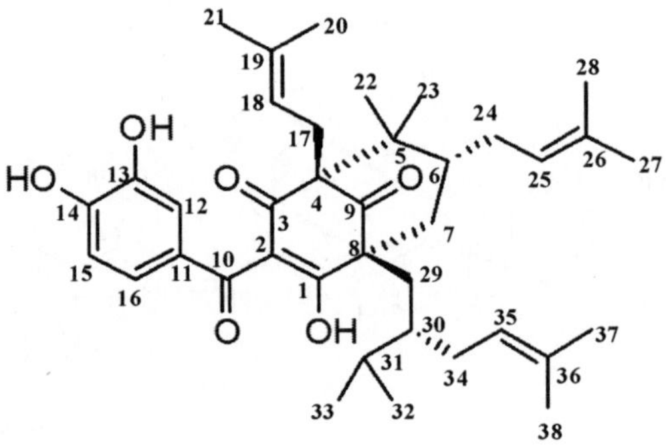

分子式：$C_{38}H_{52}O_6$。

分子量 M：604。

性状：淡黄色晶体状固体。

熔点：125°(C_6H_6)。

旋光：[α] =−159°(EtOH)。

紫外 UV(EeOH)λ_{max}(lg ε)：353(3.83)nm，277(4.15)nm，207(4.43)nm。

红外 IR ν_{max}：3200～3500cm^{-1}，1720cm^{-1}，1660cm^{-1}，1650cm^{-1}。

^1H NMR($CDCl_3$，400MHz)δ：7.05(1H，dd，J=9.0Hz，2.0Hz，H-16)，6.91(1H，d，J=2.0Hz，H-12)，6.65(lH，d，J=9.0Hz，H-15)，4.85(1H，t，J=5.0 Hz)，4.80(1H，t，J=5.0 Hz)，4.76(1H，t，J=5.0 Hz)，1.70(3H，s)，1.68(3H，s)，1.65(3H，s)，1.58(3H，s)，1.54(3H，s)，1.52(3H，s)，1.16(6H，s)，1.02(6H，d，J=7.0 Hz)，1.31—2.78(13H，m)。

^{13}C NMR($CDCl_3$，100MHz)δ：

1：195.3	6：46.8	11：128.9	16：118.5	21：25.7	26：133.0	31：43.8	36：135.2
2：116.3	7：29.0	12：116.1	17：31.3	22：18.4	27：25.7	32：17.8	37：25.6
3：195.5	8：61.9	13：143.2	18：123.6	23：18.5	28：25.9	33：18.2	38：23.1
4：65.8	9：208.2	14：149.4	19：132.7	24：36.8	29：27.0	34：32.6	
5：49.5	10：196.5	15：114.9	20：26.4	25：123.4	30：43.4	35：123.3	

质谱 MS *m/z*：604 $[M]^+$，574，466，465，357，341，287，138。

化合物 15：(−)-30-epicambogin[20]

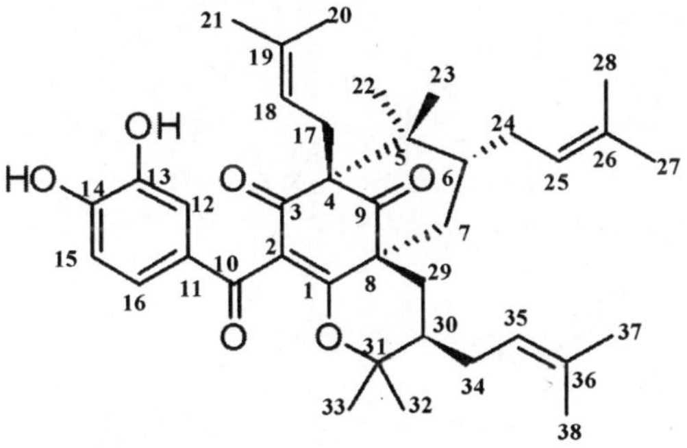

分子式：$C_{38}H_{50}O_6$。

分子量 *M*：603。

旋光：$[\alpha]_D = -125°$（$c = 0.025$，$CHCl_3$）。

紫外 UV(EeOH)$\lambda_{max}(\varepsilon)$：310(11500) nm，277(22000) nm，230(21000) nm。

^{1}H NMR(CD_3OD/0.1% TFA，500MHz)δ：1.50(1H，m，H-6)，2.02(1H，dd，J=14.5Hz，7.4Hz，H-7 pro-*S*)，2.28（1H，d，J=14Hz，H-7 pro-*R*)，7.24(1H，d，J=2.0Hz，H-12)，6.73(1H，d，J=8.0Hz，H-15)，7.02(1H，dd，J=8.0Hz，2.0Hz，H-16)，2.43(1H，dd，J = 13.5Hz，5.0Hz，H-17 pro-*S*)，2.63(1H，dd，J = 13.8Hz，8.0Hz，H-17 pro-*R*)，4.91(1H，m，H-18)，1.58(3H，s，H-20)，1.57(3H，s，H-21)，1.14(3H，s，H-22)，0.98(3H，s，H-23)，2.12(1H，m，H-24 pro-*R*)，2.67(1H，m，H-24 pro-*S*)，4.91(1H，m，H-25)，1.68(3H，s，H-27)，1.66(3H，s，H-28)，1.01(1H，dd，J = 14Hz，14Hz，H-29 pro-*S*)，3.02(1H，dd，J=14Hz，3Hz，H-29 pro-*R*)，1.36(1H，m，H-30)，0.90(3H，s，H-32)，1.25(3H，m，H-33)，1.83(1H，m，H-34 pro-*R*)，2.05(1H，m，H-34 pro-*S*)，5.20(1H，m，H-35)，1.78(3H，s，H-37)，1.63(3H，s，H-38)。

^{13}C NMR(CD_3OD/0.1%TFA，125MHz)δ：

1：173.9	6：47.5	11：131.2	16：124.4	21：18.2	26：133.5	31：88.1	36：134.6
2：110.2	7：40.0	12：116.3	17：26.5	22：22.8	27：26.1	32：29.0	37：26.1
3：196.3	8：52.6	13：146.8	18：121.1	23：27.0	28：18.5	33：21.3	38：17.8
4：69.6	9：208.0	14：152.5	19：135.3	24：30.5	29：29.0	34：30.5	
5：46.7	10：194.3	15：115.6	20：26.3	25：126.2	30：44.7	35：122.8	

质谱 LRFABMS *m/z*：603，574，465，411，307，289，231，154。

高分辨质谱 HRFABMS *m/z*：MH^+ 603.3682（$C_{38}H_{51}O_6$ 理论值为 603.3607）。

化合物 16：isogarcinol 13-*O*-methyl ether[8]

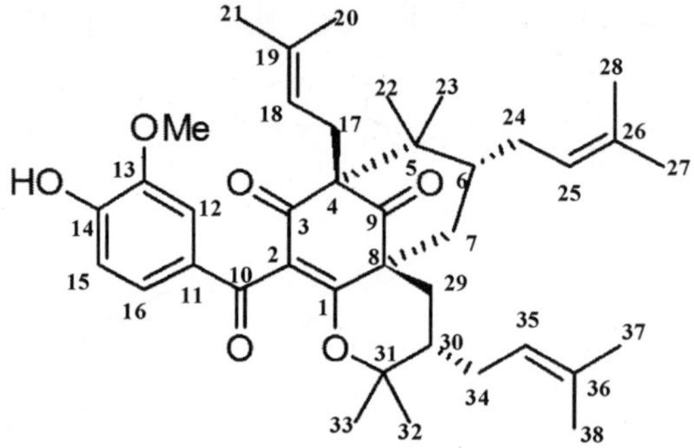

分子式：$C_{39}H_{52}O_6$。

分子量 *M*：616。

性状：黄色油状物。

旋光：$[\alpha]_D = -199°$（$c = 0.300$，EtOH）。

紫外 UV（MeOH）λ_{max}（lg ε）：232（4.0）nm，276（4.1）nm，311（3.8）nm。

圆二色谱 CD（MeOH）：$[\theta]_{342}$ +2412，$[\theta]_{326}$ 0，$[\theta]_{318}$ −921，$[\theta]_{310}$ 0，$[\theta]_{298}$ +3054，$[\theta]_{290}$ 0，$[\theta]_{264}$ −29720，$[\theta]_{239}$ 0，$[\theta]_{220}$ +22790。

红外 IR（$CHCl_3$）ν_{max}：3525cm^{-1}，1730cm^{-1}，1674cm^{-1}。

^1H NMR（CD_3OD/0.1% TFA-*d*，400MHz）δ：1.98（1H，m，H-6），2.17（1H，m，H-7*a*），1.58（1H，t，*J* = 13.9Hz，H-7*b*），7.46（1H，d，*J* = 1.8Hz，H-12），6.76（1H，d，*J* = 8.4Hz，H-15），7.11（1H，dd，*J* = 1.8Hz，8.4Hz，H-16），2.62（1H，m，H-17*a*），2.44（1H，m，H-17*b*），4.85（1H，m，H-18），1.59（3H，s，H-20），1.59（3H，s，H-21），1.09（3H，s，H-22），0.76（3H，s，H-23），2.20（1H，m，H-24*a*），1.81（1H，m，H-24*b*），5.14（1H，m，H-25），1.72（3H，s，H-27），1.62（3H，s，H-28），3.03（1H，m，H-29*a*），1.06（1H，t，*J* = 13.6Hz，H-29*b*），1.36（1H，m，H-30），0.96（3H，s，H-32），1.23（3H，s，H-33），2.05（1H，m，H-34*a*），1.81（1H，m，H-34*b*），5.19（1H，m，H-35），1.63（3H，s，H-37），1.78（3H，s，H-38），3.89（3H，s，H-OCH_3）。

^{13}C NMR(CD_3OD/0.1% TFA-*d*, 100MHz)δ:

1: 173.1	6: 42.5	11: 130.6	16: 126.6	21: 18.2	26: 134.2	31: 88.6	36: 134.7
2: 127.9	7: 43.4	12: 111.9	17: 25.8	22: 22.6	27: 26.0	32: 29.0	37: 18.0
3: 196.0	8: 54.3	13: 149.3	18: 121.4	23: 16.3	28: 18.0	33: 21.5	38: 26.0
4: 71.7	9: 207.1	14: 154.0	19: 135.1	24: 28.7	29: 28.5	34: 30.5	OCH_3: 56.5
5: 47.0	10: 194.8	15: 115.7	20: 26.5	25: 123.8	30: 44.8	35: 122.9	

质谱 EIMS *m/z*(rel. int.%): 616 [M^+] (47), 547(16), 479(83), 463 (26), 355(85), 231(49), 151(100)。

高分辨质谱 HREIMS *m/z*: 616.3760($C_{39}H_{52}O_6$ 理论值为 616.3761)。

化合物 17：cambogin/isogarcinol[92]

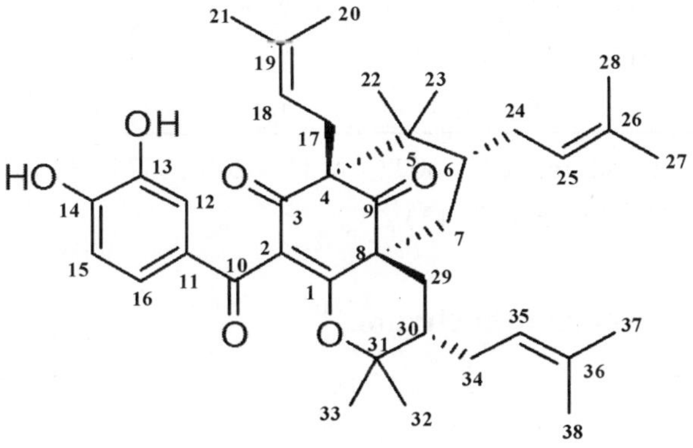

分子式：$C_{38}H_{50}O_6$。

分子量 *M*：602[33]。

性状：无色针晶。

熔点：218～219℃[107]；236～337℃[92]。

旋光：$[\alpha]_D^{22}$ = −203° (*c* = 1% EtOH)[107]；$[\alpha]_D^{20}$ = −192.0° (*c* = 0.053, MeOH)[92]。

紫外 UV(MeOH)λ_{max}(lg ε)：278(4.30)nm，232(4.26)nm。

圆二色谱 CD(MeOH)：$\Delta\varepsilon_{233}$+5.00，$\Delta\varepsilon_{270}$−8.42[92]。

圆二色谱 CD(MeOH)：$[\theta]_{344}$+3050，$[\theta]_{325}$0，$[\theta]_{318}$−795，$[\theta]_{311}$0，$[\theta]_{297}$+3917，$[\theta]_{289}$0，$[\theta]_{264}$−25340，$[\theta]_{239}$0，$[\theta]_{220}$+18300[8]。

红外 IR(KBr)ν_{max}：3465cm^{-1}，2974cm^{-1}，2920cm^{-1}，1728cm^{-1}，1718cm^{-1}，1679cm^{-1}，1602cm^{-1}，1440cm^{-1}，1371cm^{-1}，1350cm^{-1}，1298cm^{-1}，1148cm^{-1}，1122cm^{-1}，1105cm^{-1}[92]。

^{1}H NMR (500MHz) δ：1.54 (1H, m, H-6)，2.30 (1H, d, *J* = 14.4Hz, H-7*a*)，2.02(1H, m, H-7*b*)，7.45(1H, d, *J*=2Hz, H-12)，6.68(1H, d, *J*

=8.4Hz, H-15), 7.04(1H, dd, J=2Hz, 8Hz, H-16), 2.68(1H, m, H-17a), 2.46(1H, dd, J=5.2Hz, 13.6Hz, H-17b), 4.87(1H, t, J=5.6Hz, H-18), 1.58(3H, s, H-20), 1.58(3H, s, H-21), 1.17(3H, s, H-22), 0.99(3H, s, H-23), 2.61(1H, m, H-24a), 2.20(1H, m, H-24b), 4.87(1H, t, J=5.6Hz, H-25), 1.63(3H, s, H-27), 1.67(3H, s, H-28), 3.05(1H, dd, J=3.6Hz, 14Hz, H-29a), 0.93(1H, m, H-29b), 1.40(1H, m, H-30), 1.24(3H, s, H-32), 0.93(3H, s, H-33), 1.98(1H, m, H-34a), 1.80(1H, m, H-34b), 5.09(1H, t, J=6.4Hz, H-35), 1.71(3H, s, H-37), 1.58(3H, s, H-38)[92]。

^{13}C NMR(125MHz)δ[92]:

1: 171.7	6: 46.1	11: 129.9	16: 124.0	21: 25.9	26: 132.9	31: 86.6	36: 133.4
2: 124.7	7: 39.7	12: 114.6	17: 25.3	22: 22.2	27: 17.9	32: 21.0	37: 25.3
3: 194.2	8: 51.1	13: 143.5	18: 119.6	23: 26.6	28: 25.6	33: 28.4	38: 17.6
4: 68.1	9: 207.8	14: 149.6	19: 134.2	24: 29.1	29: 28.0	34: 29.6	
5: 46.2	10: 192.3	15: 114.0	20: 17.8	25: 124.5	30: 42.7	35: 121.0	

质谱 EIMS m/z(rel. int.%): 602([M]$^+$, 26), 574(32), 465(100), 449(36), 341(84), 231(38), 137(43)[92]。

化合物 18:(−)-cycloxanthochymol[19]

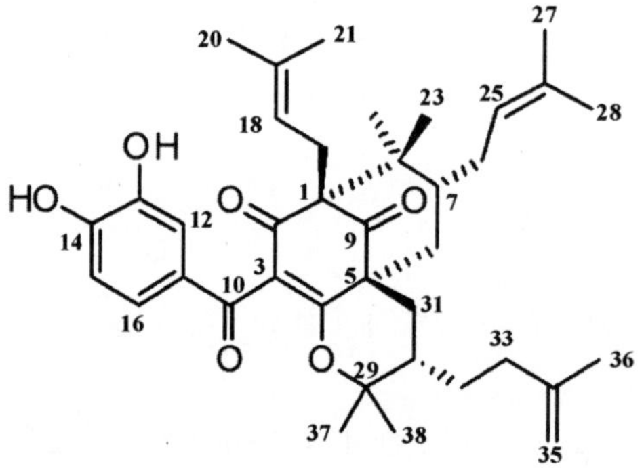

分子式:$C_{38}H_{50}O_6$。

分子量 M:602。

性状:黄色固体。

熔点:225℃。

旋光:$[\alpha]_D^{25}$=−80.9°(c=2.20, MeOH)。

紫外 UV(MeOH)λ_{max}(lg ε):313(3.97)nm, 277(4.23)nm, 230(4.29)nm。

红外 IR(KBr)ν_{max}:3400cm^{-1}, 2975cm^{-1}, 2927cm^{-1}, 1728cm^{-1}, 1666cm^{-1}, 1592cm^{-1}, 1522cm^{-1}, 1441cm^{-1}, 1287cm^{-1}, 760cm^{-1}。

^{1}H NMR(pyridine-d_5, 500MHz)δ: 2.40(1H, d, J=14.0Hz, H-6a), 2.10(1H, dd, J=14.0Hz, 8.0Hz, H-6b), 1.57(1H, m, H-7), 8.06(1H, d, J=3.0Hz, H-12), 7.22(1H, d, J=8.5Hz, H-15), 7.57(1H, o, H-16), 2.92(1H, dd, J=13.0Hz, 6.0Hz, H-17a), 2.75(1H, dd, J=13.5Hz, 6.5Hz, H-17b), 5.41(1H, t-like, H-18), 1.63(3H, s, H-20), 1.70(3H, s, H-21), 1.28(3H, s, H-22), 1.07(3H, s, H-23), 3.16(1H, m, H-24a), 2.40(1H, d, J=14.0Hz, H-24b), 5.05(1H, t, J=7.0Hz, H-25), 1.71(3H, s, H-27), 1.87(3H, s, H-28), 1.55(1H, o, H-30), 3.18(2H, d, J=11.0Hz, H-31), 1.40(1H, m, H-32a), 1.10(1H, o, H-32b), 2.20(1H, m, H-33a), 1.90(1H, m, H-33b), 4.84(2H, d, J=8.0Hz, H-35), 1.65(3H, s, H-36), 1.18(3H, s, H-37), 0.99(3H, s, H-38)。

^{13}C NMR(pyridine-d_5, 125MHz)δ:

1: 69.1	6: 39.4	11: 130.7	16: 124.2	21: 18.7	26: 133.4	31: 28.5	36: 22.7
2: 195.0	7: 46.7	12: 116.3	17: 26.5	22: 22.9	27: 26.4	32: 29.0	37: 21.5
3: 127.3	8: 46.8	13: 147.7	18: 121.5	23: 27.0	28: 18.9	33: 35.7	38: 28.9
4: 171.4	9: 207.8	14: 153.6	19: 134.4	24: 30.3	29: 87.4	34: 145.5	
5: 52.3	10: 192.9	15: 116.2	20: 26.6	25: 126.3	30: 42.6	35: 111.3	

高分辨质谱 HRESIMS m/z: $[M+Na]^+$ 625.3545($C_{38}H_{50}O_6Na$ 理论值为 625.3505)。

化合物 19：guttiferone B[51]

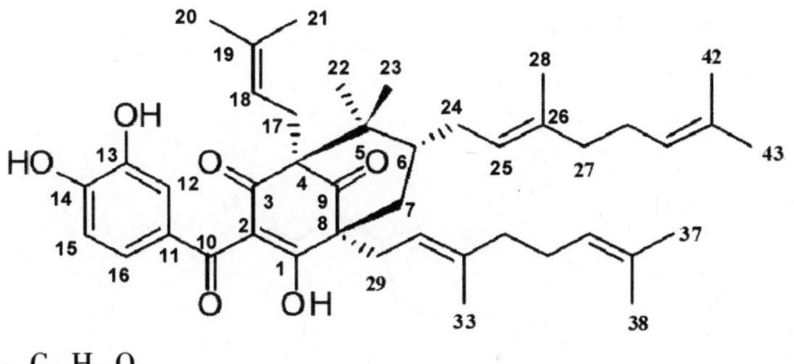

分子式：$C_{43}H_{58}O_6$。

分子量 M：670。

旋光：$[\alpha]_D$=−44°(c=0.5, $CHCl_3$)。

紫外 UV(MeOH)$\lambda_{max}(\varepsilon)$: 280(25300)nm, 228(21000)nm。

红外 IR(film)ν_{max}: 3459cm^{-1}, 2960cm^{-1}, 1732cm^{-1}, 1640cm^{-1}, 1537cm^{-1}, 1435cm^{-1}, 1291cm^{-1}, 1193cm^{-1}。

^{1}H NMR(CD_3OD/0.1% TFA-d, 500MHz)δ: 1.60(1H, m, H-6), 1.47(1H, dd，J=13.2Hz，10.4Hz，H-7 pro-S)，2.02(1H，m，H-7 pro-R)，7.21(1H，d，J=2.1Hz，H-12)，6.65(1H，d，J=8.3Hz，H-15)，6.96(1H，dd，J=8.3Hz，2.1Hz，H-16)，2.60(1H，ddd，J=13.8Hz，5.0Hz，0.9Hz，H-17 pro-S)，2.70(1H，dd，J=13.8Hz，8.5Hz，H-17 pro-R)，4.90(1H，m，H-18)，1.63(3H，s，H-20)，1.68(3H，s，H-21)，1.14(3H，s，H-22)，0.80(3H，s，H-23)，1.74(1H，ddd，J=13.9Hz，9.4Hz，9.4Hz，H-24 pro-R)，2.14(1H，ddd，J=13.9Hz，7.5Hz，0.9Hz，H-24 pro-R)，4.99(1H，ddq，J = 8.6Hz，7.3Hz，1.2Hz，H-25)，1.96(2H，m，H-27)，1.55(3H，s，H-28)，2.50(2H，m，H-29)，5.16(1H，ddq，J = 7.1Hz，7.1Hz，1.3Hz，H-30)，1.96(2H，m，H-32)，1.67(3H，d，J=1.3Hz，H-33)，1.98(1H，m，H-34a)，2.01(1H，m，H-34b)，5.05(1H，m，H-35)，1.66(3H，s，H-37)，1.58(3H，s，H-38)，1.98(1H，m，H-39a)，5.01(1H，m，H-39b)，5.01(1H，m，H- 40)，1.58(3H，s，H-42)，1.53(3H，d，J=1.2Hz，H-43)。

^{13}C NMR(CD_3OD/0.1% TFA-d，500MHz)δ：

1：192.0	7：43.1	13：146.2	19：135.3	25：123.9	31：138.9	37：26.0	43：17.8
2：119.1	8：63.5	14：152.4	20：26.3	26：137.8	32：40.8	38：17.8	
3：192.0	9：208.8	15：115.0	21：18.3	27：41.0	33：16.9	39：27.5	
4：69.7	10：196.4	16：125.1	22：23.8	28：16.3	34：27.7	40：125.0	
5：48.1	11：129.9	17：26.1	23：16.5	29：31.2	35：125.1	41：132.2	
6：44.2	12：117.2	18：121.1	24：29.2	30：120.6	36：132.2	42：25.9	

高分辨质谱 HRESIMS m/z：670.4184($C_{43}H_{58}O_6$ 理论值为 670.4233)。

化合物 20：oblongifolin A[37]

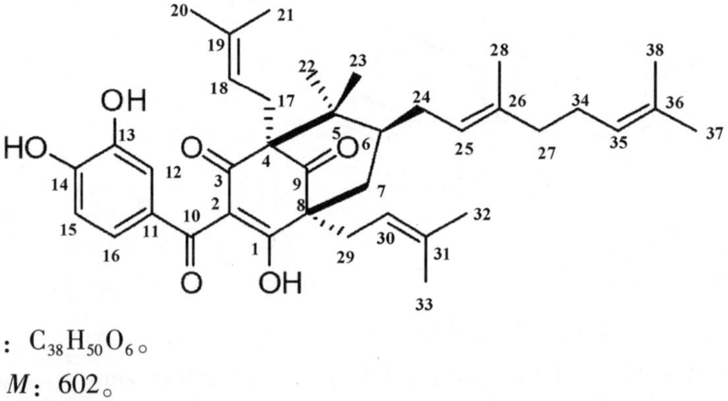

分子式：$C_{38}H_{50}O_6$。

分子量 M：602。

性状：黄色油状物。

旋光：$[\alpha]_D^{20}$=+23°(c=0.35，$CHCl_3$)。

紫外 UV(EtOH)λ_{max}(lg ε)：230(sh)nm，279.5(3.80)nm，357(sh)nm；加

3 滴 0.1mol/L NaOH λ_{max} (lgε) 252.5 (3.57) nm, 286.5 (3.72) nm, 347.5 (3.67) nm。

红外IR($CHCl_3$)ν_{max}：3400cm^{-1}，2928cm^{-1}，1727cm^{-1}，1663cm^{-1}，1600cm^{-1}，1444cm^{-1}，1377cm^{-1}，1291cm^{-1}，1215cm^{-1}，1122cm^{-1}。

^{1}H NMR(CD_3OD/0.1% TFA-*d*, 600MHz)δ：1.53(1H, m, H-6), 2.16(1H, m, H-7eq), 2.08(1H, m, H-7ax), 7.17(1H, d, *J* = 2.1Hz, H-12), 6.70 (1H, d, *J* = 8.3Hz, H-15), 6.97(1H, dd, *J* = 8.3Hz, 2.1Hz, H-16), 2.71 (1H, dd, *J*=9.0Hz, 13.0Hz, H-17*a*), 2.58(1H, m, H-17*b*), 4.94(1H, m, H-18), 1.71(3H, s, H-20), 1.67(3H, s, H-21), 1.01(3H, s, H-22), 1.24 (3H, s, H-23), 2.15(1H, m, H-24*a*), 2.06(1H, m, H-24*b*), 4.90(1H, m, H-25), 1.96(2H, m, H-27), 1.47(3H, s, H-28), 2.52(1H, dd, *J*=8.0Hz, 14.0Hz, H-29*a*), 2.47(1H, m, H-29*b*), 5.16(1H, m, H-30), 1.69(3H, s, H-32), 1.67(3H, s, H-33), 2.06(2H, m, H-34), 5.06(1H, m, H-35), 1.65(3H, s, H-37), 1.56(3H, s, H-38)。

^{13}C NMR(CD_3OD/0.1% TFA-*d*, 150MHz)δ：

1：196.3	6：47.8	11：129.5	16：125.1	21：18.3	26：137.3	31：135.7	36：132.1
2：117.9	7：40.8	12：117.4	17：27.0	22：27.4	27：40.8	32：26.3	37：26.0
3：195.9	8：61.8	13：146.2	18：120.7	23：23.3	28：16.4	33：18.3	38：17.8
4：68.8	9：209.8	14：152.5	19：135.5	24：30.1	29：32.0	34：27.5	
5：48.4	10：195.8	15：115.2	20：26.3	25：125.6	30：120.7	35：125.1	

质谱 EIMS *m/z*：602 [M]$^+$，533 [M-C_5H_9]$^+$，137 [$C_6H_4(OH)_2CO$]$^+$，110 [$C_6H_4(OH)_2$]$^+$，109 [$C_6H_3(OH)_2$]$^+$，69 [C_5H_9]$^+$。

质谱 APCIMS *m/z*：603 [MH]$^+$，535 [MH−C_5H_8]$^+$，479 [MH−C_9H_{16}]$^+$，343 [MH−2 C_5H_8−C_9H_{16}]$^+$。

质谱 APCIMS(−)*m/z*：601 [M−H]$^-$，109 [$C_6H_3(OH)_2$]$^-$。

高分辨质谱 HRESIMS(+)*m/z*： [M+Na]$^+$625.3538($C_{38}H_{50}O_6Na$ 理论值为 625.3505)。

化合物 21：oblongifolin B[37]

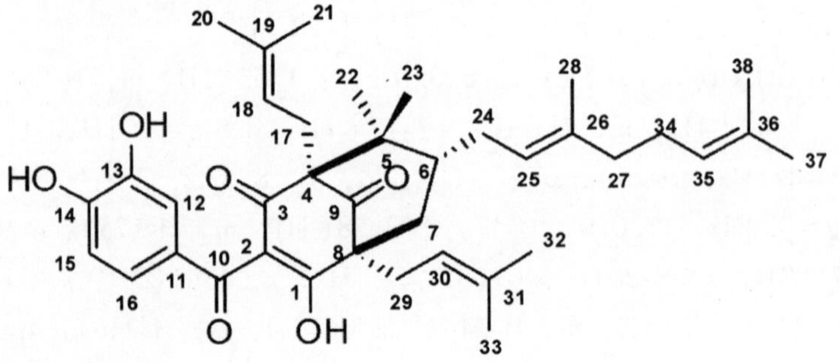

分子式：$C_{38}H_{50}O_6$。

分子量 *M*：602。

性状：黄色油状物。

旋光：$[\alpha]_D^{20}=+17.6°(c=0.21, CHCl_3)$。

紫外 UV(EtOH)$\lambda_{max}(\lg\varepsilon)$：230(sh)nm，279.5(4.06)nm，355(sh)nm；加3滴0.1mol/L NaOH $\lambda_{max}(\lg\varepsilon)$256(3.85)nm，286.5(3.89)nm，355.5(3.83)nm。

红外 IR($CHCl_3$)ν_{max}：3340cm^{-1}，2929cm^{-1}，1726cm^{-1}，1663cm^{-1}，1600cm^{-1}，1444cm^{-1}，1377cm^{-1}，1290cm^{-1}，1215cm^{-1}，1122cm^{-1}。

^{1}H NMR(CD_3OD/0.1% TFA-*d*，600MHz)δ：1.60(1H，m，H-6)，2.05(1H，m，H-7eq)，1.47(1H，m，H-7ax)，7.20(1H，d，*J*=2.1Hz，H-12)，6.70(1H，d，*J*=8.3Hz，H-15)，6.95(1H，dd，*J*=8.3Hz，2.1Hz，H-16)，2.71(1H，dd，*J*=9.0Hz，13.0Hz，H-17*a*)，2.61(1H，m，H-17*b*)，4.90(1H，m，H-18)，1.71(3H，s，H-20)，1.67(3H，s，H-21)，0.79(3H，s，H-22)，1.17(3H，s，H-23)，2.13(1H，m，H-24*a*)，1.74(1H，m，H-24*b*)，4.98(1H，m，H-25)，1.96(2H，m，H-27)，1.54(3H，s，H-28)，2.52(1H，dd，*J*=8.0Hz，14.0Hz，H-29*a*)，2.47(1H，m，H-29*b*)，5.14(1H，m，H-30)，1.64(3H，s，H-32)，1.66(3H，s，H-33)，2.06(2H，m，H-34)，5.04(1H，m，H-35)，1.65(3H，s，H-37)，1.58(3H，s，H-38)。

^{13}C NMR(CD_3OD/0.1% TFA-*d*，150MHz)δ：

1：196.5	6：44.2	11：130.0	16：125.1	21：18.5	26：138.0	31：135.4	36：132.3
2：118.9	7：43.3	12：117.4	17：27.4	22：16.5	27：40.8	32：26.1	37：26.0
3：195.9	8：64.3	13：146.1	18：121.1	23：24.0	28：16.6	33：18.4	38：18.0
4：69.7	9：209.1	14：152.4	19：135.5	24：29.2	29：31.5	34：27.6	
5：49.0	10：195.5	15：115.2	20：26.5	25：123.9	30：120.9	35：125.2	

质谱 EIMS *m/z*：$[M]^+$ 602。

质谱 APCIMS(−)m/z：601 [M−H]$^-$，603 [MH]$^+$，535 [MH−C_5H_8]$^+$，479 [MH−C_9H_{16}]$^+$，343 [MH−2C_5H_8−C_9H_{16}]$^+$，109 [$C_6H_3(OH)_2$]$^-$。

高分辨质谱 HRESIMS(+)m/z：[M+Na]$^+$ 625. 3532（$C_{38}H_{50}O_6$Na 理论值为 625. 3505）。

化合物 22：oblongifolin C[37]

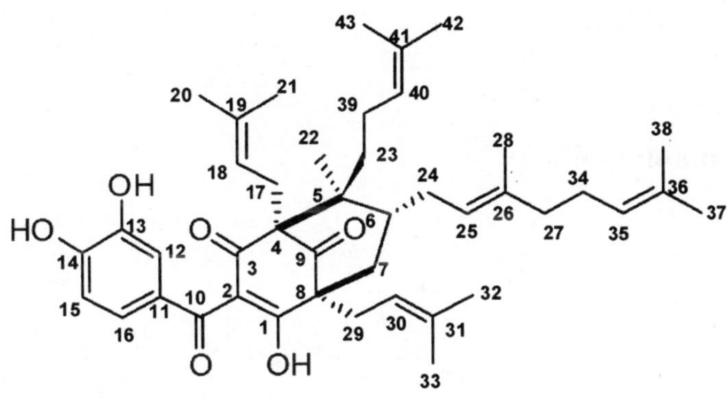

分子式：$C_{43}H_{58}O_6$。

分子量 M：670。

性状：黄色油状物。

旋光：$[\alpha]_D^{20}$=+14. 5°(c=0. 21，$CHCl_3$)。

紫外 UV(EtOH)λ_{max}(lg ε)：230(sh)nm，282(3. 93)nm，356(sh)nm；加 3 滴 0. 1mol/L NaOH λ_{max}(lg ε)256(3. 75)nm，286. 5(3. 90)nm，351(sh)nm。

红外IR($CHCl_3$)ν_{max}：3535cm^{-1}，3338cm^{-1}，2927cm^{-1}，1727cm^{-1}，1646cm^{-1}，1611cm^{-1}，1523cm^{-1}，1442cm^{-1}，1383cm^{-1}，1290cm^{-1}，1215cm^{-1}，1114cm^{-1}。

^{1}H NMR(CD_3OD/0. 1% TFA-d，600MHz)δ：1. 78(1H，m，H-6)，2. 07(1H，m，H-7eq)，1. 46（1H，t，J = 12. 8Hz，H-7ax），7. 20（1H，d，J = 2. 1Hz，H-12)，6. 70(1H，d，J = 8. 3Hz，H-15)，6. 96(1H，dd，J = 8. 3Hz，2. 1Hz，H-16)，2. 74(1H，dd，J = 9. 0Hz，13. 0Hz，H-17a)，2. 66(1H，m，H-17b)，4. 87(1H，m，H-18)，1. 62(3H，s，H-20)，1. 69(3H，s，H-21)，0. 82(3H，s，H-22)，1. 68（3H，s，H-23），2. 10（1H，m，H-24a），1. 77（1H，m，H-24b)，5. 00(1H，m，H-25)，1. 98(2H，m，H-27)，1. 56(3H，s，H-28)，2. 54(1H，dd，J=8. 0Hz，14. 0Hz，H-29a)，2. 46(1H，m，H-29b)，5. 12(1H，m，H-30)，1. 71(3H，s，H-32)，1. 66(3H，s，H-33)，2. 05(1H，m，H-34)，5. 05(1H，m，H-35)，1. 64(3H，s，H-37)，1. 57(3H，s，H-38)，1. 98(2H，m，H-39)，5. 05(1H，m，H-40)，1. 67(3H，s，H-42)，1. 60(3H，s，H-43)。

^{13}C NMR(CD_3OD/0.1% TFA-*d*, 150MHz)δ：

1：194.7	6：42.0	11：130.3	16：125.3	21：18.5	26：138.2	31：135.6	36：132.4	41：132.6
2：119.6	7：43.2	12：117.5	17：26.7	22：16.4	27：40.9	32：26.4	37：26.1	42：26.0
3：191.4	8：64.2	13：146.4	18：121.4	23：37.6	28：16.6	33：18.4	38：18.0	43：18.0
4：69.5	9：209.1	14：152.6	19：135.1	24：30.1	29：31.7	34：27.6	39：25.3	
5：51.6	10：196.6	15：115.2	20：26.4	25：123.9	30：121.0	35：125.0	40：125.6	

质谱 EIMS *m/z*：[M]$^+$ 670。

高分辨质谱 HRESIMS(+) *m/z*：[M+Na]$^+$ 693.4147($C_{43}H_{58}O_6$Na 理论值为 693.4131)。

化合物 23：oblongifolin D[37]

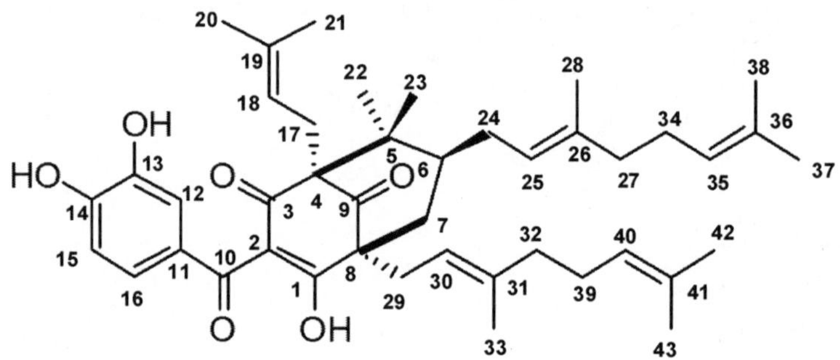

分子式：$C_{43}H_{58}O_6$。

分子量 *M*：670。

性状：黄色油状物。

旋光：$[\alpha]_D^{20}$=+44.6°(*c*=0.21, $CHCl_3$)。

紫外 UV(EtOH)λ_{max}(lg ε)：230(sh)nm，279(3.99)nm，353(sh)nm；加 3 滴 0.1mol/L NaOH λ_{max}(lg ε) 253(3.84)nm，286.5(3.96)nm，346(3.93)nm。

红外 IR($CHCl_3$)ν_{max}：3382cm^{-1}，2924cm^{-1}，1731cm^{-1}，1668cm^{-1}，1601cm^{-1}，1519cm^{-1}，1442cm^{-1}，1376cm^{-1}，1292cm^{-1}，1196cm^{-1}，1119cm^{-1}。

^1H NMR(CD_3OD/0.1% TFA-*d*, 600MHz)δ：1.53(1H, m, H-6)，2.20(1H, m, H-7eq)，2.11(1H, m, H-7ax)，7.20(1H, d, *J*=2.1Hz, H-12)，6.68(1H, d, *J*=8.3Hz, H-15)，6.98(1H, dd, *J*=8.3Hz, 2.1Hz, H-16)，2.73(1H, dd, *J*=9.0Hz, 13.0Hz, H-17*a*)，2.58(1H, m, H-17*b*)，4.94(1H, m, H-18)，1.65(3H, s, H-20)，1.68(3H, s, H-21)，1.02(3H, s, H-22)，1.23(3H, s, H-23)，2.15(1H, m, H-24*a*)，2.07(1H, m, H-24*b*)，4.87(1H, m, H-25)，1.98(2H, m, H-27)，1.48(3H, s, H-28)，2.52(2H, m, H-29)，5.16(1H, m, H-30)，1.98(2H, s, H-32)，1.69(3H, s, H-33)，2.05(2H, m, H-34)，5.06(1H, m, H-35)，1.58(3H, s, H-37)，1.53(3H, s, H-38)，

2.05(2H, m, H-39), 5.06(1H, m, H-40), 1.65(3H, s, H-42), 1.59(3H, s, H-43)。

^{13}C NMR(CD_3OD/0.1% TFA-*d*, 150MHz)δ:

1: 195.2	6: 48.0	11: 129.7	16: 125.6	21: 18.4	26: 137.5	31: 139.3	36: 132.2	41: 132.3
2: 118.0	7: 40.7	12: 117.5	17: 27.3	22: 27.5	27: 41.0	32: 41.1	37: 26.0	42: 26.1
3: 194.6	8: 66.5	13: 146.3	18: 121.0	23: 23.4	28: 16.6	33: 17.0	38: 17.9	43: 17.9
4: 68.2	9: 209.8	14: 152.7	19: 135.9	24: 30.2	29: 32.0	34: 27.8	39: 27.7	
5: 49.2	10: 195.9	15: 115.3	20: 26.5	25: 125.8	30: 120.7	35: 125.4	40: 125.4	

质谱 EIMS *m/z*: [M]$^+$ 670。

高分辨质谱 HRESIMS(+)*m/z*: [M+Na]$^+$ 693.4095($C_{43}H_{58}O_6$Na 理论值为 693.4131)。

化合物 24: aristophenone A[56]

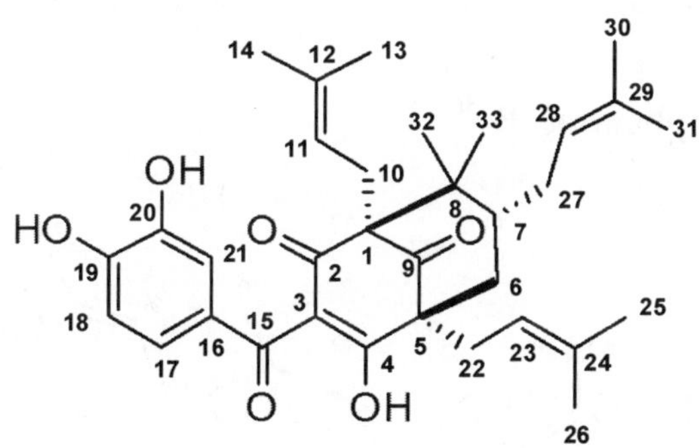

分子式: $C_{33}H_{42}O_6$。

分子量 *M*: 534。

性状: 黄色晶体($CHCl_3$)。

熔点: 82℃。

旋光: $[\alpha]_D^{25}$=+58°(*c*=0.1, $CHCl_3$)。

紫外 UV(EtOH)λ_{max}(lg ε): 280(4.21)nm, 228(4.34)nm。

红外 IR(KBr)ν_{max}: 3350cm^{-1}, 1730cm^{-1}, 1715cm^{-1}, 1644cm^{-1}, 1220cm^{-1}, 1151cm^{-1}。

^{1}H NMR($CDCl_3$, 400MHz)δ: 2.25(1H, dd, *J*=13Hz, 3Hz, H-6eq), 2.14(1H, dd, *J*=13Hz, 10.5Hz, H-6ax), 1.60(1H, m, H-7), 2.76(1H, dd, *J*=14Hz, 8Hz, H-10*a*), 2.65(1H, dd, *J*=14Hz, 6Hz, H-10*b*), 5.12(1H, dd, *J*=8Hz, 6Hz, H-11), 1.73(3H, s, H-13), 1.58(3H, s, H-14), 7.02(1H, dd, *J*=8.3Hz, 2.2Hz, H-17), 6.64(1H, d, *J*=8.3Hz, H-18), 7.05(1H, d, *J*=2.0Hz, H-21), 2.66(1H, dd, *J*=14Hz, 8Hz, H-22*a*), 2.62(1H, dd, *J*=

14Hz，6Hz，H-22*b*)，5.28(1H，dd，*J* = 8Hz，6Hz，H-23)，1.59(3H，s，H-25)，1.75(3H，s，H-26)，1.96(2H，ddd，*J* = 14Hz，9Hz，9Hz，H-27*a*)，2.21(1H，ddd，*J* = 14Hz，7Hz，1Hz，H-27*b*)，4.92(1H，dd，*J* = 9.7Hz，H-28)，1.53(3H，s，H-30)，1.81(3H，s，H-31)，1.23(3H，s，H-32)，1.37(3H，s，H-33)。

^{13}C NMR($CDCl_3$，100MHz)δ：

1：69.4	6：38.6	11：120.3	16：128.1	21：116.8	26：26.1	31：26.0
2：196.5	7：40.2	12：135.0	17：125.2	22：30.5	27：28.5	32：23.7
3：115.9	8：50.6	13：25.3	18：114.8	23：119.7	28：124.4	33：15.8
4：198.6	9：208.3	14：17.7	19：149.5	24：134.9	29：132.1	
5：58.8	10：26.2	15：194.8	20：143.5	25：18.0	30：17.7	

质谱 EIMS *m/z*（rel. int.%）：534(3)M^+，466(2)，315(15)，177(27)，137(87)，69(100)。

元素分析：C 74.38%，H 9.08%；计算 $C_{33}H_{42}O_6$ 得：C 74.71%，H 9.15%。

化合物 25：aristophenone B[56]

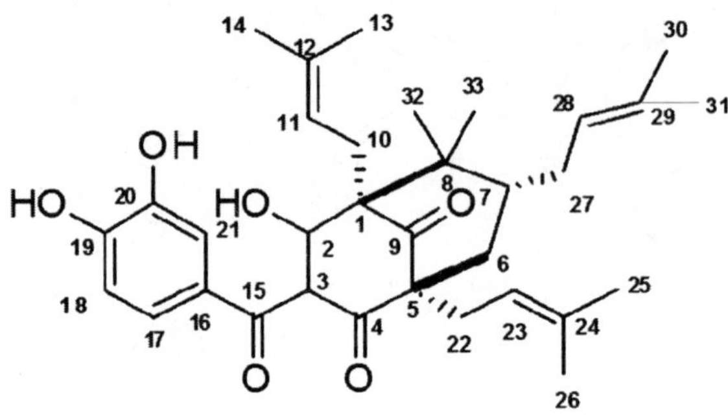

分子式：$C_{33}H_{42}O_6$。

分子量 *M*：534。

性状：黄色晶体($CHCl_3$)。

熔点：82℃。

旋光：$[\alpha]_D^{25}$=+58°(*c*=0.1，$CHCl_3$)。

紫外 UV(EtOH)λ_{max}(lg ε)：280(4.21)nm，228(4.34)nm。

红外 IR(KBr)ν_{max}：3350cm^{-1}，1730cm^{-1}，1715cm^{-1}，1644cm^{-1}，1220cm^{-1}，1151cm^{-1}。

^{1}H NMR($CDCl_3$，400MHz) δ：2.17(1H，dd，*J*=13Hz，3Hz，H-6eq)，2.00(1H，dd，*J*=13Hz，10.5Hz，H-6ax)，1.55(1H，m，H-7)，2.80(1H，dd，*J*=14Hz，8Hz，H-10*a*)，2.70(1H，dd，*J*=14Hz，6Hz，H-10*b*)，4.81(1H，dd，*J*

=8Hz，6Hz，H-11），1.71（3H，s，H-13），1.62（3H，s，H-14），7.09（1H，dd，J=8.3Hz，2.2Hz，H-17），6.64（1H，d，J=8.3Hz，H-18），7.08（1H，d，J=2.2Hz，H-21），2.63（1H，dd，J=14Hz，8Hz，H-22a），2.53（1H，dd，J=14Hz，6Hz，H-22b），5.18（1H，dd，J=8Hz，6Hz，H-23），1.68（3H，s，H-25），1.65（3H，s，H-26），2.07（2H，m，H-27），4.95（1H，dd，J=9Hz，7Hz，H-28），1.46（3H，s，H-30），1.82（3H，s，H-31），1.29（3H，s，H-32），1.34（3H，s，H-33）。

^{13}C NMR（$CDCl_3$，100MHz）δ：

1：66.2	6：40.1	11：118.7	16：128.1	21：116.8	26：25.7	31：26.2
2：198.0	7：40.7	12：135.0	17：125.7	22：31.4	27：28.6	32：23.6
3：115.6	8：51.3	13：25.6	18：114.8	23：119.2	28：124.3	33：15.7
4：196.9	9：208.6	14：17.5	19：149.6	24：134.9	29：132.2	
5：63.0	10：25.3	15：194.5	20：143.3	25：17.9	30：17.1	

质谱 EIMSm/z：534（3）M^+，466（2），315（15），177（27），137（87），69（100）。

元素分析：C 74.38%，H 9.08%；计算 $C_{33}H_{42}O_6$ 得：C 74.71%，H 9.15%。

化合物 26：guttiferone A[51]

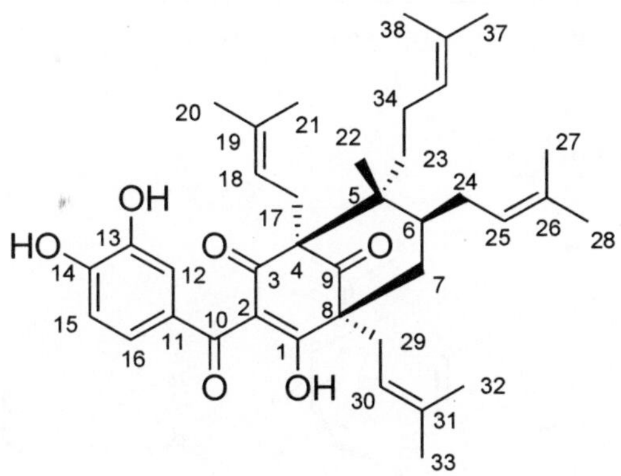

分子式：$C_{38}H_{50}O_6$。

分子量 M：602。

性状：黄色油状物。

旋光：$[\alpha]_D$=+34°（c=1.7，$CHCl_3$）。

紫外 UV（MeOH）λ_{max}（ε）：280（27300）nm，228（22500）nm。

红外 IR（film）ν_{max}：3350cm^{-1}，2968cm^{-1}，1732cm^{-1}，1644cm^{-1}，1519cm^{-1}，1440cm^{-1}，1362cm^{-1}，1290cm^{-1}。

^{1}H NMR（CD_3OD/0.1% TFA-d，500MHz）δ：1.83（1H，m，H-6），1.97（1H， dd，J= 14. 3Hz，7. 1Hz，H-7 pro-S），2. 09（1H，dd，J = 14. 3Hz，1. 2Hz，H-7 pro-R），7. 16（1H，d，J = 2. 2Hz，H-12），6. 69（1H，d，J = 8. 3Hz，H-15），6. 97(1H，dd，J = 8. 4Hz，2. 2Hz，H-16），2. 62（1H，dd，J = 13. 8Hz，4. 9Hz，H-17 pro-R），2. 66（1H，dd，J = 13. 8Hz，8. 8Hz，H-17 pro-S），4. 92（1H，m，H-18），1. 63(3H，s，H-20），1. 67(3H，s，H-21），1. 24(3H，s，H-22），1. 20（1H，ddd，J = 14. 2Hz，10. 4Hz，6. 5Hz，H-23 pro-R），1. 39（1H，ddd，J = 14. 4Hz，10. 1Hz，6. 2Hz，H-23 pro-S），2. 06（1H，m，H-24 pro-S），2. 09（1H，m，H-24 pro-R），4. 88（1H，ddq，J=7. 0Hz，7. 0Hz，1. 3Hz，H-25），1. 64（3H，d，J=1. 3Hz，H-27），1. 47（3H，s，H-28），2. 44（1H，dd，J=14. 3Hz，6. 6Hz，H-29 pro-S），2. 50（1H，dd，J=14. 3Hz，8. 0Hz，H-29 pro-R），5. 20（1H，ddq，J=8. 0Hz，6. 6Hz，1. 2Hz，H-30），1. 71（3H，d，J=1. 2Hz，H-32），1. 67（3H，s，H-33），1. 87（2H，m，H-34），5. 07（1H，ddq，J = 7. 3Hz，7. 2Hz，1. 2Hz，H-35），1. 67(3H，s，H-37），1. 58(3H，d，J=1. 2Hz，H-38）。

^{13}C NMR(CD_3OD/0. 1% TFA-d，125MHz)δ：

1：195. 4	6：41. 1	11：129. 3	16：125. 0	21：18. 2	26：133. 7	31：135. 7	36：132. 8
2：117. 7	7：40. 1	12：117. 3	17：26. 6	22：19. 7	27：26. 3	32：26. 3	37：25. 9
3：195. 1	8：62. 1	13：146. 1	18：120. 7	23：36. 9	28：18. 2	33：18. 3	38：17. 7
4：68. 8	9：209. 5	14：152. 5	19：135. 6	24：29. 8	29：32. 0	34：23. 7	
5：51. 9	10：195. 5	15：115. 0	20：26. 0	25：125. 4	30：120. 8	35：125. 1	

高分辨质谱 HREIMS m/z：602. 3613($C_{38}H_{50}O_6$ 理论值为 602. 3607)。

化合物 27：guttiferone G[61]

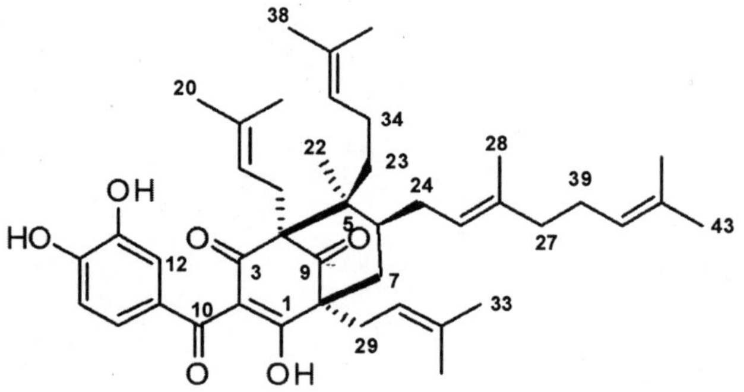

分子式：$C_{43}H_{58}O_6$。

分子量 M：670。

性状：黄色无定形固体。

旋光：[α] =-25°(c=0. 04，$CHCl_3$)。

紫外 UV(MeOH)λ_{max}(lg ε)：237(3. 96)nm，278(3. 91)nm，322(sh)nm，

360(sh)nm。

红外 IR(film) ν_{max}：3382cm^{-1}，2864cm^{-1}，2923cm^{-1}，2854cm^{-1}，1727cm^{-1}，1647cm^{-1}，1600cm^{-1}，1442cm^{-1}，1378cm^{-1}，1290cm^{-1}，1118cm^{-1}。

^{1}H NMR(pyridine-d_5)δ：2.60(1H，m，H-6)，1.76(1H，m，H-7*a*)，2.48(1H，dd，J=13.4Hz，4.4Hz，H-7*b*)，7.86(1H，d，J=2.1Hz，H-12)，7.16(1H，d，J=8.3Hz，H-15)，7.62(1H，dd，J=8.3Hz，2.1Hz，H-16)，3.04(1H，dd，J=14.1Hz，5.9Hz，H-17*a*)，3.11(1H，dd，J=14.1Hz，7.0Hz，H-17*b*)，5.51(1H，ddd，J=5.5Hz，5.5Hz，1.4Hz，H-18)，1.60(3H，s，H-20)，1.80(3H，s，H-21)，1.01(3H，s，H-22)，1.99(2H，m，H-23)，1.96(1H，m，H-24*a*)，2.30(1H，m，H-24*b*)，5.27(1H，m，H-25)，2.01(2H，m，H-27)，1.68(3H，s，H-28)，2.92(2H，d，J=7.1Hz，H-29)，5.73(1H，m，H-30)，1.68(3H，s，H-32)，1.76(3H，s，H-33)，2.28(1H，m，H-34*a*)，2.55(1H，m，H-34*b*)，5.22(1H，m，H-35)，1.66(3H，s，H-37)，1.66(3H，s，H-38)，2.12(2H，m，H-39)，5.18(1H，m，H-40)，1.72(3H，d，J=0.9Hz，H-42)，1.57(3H，s，H-43)。

^{13}C NMR(pyridine-d_5)δ：

1：191.0	7：41.9	13：146.3	19：132.5	25：124.3	31：133.6	37：26.1	43：18.1
2：121.7	8：62.9	14：152.5	20：26.4	26：137.2	32：26.4	38：18.2	
3：187.5	9：210.2	15：115.1	21：18.7	27：40.3	33：18.6	39：27.3	
4：69.4	10：196.6	16：124.9	22：16.6	28：16.7	34：25.0	40：125.1	
5：49.7	11：130.2	17：26.8	23：37.1	29：31.7	35：126.1	41：131.7	
6：41.2	12：117.3	18：123.4	24：29.9	30：122.3	36：131.4	42：26.2	

质谱 FABMS *m/z*：669 [M−H]$^{-}$。

质谱 FABMS *m/z*：[M+H]$^{+}$671.4332（$C_{43}H_{59}O_6$ 理论值为 671.4312）。

化合物 28：guttiferone K[174]

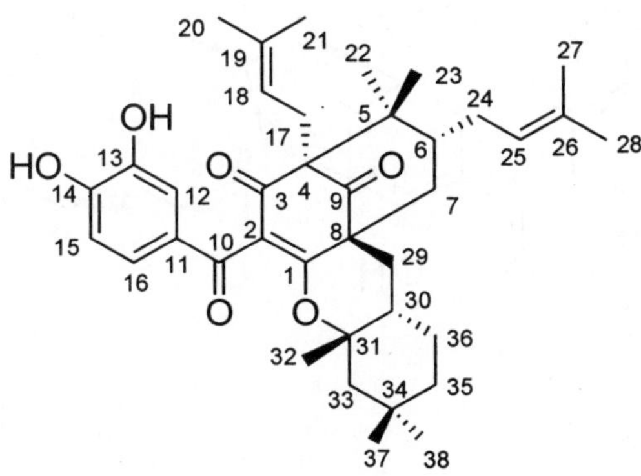

分子式：$C_{38}H_{50}O_6$。

分子量 M：602。

性状：白色晶体。

熔点：260℃。

^{1}H NMR（CDCl$_3$，500MHz）δ：1. 38（1H，m，H-6），2. 54（1H，dd，J = 2. 3Hz，14. 6Hz，H-7α），1. 91（1H，dd，J=6. 9Hz，14. 6Hz，H-7β），7. 24（1H，d，J = 2. 0Hz，H-12），6. 60（1H，d，J = 8. 2Hz，H-15），6. 87（1H，dd，J = 2. 0Hz，8. 2Hz，H-16），2. 52（1H，dd，J=8. 1Hz，12. 5Hz，H-17α），2. 38（1H，m，H-17β），4. 78（1H，t，J=6. 3Hz，H-18），1. 52（3H，s，H-20），1. 49（3H，s，H-21），1. 03（3H，s，H-22），0. 89（3H，s，H-23），2. 37（1H，m，H-24α），2. 10（1H，m，H-24β），4. 87（1H，t，J=6. 3Hz，H-25），1. 59（3H，s，H-27），1. 57（3H，s，H-28），2. 83（1H，dd，J = 5. 3Hz，14. 9Hz，H-29α），1. 22（1H，dd，J=4. 0Hz，14. 9Hz，H-29β），1. 53（1H，m，H-30），0. 81（3H，s，H-32），1. 41（1H，d，J = 14. 9Hz，H-33α），1. 10（1H，d，J = 14. 9Hz，H-33β），1. 35（1H，m，H-35α），1. 06（1H，m，H-35β），1. 78（1H，m，H-36α），1. 42（1H，m，H-36β），0. 81（3H，s，H-37），0. 73（3H，s，H-38）。

^{13}C NMR（CDCl$_3$，125MHz）δ：

1：171. 8	6：46. 1	11：129. 6	16：124. 1	21：17. 7	26：133. 1	31：83. 9	36：25. 7
2：126. 6	7：42. 5	12：114. 0	17：25. 5	22：21. 7	27：25. 4	32：28. 6	37：26. 9
3：195. 3	8：47. 8	13：144. 5	18：119. 4	23：26. 2	28：17. 9	33：48. 7	38：31. 8
4：68. 5	9：208. 9	14：150. 5	19：134. 7	24：29. 1	29：28. 9	34：30. 3	
5：46. 4	10：192. 9	15：114. 2	20：25. 8	25：124. 3	30：36. 7	35：37. 5	

化合物 29：guttiferone I[40,42]

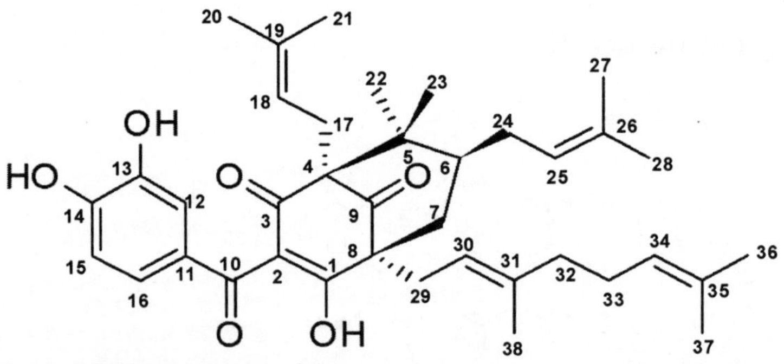

分子式：$C_{38}H_{50}O_6$。

分子量 M：602。

性状：淡黄色固体。

熔点：60～62℃。

旋光：$[\alpha]_D=-68°$（c=1.2，$CHCl_3$）。

紫外 UV $\lambda_{max}(\varepsilon)$：280(26700)nm，232(20600)nm。

红外 IR(film)ν_{max}：3350cm^{-1}，1724cm^{-1}，1639cm^{-1}，1505cm^{-1}。

^{1}H NMR(CD_3OD/TFA，500MHz)δ：1.98(1H，m，H-6)，2.04(2H，m，H-7)，7.19(1H，d，J=1.9Hz，H-12)，6.68(1H，d，J=8.3Hz，H-15)，6.98(1H，dd，J=1.9Hz，8.3Hz，H-16)，2.54(1H，m，H-17a)，2.75(1H，brdd，J=9.1Hz，13.5Hz，H-17b)，4.90(1H，brt，J=9.1Hz，H-18)，1.65(3H，s，H-20)，1.68(3H，s，H-21)，1.24(3H，s，H-22)，1.02(3H，s，H-23)，2.09(2H，m，H-24)，5.05(1H，m，H-25)，1.65(3H，s，H-27)，1.48(3H，s，H-28)，2.52(2H，m，H-29)，5.17(1H，m，H-30)，2.00(2H，m，H-32)，1.99(2H，m，H-33)，5.09(1H，m，H-34)，1.58(3H，s，H-36)，1.53(3H，s，H-37)，1.69(3H，s，H-38)。

^{13}C NMR(CD_3OD/TFA，125MHz)δ：

1：194.9	7：40.7	13：146.2	19：135.7	25：125.4	31：139.2	37：17.8
2：118.4	8：61.8	14：152.5	20：25.9	26：133.7	32：27.7	38：16.8
3：195.4	9：209.8	15：115.1	21：18.2	27：26.3	33：27.8	
4：68.1	10：196.0	16：125.2	22：23.2	28：18.1	34：125.1	
5：47.9	11：129.6	17：27.1	23：27.3	29：31.8	35：132.2	
6：41.0	12：117.3	18：120.8	24：30.1	30：120.5	36：25.9	

高分辨质谱 HREIMS m/z(rel. int.%)：602.36158 $[M]^+$(6)，533.15925(10)，465.20163(35)，231.98515(21)，137.02560(30)，69.07056(100)。

化合物 30：guttiferone I 1[66,67]

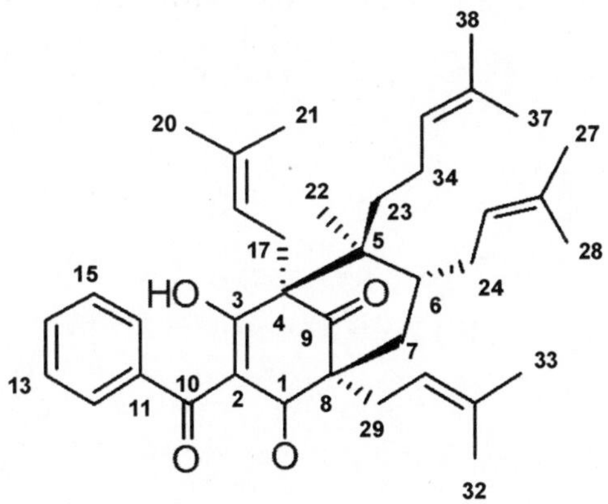

分子式：$C_{38}H_{50}O_4$。

分子量 M：670。

性状：橙黄色无定形固体。

旋光：$[\alpha]_D$=−14.3°(c=5.6，MeOH)。

紫外 UV λ_{max}(lg ε)：215(1.18)nm，245(1.25)nm，285(1.15)nm，381(0.06)nm。

红外 IR(film)ν_{max}：3398cm^{-1}，2621cm^{-1}，1721cm^{-1}，1668cm^{-1}，1542cm^{-1}，1376cm^{-1}。

^{1}H NMR(CD_3OD/0.1%TFA，500MHz)δ：1.67(1H，m，H-6)，1.45(1H，bt，J=13.5Hz，H-7a)，2.02(1H，dd，J=3.5Hz，13.5Hz，H-7b)，7.38(1H，bd，J=8.0Hz，H-12)，7.50(1H，bt，J=7.5Hz，H-13)，7.54(1H，bt，J=7.5Hz，H-14)，7.50(1H，bt，J=7.5Hz，H-15)，7.38(1H，bd，J=8.0Hz，H-16)，2.77—2.65(2H，m，H-17)，4.87(1H，t，J=6.5Hz，H-18)，1.63(3H，s，H-20)，1.66(3H，s，H-21)，0.82(3H，s，H-22)，1.66(2H，m，H-23)，2.00(1H，m，H-24a)，1.69(1H，m，H-24b)，5.04(1H，t，J=6.5Hz，H-25)，1.58(3H，s，H-27)，1.66(3H，s，H-28)，2.35—2.49(2H，m，H-29)，5.11(1H，t，J=6.5Hz，H-30)，1.69(3H，s，H-32)，1.63(3H，s，H-33)，1.95(2H，m，H-34)，4.96(1H，t，J=6.5Hz，H-35)，1.56(3H，s，H-37)，1.71(3H，s，H-38)。

^{13}C NMR(CD_3OD/0.1%TFA，125MHz)δ：

1：195.3	7：43.3	13：129.0	19：135.3	25：123.4	31：135.6	37：17.9
2：119.1	8：64.1	14：133.8	20：18.3	26：134.7	32：18.4	38：26.0
3：192.7	9：208.6	15：129.0	21：26.6	27：18.2	33：26.36	
4：69.6	10：198.2	16：129.9	22：16.3	28：25.9	34：24.3	
5：51.8	11：139.0	17：26.3	23：37.2	29：31.59	35：125.3	
6：42.0	12：129.9	18：120.9	24：30.1	30：120.9	36：132.6	

高分辨质谱 HREIMSm/z：$[M-H]^-$ 569.3710($C_{38}H_{49}O_4$理论值为 569.3631)。

化合物 31：guttiferone I 2[68]

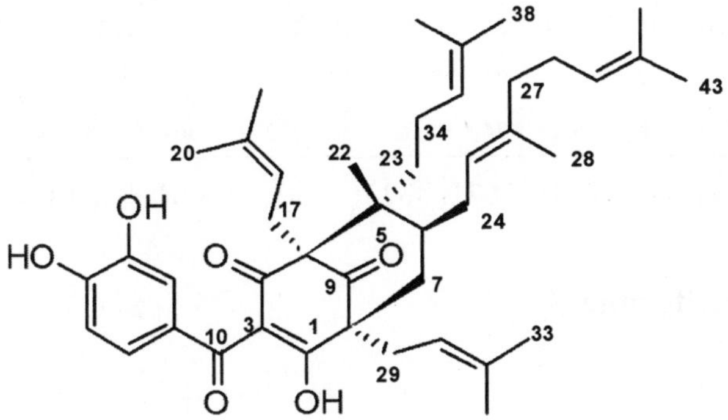

分子式：$C_{43}H_{58}O_6$。

分子量 M：670。

性状：黄色油状物。

旋光：$[\alpha]_D^{22}=+8.7°(c=1.5, CHCl_3)$。

紫外 UV(MeOH)λ_{max}(lg ε)：205(4.49)nm，238(4.08)nm，278(4.03)nm，349(3.76)nm。

红外 IR(ZnSe)ν_{max}：3345cm^{-1}，1728cm^{-1}，1642cm^{-1}。

^{1}H NMR(C_5D_5N)δ：2.59(1H，dddd，J=13.0Hz，10.2Hz，4.2Hz，2.4Hz，H-6)，2.47(1H，dd，J=13.0Hz，4.2Hz，H-7α)，1.75(1H，t，J=13.0Hz，H-7β)，7.80(1H，d，J=2.0Hz，H-12)，7.10(1H，d，J=7.8Hz，H-15)，7.60(1H，dd，J=7.8Hz，2.0Hz，H-16)，3.09(1H，dd，J=14Hz，7.1Hz，H-17α)，3.04(1H，dd，J=14Hz，5.4Hz，H-17β)，5.47(1H，m，H-18)，1.57(3H，s，H-20)，1.79(3H，s，H-21)，1.01(3H，s，H-22)，1.97(2H，m，H-23)，2.30(1H，m，H-24a)，1.96(1H，m，H-24b)，5.27(1H，m，H-25)，2.00(1H，m，H-27a)，2.10(1H，m，H-27b)，1.67(3H，s，H-28)，2.9(2H，d，J=2.8Hz，H-29)，5.72(1H，heptt，J=1.2Hz，6.6Hz，H-30)，1.75(3H，s，H-32)，1.65(3H，s，H-33)，2.25(1H，m，H-34a)，2.54(1H，m，H-34b)，5.22(1H，heptt，J=1.2Hz，6.6Hz，H-35)，1.65(3H，s，H-37)，1.69(3H，s，H-38)，2.11(2H，m，H-39)，5.18(1H，heptt，J=1.8Hz，7.2Hz，H-40)，1.65(3H，s，H-42)，1.71(3H，d，J=0.82Hz，H-43)。

^{13}C NMR(C_5D_5N)δ：

1：191.0	7：42.0	13：147.0	19：132.6	25：124.2	31：133.7	37：18.4	43：26.3
2：122.0	8：63.0	14：153.0	20：26.4	26：137.2	32：18.7	38：26.6	
3：187.0	9：210.0	15：115.9	21：18.9	27：40.5	33：26.6	39：27.4	
4：70.0	10：196.0	16：124.0	22：16.8	28：16.9	34：25.2	40：125.2	
5：49.9	11：131.0	17：26.9	23：37.3	29：31.8	35：125.9	41：131.8	
6：41.2	12：117.0	18：123.2	24：30.0	30：122.4	36：131.8	42：18.3	

质谱 ESIMS m/z：$[M+H]^+$ 671.4323（$C_{43}H_{58}O_6$+ H 理论值为 671.4312）。

化合物 32：guttiferone J[40,66]

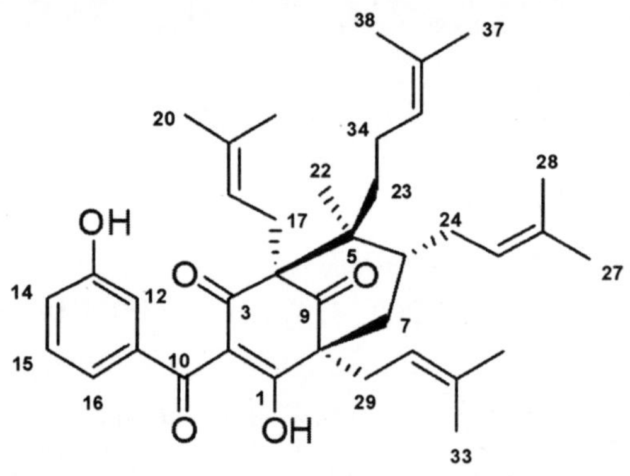

分子式：$C_{38}H_{50}O_5$。

分子量 M：586。

性状：橙黄色无定形固体。

旋光：$[\alpha]_D$=−34.3°（c=1.75，MeOH）。

紫外 UV λ_{max}（lg ε）：221（1.65）nm，244（1.54）nm，293（1.48）nm，380（0.17）nm。

红外 IR（film）ν_{max}：3351cm^{-1}，2925cm^{-1}，1672cm^{-1}，1559cm^{-1}，1389cm^{-1}。

^{1}H NMR（CD_3OD/0.1%TFA，500MHz）δ：1.75（1H，m，H-6），1.46（1H，bt，J=12.5Hz，H-7a），2.04（1H，dd，J=3.5Hz，12.5Hz，H-7b），7.00（1H，bs，H-12），6.96（1H，bd，J = 8.0Hz，H-14），7.15（1H，bt，J = 8.0Hz，H-15），6.89（1H，bd，J=8.0Hz，H-16），2.64—2.77（2H，m，H-17），4.85（1H，t，J=6.5Hz，H-18），1.63（3H，s，H-20），1.63（3H，s，H-21），0.86（3H，s，H-22），1.70（2H，m，H-23），1.70（1H，m，H-24a），2.06（1H，m，H-24b），4.98（1H，t，J=6.5Hz，H-25），1.70（3H，s，H-27），1.66（3H，s，H-28），2.44—2.49（2H，m，H-29），5.15（1H，t，J = 6.5Hz，H-30），1.48（3H，s，H-32），1.74（3H，s，H-33），1.95（2H，m，H-34），5.05（1H，s，H-35），1.56（3H，s，H-37），1.66（3H，s，H-38）。

^{13}C NMR(CD_3OD/0.1%TFA，125MHz)δ：

1：194.4	7：43.2	13：140.4	19：134.6	25：123.4	31：134.6	37：17.8
2：119.4	8：64.1	14：121.1	20：18.3	26：132.6	32：18.3	38：25.2
3：192.2	9：208.5	15：129.9	21：18.3	27：18.1	33：25.8	
4：69.8	10：198.7	16：121.2	22：16.1	28：26.2	34：24.3	
5：51.8	11：135.6	17：26.3	23：38.2	29：31.5	35：125.3	
6：42.0	12：116.2	18：119.4	24：30.0	30：120.7	36：135.4	

高分辨质谱 HREIMS m/z：$[M-H]^-$ 585.3579 ($C_{38}H_{49}O_5$ 理论值为 585.3580)。

化合物 33：garcicowin B[21]

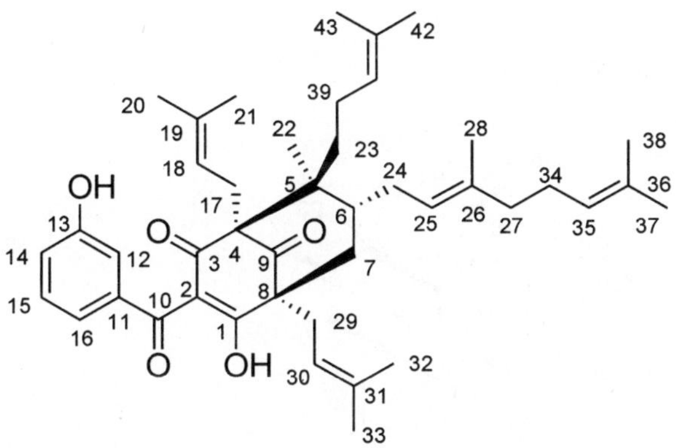

分子式：$C_{43}H_{58}O_5$。

分子量 M：654。

性状：黄色胶状物。

旋光：$[\alpha]_D^{15}=-16.0°(c=0.21，CHCl_3)$。

紫外 UV($CHCl_3$)λ_{max}(lg ε)：301(3.96)nm，244(4.05)nm，227(3.89)nm。

红外 IR(KBr)ν_{max}：3443cm^{-1}，2967cm^{-1}，2923cm^{-1}，2855cm^{-1}，1729cm^{-1}，1653cm^{-1}，1561cm^{-1}，1549cm^{-1}，1447cm^{-1}，1378cm^{-1}，1305cm^{-1}，1288cm^{-1}，1212cm^{-1}，1111cm^{-1}，1059cm^{-1}，998cm^{-1}。

^{1}H NMR(CD_3OD，400MHz)δ：1.80(1H，m，H-6)，2.06(1H，m，H-7*a*)，1.45(1H，t，J=12.8Hz，H-7*b*)，7.01(1H，m，H-12)，6.96(1H，dd，J=1.7Hz，7.8Hz，H-14)，7.15(1H，t，J=7.8Hz，H-15)，6.91(1H，dd，J=1.8Hz，7.8Hz，H-16)，2.72(1H，dd，J=7.8Hz，13.7Hz，H-17*a*)，2.66(1H，m，H-17*b*)，4.86(1H，m，H-18)，1.69(3H，s，H-20)，1.63(3H，s，H-21)，0.82(3H，s，H-22)，1.66(2H，m，H-23)，2.08(1H，m，H-24*a*)，1.78(1H，m，H-24*b*)，5.00(1H，m，H-25)，1.99(2H，m，H-27)，1.56(3H，s，H-

28)，2.51(1H，m，H-29a)，2.46(1H，m，H-29b)，5.10(1H，m，H-30)，1.63(3H，s，H-32)，1.70(3H，s，H-33)，1.98(2H，m，H-34)，5.05(1H，m，H-35)，1.59(3H，s，H-37)，1.69(3H，s，H-38)，2.06(2H，m，H-39)，5.04(1H，m，H-40)，1.56(3H，s，H-42)，1.66(3H，s，H-43)。

^{13}C NMR(CD_3OD，100MHz)δ：

1：194.6	6：41.9	11：140.5	16：121.2	21：26.2	26：138.1	31：135.5	36：132.5	41：132.3
2：119.5	7：43.1	12：116.2	17：26.6	22：16.2	27：40.7	32：18.2	37：17.9	42：17.8
3：192.1	8：64.0	13：158.5	18：121.3	23：37.4	28：16.5	33：26.2	38：25.9	43：26.0
4：69.7	9：208.8	14：120.6	19：135.0	24：29.9	29：31.4	34：25.2	39：27.5	
5：51.6	10：198.8	15：129.8	20：18.3	25：123.7	30：120.8	35：125.2	40：125.4	

高分辨质谱 HRESIMS m/z：$[M+H]^+$ 655.4362($C_{43}H_{59}O_5$ 理论值为 655.4363)。

化合物 34：oblongifolin E[52]

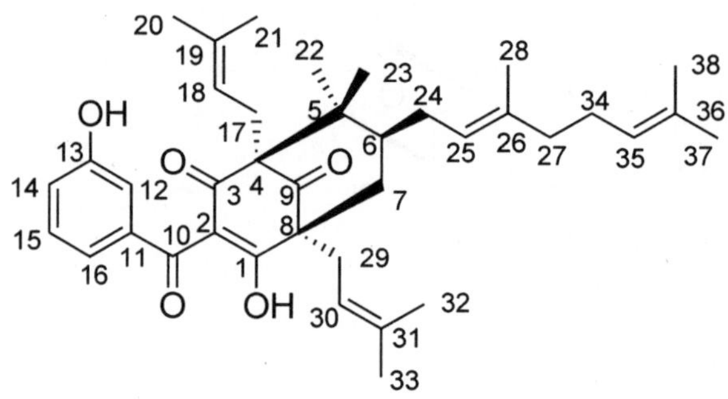

分子式：$C_{38}H_{50}O_5$。

分子量 M：586。

性状：黄色胶状物。

旋光：$[\alpha]_D^{19}=+65.1°(c=0.40，CHCl_3)$。

紫外 UV(MeOH)$\lambda_{max}(\lg \varepsilon)$：283(4.40)nm。

红外 IR(KBr)ν_{max}：3446cm^{-1}，2972cm^{-1}，2911cm^{-1}，1732cm^{-1}，1670cm^{-1}，1653cm^{-1}，1542cm^{-1}，1448cm^{-1}，1375cm^{-1}，1287cm^{-1}，1208cm^{-1}，768cm^{-1}。

^1H NMR(CD_3OD，400MHz)δ：1.52(1H，m，H-6)，2.18(1H，m，H-7eq)，2.08(1H，m，H-7ax)，6.97(1H，t，J=1.6Hz，H-12)，6.96(1H，m，H-14)，7.16(1H，t，J=7.9Hz，H-15)，6.89(1H，m，H-16)，2.71(1H，m，H-17a)，2.58(1H，m，H-17b)，4.93(1H，m，H-18)，1.70(3H，s，H-20)，1.66(3H，s，H-21)，1.01(3H，s，H-22)，1.22(3H，s，H-23)，2.12(1H，m，H-24a)，2.08(1H，m，H-24b)，4.89(1H，m，H-25)，1.97(2H，m，H-27)，1.46(3H，s，H-28)，2.50(2H，m，H-29)，5.15(1H，m，H-30)，

1.66(3H, s, H-32), 1.66(3H, s, H-33), 2.06(2H, m, H-34), 5.05(1H, m, H-35), 1.66(3H, s, H-37), 1.55(3H, s, H-38)。

^{13}C NMR(CD_3OD, 100MHz)δ:

1: 195.6	6: 47.7	11: 140.0	16: 121.3	21: 18.3	26: 137.4	31: 135.8	36: 132.1
2: 118.0	7: 40.8	12: 116.2	17: 27.0	22: 27.3	27: 40.8	32: 26.3	37: 26.0
3: 195.2	8: 62.0	13: 158.5	18: 120.6	23: 23.2	28: 16.4	33: 18.2	28: 17.8
4: 68.7	9: 209.4	14: 120.7	19: 135.6	24: 30.1	29: 32.0	34: 27.5	
5: 48.9	10: 197.9	15: 129.9	20: 26.3	25: 125.5	30: 120.6	35: 125.4	

高分辨质谱 HRESIMS *m/z*: $[M+H]^+$ 587.3733 ($C_{38}H_{51}O_5$ 理论值为 587.3736)。

化合物 35：guttiferone N[40]

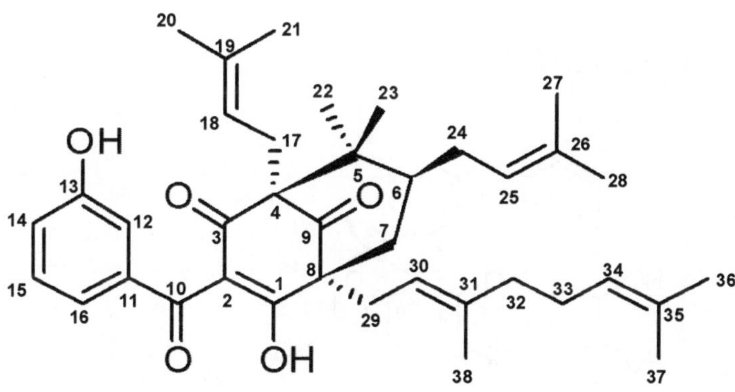

分子式：$C_{38}H_{50}O_5$。

分子量 *M*：586。

性状：黄色油状物。

旋光：$[\alpha]_D^{24}=-34.5°$ ($c=0.07$, MeOH)。

紫外 UV(MeOH)λ_{max}(lg ε)：220(1.7)nm, 245(1.6)nm, 293(1.5)nm。

红外 IR(KBr)ν_{max}：3410cm^{-1}, 2952cm^{-1}, 1725cm^{-1}, 1650cm^{-1}, 1190cm^{-1}, 1030cm^{-1}。

^{1}H NMR(CD_3OD/0.1% TFA, 600MHz)δ: 1.57(1H, m, H-6), 2.18(1H, m, H-7*a*), 2.08(1H, m, H-7*b*), 7.02(1H, brt, *J*=2.4Hz, H-12), 7.00(1H, brdt, *J*=7.7Hz, 2.4Hz, H-14), 7.18(1H, t, *J*=7.7Hz, H-15), 6.93(1H, brdt, *J*=7.7Hz, 1.6Hz, H-16), 2.74(1H, dd, *J*=13.3Hz, 8.8Hz, H-17*a*), 2.62(1H, m, H-17*b*), 4.98(1H, m, H-18), 1.69(3H, s, H-20), 1.70(3H, s, H-21), 1.06(3H, s, H-22), 1.26(3H, s, H-23), 2.16(1H, m, H-24a), 2.08(1H, m, H-24b), 4.91(1H, m, H-25), 1.69(3H, s, H-27), 1.52(3H, s, H-28), 2.55(2H, d, J=6.8Hz, H-29), 5.20(1H, t, J=6.8Hz, H-30), 2.02(2H, m, H-32), 2.09(2H, m, H-33), 5.11(1H, m, H-34), 1.62(3H, s, H-36), 1.58(3H, s, H-37), 1.71(3H, s, H-38)。

^{13}C NMR(CD_3OD/0.1%TFA, 150MHz)δ:

1: 195.4	6: 47.5	11: 139.6	16: 121.0	21: 18.1	26: 133.6	31: 139.3	36: 25.8
2: 118.4	7: 40.6	12: 115.8	17: 26.7	22: 27.1	27: 26.0	32: 40.9	37: 17.7
3: 195.4	8: 63.0	13: 158.3	18: 120.2	23: 22.9	28: 17.9	33: 27.5	38: 16.7
4: 67.6	9: 209.0	14: 120.3	19: 136.0	24: 30.0	29: 31.5	34: 125.0	
5: 49.1	10: 197.5	15: 129.4	20: 26.0	25: 125.3	30: 120.0	35: 132.2	

质谱 ESIMS m/z: 609 [M+Na]$^+$。

高分辨质谱 HRMALDIMS m/z: [M+Na]$^+$ 609.3667($C_{38}H_{50}O_5Na$ 理论值为 609.3660)。

化合物 36: guttiferone O[69]

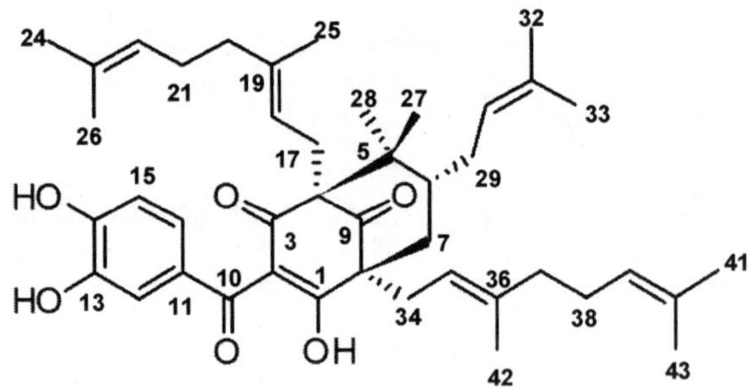

分子式: $C_{43}H_{58}O_6$。

分子量 M: 670。

性状: 黄色胶状物。

旋光: $[\alpha]_D^{27}$=+30.7°(c=0.66, $CHCl_3$)。

紫外 UV(MeOH)λ_{max}(lg ε): 213(4.46)nm, 239(4.42)nm, 258(4.39)nm, 327(4.00)nm。

红外 IR(KBr)ν_{max}: 3421cm^{-1}, 2973cm^{-1}, 2923cm^{-1}, 2853cm^{-1}, 1733cm^{-1}, 1717cm^{-1}, 1684cm^{-1}, 1654cm^{-1}, 1618cm^{-1}, 1386cm^{-1}, 1296cm^{-1}。

^{1}H NMR(pyridine-d_5, 600MHz)δ: 2.30(1H, m, H-6), 1.75(1H, dd, J=14.0Hz, 14.0Hz, H-7α), 2.37(1H, dd, J=3.9Hz, 14.0Hz, H-7β), 7.86(1H, d, J=1.8Hz, H-12), 7.18(1H, d, J=7.8Hz, H-15), 7.60(1H, dd, J=7.8Hz, 1.8Hz, H-16), 2.95(1H, dd, J=7.2Hz, 13.5Hz, H-17α), 3.05(1H, dd, J=5.4Hz, 13.5Hz, H-17β), 5.50(1H, brt, J=7.2Hz, H-18),

5.20(1H, brt, J=7.2Hz, H-22), 1.62(3H, s, H-24), 1.86(3H, s, H-25), 1.34(3H, s, H-27), 0.89(3H, s, H-28), 1.80(2H, m, H-29α), 2.20(1H, m, H-29β), 5.12(1H, brt, J=7.2Hz, H-30), 1.54(9H, s, H-26, H-32, H-33), 2.90(2H, d, J=7.3Hz, H-34), 5.77(1H, brt, J=7.3Hz, H-35), 2.05(4H, m, H-20, H-37), 2.15(4H, m, H-21, H-38), 5.25(1H, brt, J=7.2Hz, H-39), 1.58(3H, s, H-41), 1.80(3H, s, H-42), 1.50(3H, s, H-43)。

^{13}C NMR(pyridine-d_5, 125MHz)δ:

1: 190.6	7: 40.3	13: 149.9	19: 136.9	25: 16.6	31: 135.5	37: 41.7	43: 17.6
2: 120.5	8: 62.6	14: 152.8	20: 40.2	26: 17.6	32: 25.6	38: 27.09	
3: 188.5	9: 209.0	15: 115.2	21: 27.13	27: 23.5	33: 17.8	39: 124.7	
4: 68.7	10: 195.8	16: 123.7	22: 124.7	28: 16.3	34: 30.7	40: 132.7	
5: 46.8	11: 131.1	17: 25.6	23: 132.7	29: 28.7	35: 121.6	41: 25.6	
6: 42.9	12: 117.0	18: 121.6	24: 25.6	30: 123.7	36: 137.3	42: 16.7	

高分辨质谱(−)-HRESIMS m/z: $[M-H]^-$ 669.4159($C_{43}H_{55}O_6$ 理论值为 669.4160)。

化合物 37：guttiferone P[69]

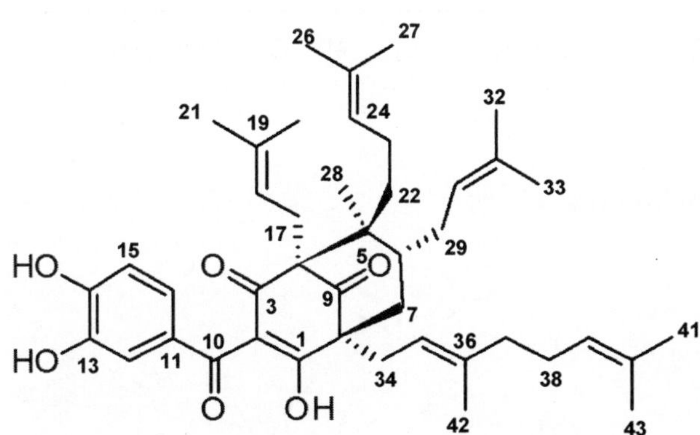

分子式：$C_{43}H_{58}O_6$。

分子量 M：670。

性状：黄色胶状物。

旋光：$[\alpha]_D^{27}$=+18.2°(c=0.33, $CHCl_3$)。

紫外 UV(MeOH)λ_{max}(lg ε): 214(4.62)nm, 238(4.57)nm, 261(4.53)nm, 328(4.13)nm。

红外 IR(KBr)ν_{max}: 3422cm^{-1}, 2964cm^{-1}, 2926cm^{-1}, 2856cm^{-1}, 1733cm^{-1}, 1716cm^{-1}, 1684cm^{-1}, 1655cm^{-1}, 1617cm^{-1}, 1386cm^{-1}, 1294cm^{-1}。

^{1}H NMR(pyridine-d_5, 600MHz)δ: 2.56(2H, m, H-6), 1.79(1H, dd, J = 13.8Hz, 13.8Hz, H-7α), 2.47(1H, dd, J = 4.8Hz, 13.8Hz, H-7β), 7.86(1H, d, J=1.8Hz, H-12), 7.18(1H, d, J=7.8Hz, H-15), 7.61(1H, dd, J=1.8Hz, 7.8Hz, H-16), 3.02 (1H, dd, J=5.1Hz, 14.1Hz, H-17α), 3.10(1H, dd, J = 7.1Hz, 14.1Hz, H-17β), 5.49(1H, brt, J = 7.2Hz, H-18), 1.80(3H, s, H-21), 1.98(2H, t, J=8.3Hz, H-22), 2.23(2H, m, H-23), 5.23(1H, brt, J = 7.2Hz, H-24), 1.65(9H, s, H-20, H-26, H-27), 1.00(3H, s, H-28), 1.92 (1H, ddd, J=9.6Hz, 9.6Hz, 14.1Hz, H-29α), 2.28(1H, m, H-29β), 1.58(3H, s, H-32), 1.62(3H, s, H-33), 2.93(2H, d, J=7.1Hz, H-34), 5.76(1H, brt, J = 7.1Hz, H-35), 2.10(1H, m, H-37α), 2.19(1H, m, H-37β), 2.20(2H, m, H-38), 5.20(2H, brt, J=7.2Hz, H-30, H-39), 11.63(3H, s, H-41), 1.82(3H, s, H-42), 1.57(3H, s, H-43)。

^{13}C NMR(pyridine-d_5, 125MHz)δ:

1: 190.6	7: 41.6	13: 147.1	19: 132.4	25: 131.4	31: 133.2	37: 40.8	43: 17.8
2: 121.6	8: 62.7	14: 152.9	20: 25.9	26: 25.8	32: 26.2	38: 27.3	
3: 187.1	9: 209.7	15: 115.5	21: 18.5	27: 18.0	33: 18.2	39: 125.1	
4: 69.1	10: 196.2	16: 124.3	22: 36.9	28: 16.3	34: 31.1	40: 131.3	
5: 49.5	11: 131.1	17: 26.5	23: 24.8	29: 29.8	35: 121.5	41: 25.8	
6: 40.8	12: 117.1	18: 123.0	24: 125.8	30: 123.9	36: 137.4	42: 16.9	

高分辨质谱(-)-HRESIMS m/z: $[M-H]^-$ 669.4161($C_{43}H_{55}O_6$ 理论值为 669.4160)。

化合物 38: guttiferone E[7,70]

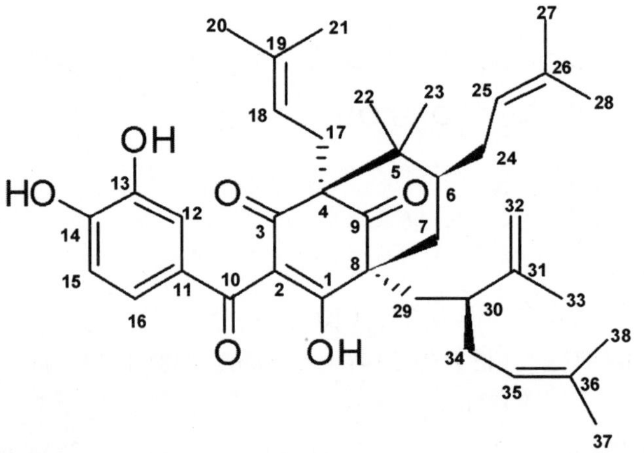

分子式: $C_{38}H_{50}O_6$。

分子量 M：602。

旋光：$[\alpha]_D=+104°(c=1.0, CHCl_3)$。

^{1}H NMR(CD_3OD/0.1% TFA, 300MHz)δ：1.50(1H, m, H-6), 2.06(1H, m, H-7), 2.26(1H, m, H-7), 7.21(1H, d, J=2.1Hz, H-12), 6.72(1H, d, J=8.0Hz, H-15), 7.00(1H, dd, J=2.1Hz, 8.0Hz, H-16), 2.48(1H, m, H-17), 2.70(1H, m, H-17), 4.99(1H, m, H-18), 1.74(3H, s, H-20), 1.69(3H, s, H-21), 1.13(3H, s, H-22), 0.97(3H, s, H-23), 2.06(2H, m, H-24), 4.94(1H, m, H-25), 1.67(3H, s, H-27), 1.50(3H, s, H-28), 1.92(1H, m, H-29), 2.11(1H, m, H-29), 2.48(1H, m, H-30), 4.51(2H, brs, H-32), 1.69(3H, s, H-33), 2.03(2H, m, H-34), 4.96(1H, m, H-35), 1.63(3H, s, H-37), 1.57(3H, s, H-38)。

^{13}C NMR(CD_3OD/0.1% TFA, 75MHz)δ：

1：195.7	6：48.1	11：129.6	16：125.3	21：18.5	26：133.7	31：149.0	36：132.8
2：117.9	7：43.9	12：117.5	17：27.2	22：23.3	27：26.1	32：113.2	37：27.2
3：194.4	8：59.9	13：146.3	18：121.4	23：27.5	28：18.4	33：17.9	38：18.3
4：69.8	9：209.8	14：152.5	19：136.0	24：30.4	29：37.5	34：33.6	
5：50.0	10：196.1	15：115.2	20：26.6	25：125.7	30：45.3	35：124.2	

化合物 39：xanthochymol[7]

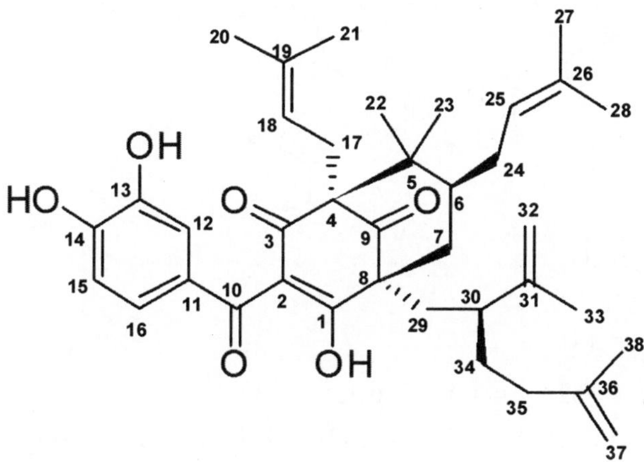

分子式：$C_{38}H_{50}O_6$。

分子量 M：602。

旋光：$[\alpha]_D=+141°(c=1.0, CHCl_3)$。

^{1}H NMR(CD_3OD/0.1% TFA, 300MHz)δ：1.51(1H, m, H-6), 2.05(1H, m, H-7a), 2.26(1H, m, H-7b), 7.21(1H, d, J=2.1Hz, H-12), 6.72(1H, d, J=8.0Hz, H-15), 7.00(1H, dd, J=2.1Hz, 8.0Hz, H-16), 2.51(1H, m,

H-17a)，2.77(1H，m，H-17b)，5.07(1H，m，H-18)，1.74(3H，s，H-20)，1.69(3H，s，H-21)，1.17(3H，s，H-22)，1.01(3H，s，H-23)，2.03(2H，m，H-24)，4.88(1H，m，H-25)，1.67(3H，s，H-27)，1.50(3H，s，H-28)，1.93(1H，m，H-29a)，2.02(1H，m，H-29b)，2.51(1H，m，H-30)，4.53(2H，brs，H-32)，1.59(3H，s，H-33)，1.46(2H，m，H-34)，1.85(2H，m，H-35)，4.65(2H，brs，H-37)，1.69(3H，s，H-38)。

^{13}C NMR(CD_3OD/0.1% TFA，75MHz)δ：

1：195.7	6：48.1	11：129.5	16：125.3	21：18.5	26：133.7	31：149.0	36：149.5
2：117.9	7：43.9	12：117.5	17：27.2	22：23.3	27：26.1	32：113.7	37：110.6
3：194.4	8：59.9	13：147.0	18：121.4	23：27.5	28：18.4	33：17.9	38：23.0
4：69.8	9：209.8	14：152.5	19：136.0	24：30.4	29：37.8	34：32.9	
5：50.4	10：196.4	15：115.2	20：26.6	25：125.7	30：44.8	35：36.9	

化合物 40：semsinone A[76]

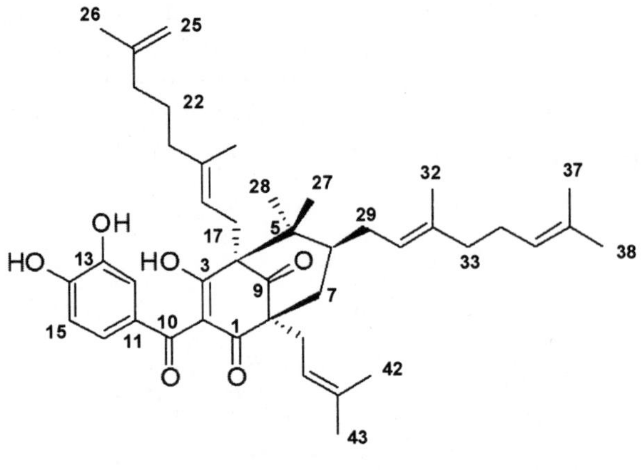

分子式：$C_{43}H_{58}O_6$。

分子量 M：670。

性状：无色油状物。

旋光：$[\alpha]_D^{25}=+52°(c=0.1，CHCl_3)$。

紫外 UV-vis(MeOH)λ_{max}(lg ε)：282(4.9)nm，320(4.6)nm。

红外 IR(NaCl)ν_{max}：3348cm^{-1}，1725cm^{-1}，1641cm^{-1}。

^{1}H NMR($CDCl_3$，400MHz)δ：1.64(1H，m，H-6)，2.20(1H，dd，J=12.9Hz，2.8Hz，H-7α)，2.09(1H，dd，J=12.9Hz，9.8Hz，H-7β)，7.10(1H，d，J=1.8Hz，H-12)，7.00(1H，d，J=8.5Hz，H-15)，7.18(1H，dd，J=8.5Hz，1.8Hz，H-16)，2.69(1H，dd，J=13.8Hz，7.7Hz，H-17α)，2.50(1H，dd，J=7.7Hz，5.6Hz，H-17β)，4.96(1H，brt，J=8.0Hz，H-18)，1.68(3H， s，H-20），2.06(2H，m，H-21)，1.51(2H，m，H-22)，1.75(2H，m，H-23)，4.66(1H，d，J=1.7Hz，H-25α)，4.69(1H，d，J=1.7Hz，H-25β)，1.72(3H，s，H-26)，1.30(3H，s，H-27)，1.22(3H，s，H-28)，2.10(2H，m，H-29)，5.22(1H，dd，J=9.2Hz，7.0Hz，H-30)，1.72(3H，s，H-32)，2.11(2H，m，H-33)，1.96(2H，s，H-34)，5.25(1H，m，H-35)，1.96(3H，s，H-37)，1.99(3H，s，H-38)，2.49(1H，dd，J=14.0Hz，7.9Hz，H-39α)，2.40(1H，dd，J=7.9Hz，6.0Hz，H-39β)，4.85(1H，brt，J=7.9Hz，H-40)，1.89(3H，s，H-42)，1.91(3H，s，H-43)。

^{13}C NMR($CDCl_3$，100MHz)δ：

1：195.3	6：41.9	11：130.1	16：127.6	21：39.9	26：21.3	31：131.3	36：131.3	41：133.8
2：115.0	7：40.6	12：116.0	17：26.9	22：24.8	27：27.5	32：16.8	37：16.9	42：24.8
3：194.9	8：63.7	13：158.2	18：124.2	23：36.5	28：16.3	33：39.6	38：24.9	43：17.3
4：67.2	9：205.9	14：156.7	19：137.3	24：144.8	29：28.4	34：23.6	39：25.5	
5：53.2	10：196.8	15：129.6	20：15.5	25：109.9	30：124.6	35：122.8	40：123.8	

高分辨质谱 HRESIMS m/z：[M+H]$^+$ 671.4229（$C_{43}H_{58}O_6$ 理论值为670.4233）。

化合物 41：clusianone[126]

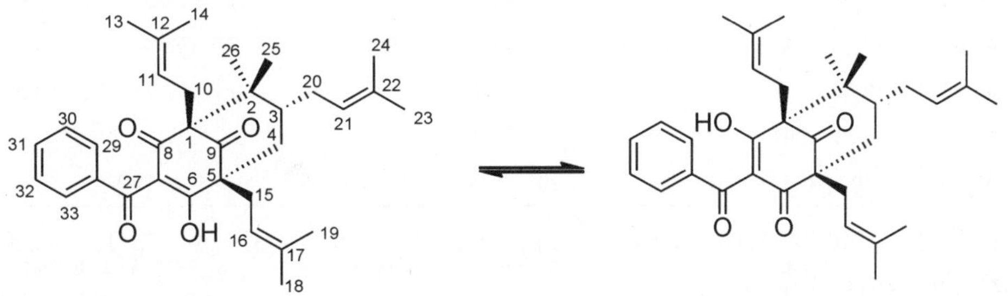

41a　　41b

分子式：$C_{33}H_{42}O_4$。

分子量 M：502。

性状：黄色晶体(EtOH)。

熔点：148～150℃。

旋光：$[\alpha]_D$=+60(c=0.3，$CHCl_3$)。

紫外 UV(MeOH) λ_{max}($\log \varepsilon$)：247(4.28)，280sh(4.13)nm。

红外 IR(KBr) ν_{max}：3500cm^{-1}，1720cm^{-1}，1655cm^{-1}。

^{1}H NMR(C_6D_6，399.9MHz)δ：1.20—1.27(1H，s，H-3)，2.04—2.28(2H，m，H-4)，17.8(1H，exchg D_2O，OH-6)，2.64(0.5H，m，H-10a)，2.80

(1.5H, m, H-10*b*), 5.61 (0.5H, m, H-11), 5.31 (0.5H, m, H-11), 5.56 (0.5H, m, H-16), 5.71 (0.5H, m, H-16), 1.70 (1.5H, s, H-13), 1.68 (1.5H, s, H-13), 1.61 (1.5H, s, H-18), 1.57 (1.5H, s, H-18), 1.72 (3H, s, H-14), 1.68 (3H, s, H-14), 1.86—2.19 (1H, m, H-15), 2.05—2.25 (1H, m, H-15), 2.68 (0.5H, m, H-20), 2.90 (0.5H, m, H-20), 4.80 (0.5H, t, H-21), 4.82 (0.5H, t, H-21), 1.54 (1.5H, s, H-23), 1.40 (1.5H, s, H-23), 1.46 (1.5H, s, H-24), 1.51 (1.5H, s, H-24), 0.86 (1.5H, s, H-23), 0.82 (1.5H, s, H-23), 1.08 (1.5H, s, H-23), 1.14 (1.5H, s, H-23)。

41a:

^{13}C NMR(C_6D_6, 100.6MHz)δ:

1: 69.00	6: 198.28	11: 119.85	16: 120.57	21: 124.82	26: 22.50	31: 132.52
2: 48.25	7: 116.55	12: 135.00	17: 134.84	22: 132.65	27: 197.42	32: 127.88
3: 46.66	8: 193.24	13: 26.31	18: 26.10	23: 25.92	28: 137.29	33: 129.58
4: 29.43	9: 207.85	14: 18.15	19: 18.28	24: 17.87	29: 129.58	
5: 58.90	10: 31.23	15: 40.60	20: 27.16	25: 27.01	30: 127.88	

41b:

^{13}C NMR($CDCl_3$, 100.6MHz)δ:

1: 66.10	6: 197.82	11: 119.43	16: 120.95	21: 124.18	26: 22.98	31: 132.72
2: 48.92	7: 116.45	12: 135.02	17: 134.87	22: 132.94	27: 197.42	32: 127.78
3: 46.89	8: 197.82	13: 26.23	18: 26.07	23: 25.88	28: 137.18	33: 129.66
4: 29.23	9: 207.94	14: 18.35	19: 18.44	24: 17.87	29: 129.66	
5: 63.36	10: 31.97	15: 39.34	20: 26.58	25: 26.96	30: 127.78	

质谱 EIMS(70 eV)*m/z*(rel. int.%): 502 [M]$^+$(5), 433 [M−C_5H_9]$^+$(100), 309 [433−C_9H_{16}] (85), 105(50)。

化合物 42: 7-epiclusianone[79]

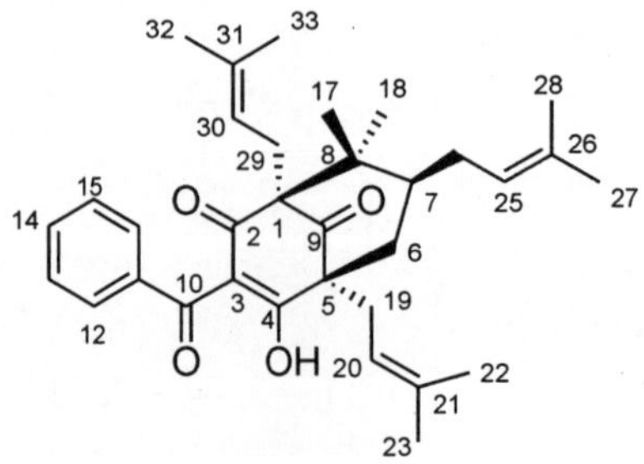

42a

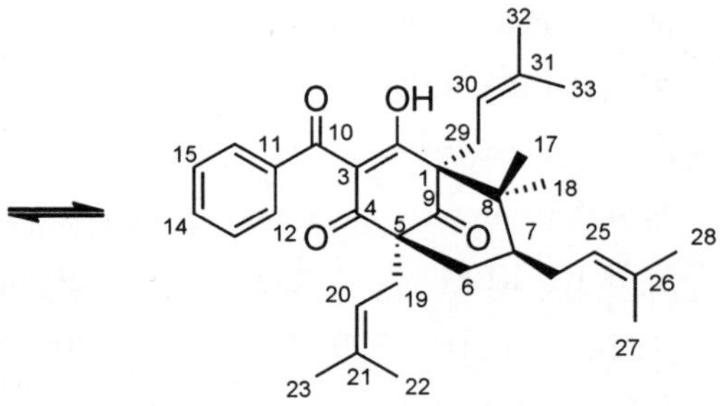

42b

分子式：$C_{33}H_{42}O_4$。

分子量 M：502。

性状：黄色针晶。

熔点：92～93℃。

旋光：$[\alpha]_D$ = +60(c=0.1，$CHCl_3$)。

紫外 UV(MeOH)λ_{max}(log ε)：249(4.12)，284(4.12)nm。

红外 IR(KBr)ν_{max}：3080cm^{-1}，2970cm^{-1}，2900cm^{-1}，2860cm^{-1}，1725cm^{-1}，1670cm^{-1}，1600cm^{-1}，1470cm^{-1}，1385cm^{-1}。

42a ^1H NMR(C_6D_6，400MHz)δ：18.36(1H，brs，4-OH)，2.09(1H，dd，J=14.4Hz，7.2Hz，H-6ax)，2.29(1H，dd，J=14.4Hz，1.2Hz，H-6eq)，1.24(1H，m，H-7)，7.60(2H，m，H-12，H-16)，7.00(2H，m，H-13，H-15)，7.07(1H，m，H-14)，1.07(3H，s，H-17)，0.81(3H，s，H-18)，2.75(2H，m，H-19)，5.57(1H，t，like m，H-20)，1.71(6H，s，H-22，H-23)，2.19(2H，m，H-24)，4.81(1H，t，like m，H-25)，1.50(3H，s，H-27)，1.60(3H，s，H-28)，2.89(2H，m，H-29)，5.58(1H，t，like m，H-30)，1.70(3H，s，H-32)，1.56(3H，s，H-33)。

42b ^1H NMR(C_6D_6，400MHz)δ：18.24(1H，brs，2-OH)，1.86(1H，dd，J=14.0Hz，6.7Hz，H-6ax)，2.18(1H，dd，J=14.0Hz，2.3Hz，H-6eq)，1.20(1H，m，H-7)，7.60(2H，m，H-12，H-16)，7.00(2H，m，H-13，H-15)，7.10(1H，m，H-14)，1.14(3H，s，H-17)，0.86(3H，s，H-18)，2.62(2H，m，H-19)，5.69(1H，t，like m，H-20)，1.67(6H，s，H-22，H-23)，2.19(2H，m，H-24)，4.79(1H，t，like m，H-25)，1.40(3H，s，H-27)，1.53(3H，s，H-28)，2.65(2H，m，H-29)，5.28(1H，t，like m，H-30)，1.71(3H，s，H-32)，1.45(3H，s，H-33)。

42a ^{13}C NMR(C_6D_6，100MHz)(有互变结构)

1：69.0	7：46.7	13：127.7	19：31.2	25：124.8	31：135.0
2：193.5	8：48.3	14：132.9	20：120.9	26：132.7	32：18.3
3：116.5	9：207.9	15：127.7	21：134.8	27：17.8	33：26.0
4：198.3	10：197.9	16：129.6	22：18.4	28：25.9	
5：58.9	11：137.3	17：22.5	23：26.2	29：26.6	
6：39.4	12：129.6	18：26.9	24：29.4	30：119.8	

42b ^{13}C NMR(C_6D_6，100MHz)(有互变结构)

1：66.1	7：46.9	13：127.9	19：31.9	25：124.2	31：135.0
2：197.8	8：48.9	14：132.5	20：120.6	26：132.7	32：18.1
3：116.5	9：207.9	15：127.9	21：134.8	27：17.8	33：26.1
4：193.2	10：196.8	16：129.5	22：18.3	28：25.8	
5：63.4	11：137.3	17：23.0	23：26.3	29：27.2	
6：40.6	12：129.5	18：27.0	24：29.2	30：119.4	

高分辨质谱 LREIMS *m/z*(rel. int. %)：502 $[M]^+$(5)，433(100)，309(53)，105(21)，69(15)。

化合物 43：garciniaphenone[79]

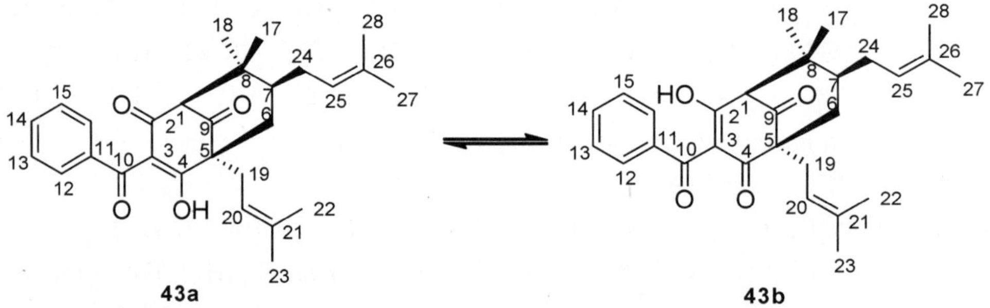

43a ⇌ 43b

分子式：$C_{28}H_{34}O_4$。

分子量 *M*：434。

性状：黄色针晶($CHCl_3$)。

熔点：105～107℃(MeOH)。

旋光：$[\alpha]_D^{25}=-52.8°$(c=0.1，$CHCl_3$)。

紫外 UV(MeOH，0.1%)λ_{max}(lg ε)：247(4.18)nm，281(4.12)nm。

红外 IR(KBr)ν_{max}：3085cm^{-1}，2966cm^{-1}，2919cm^{-1}，2871cm^{-1}，1732cm^{-1}，1681cm^{-1}，1600cm^{-1}，1540cm^{-1}，1373cm^{-1}。

43a ^{1}H NMR($CDCl_3$)δ：2.95(1H，s，H-1)，17.90(1H，brs，OH-4)，2.22(1H，overlap，H-6*a*)，2.33(1H，dd，*J*=14.8Hz，3.6 Hz，H-6*b*)，1.49(1H，m，H-7)，7.47(2H，d，*J*=7.6Hz，H-12，16)，7.42(2H，d，*J*=7.6Hz，H-13，15)，7.52(1H，t，*J*=7.6Hz，H-14)，1.13(3H，s，H-17)，1.12(3H，s，H-18)，2.60(2H，m，H-19)，5.12(1H，t like m，H-20)，1.71(3H，s，H-22)，1.67(3H，s，H-23)，2.13(1H，m，H-24*a*)，1.84(1H，m，H-24*b*)，5.00(1H，t like m，H-25)，1.53(3H，s，H-27)，1.71(3H，s，H-28)。

43b ^{1}H NMR($CDCl_3$)δ：3.09(1H，s，H-1)，17.35(1H，brs，OH-2)，2.00(1H，dd，*J*=14.0Hz，5.6Hz，H-6*a*)，2.12(1H，dd，*J*=14.0Hz，4.8Hz，

H-6*b*), 1.49(1H, m, H-7), 7.57(2H, d, *J*=7.6Hz, H-12, 16), 7.38(2H, d, *J* = 7.6Hz, H-13, 15), 7.52(1H, t, *J* = 7.6Hz, H-14), 1.28(3H, s, H-17), 1.21(3H, s, H-18), 2.53(1H, dd, *J* = 14.0Hz, 8.4Hz, H-19*a*), 2.40(1H, dd, *J*=14.0Hz, 6.4Hz, H-19*b*), 5.24(1H, t like m, H-20), 1.66(3H, s, H-22), 1.76(3H, s, H-23), 2.13(1H, m, H-24*a*), 1.84(1H, m, H-24*b*), 4.88(1H, t like m, H-25), 1.45(3H, s, H-27), 1.63(3H, s, H-28)。

43a ^{13}C NMR($CDCl_3$)δ:

1: 72.2	6: 40.1	11: 136.4	16: 128.9	21: 135.2	26: 133.6
2: 190.0	7: 43.9	12: 128.9	17: 24.6	22: 17.9	27: 17.9
3: 113.8	8: 45.6	13: 127.8	18: 31.2	23: 26.0	28: 25.9
4: 200.2	9: 206.9	14: 132.7	19: 30.0	24: 29.3	
5: 58.9	10: 196.4	15: 127.8	20: 118.5	25: 123.3	

43b ^{13}C NMR($CDCl_3$)δ:

1: 66.9	6: 40.1	11: 136.9	16: 128.5	21: 135.0	26: 133.3
2: 193.3	7: 44.3	12: 128.5	17: 24.3	22: 18.1	27: 17.8
3: 113.8	8: 45.9	13: 127.8	18: 31.1	23: 26.1	28: 25.8
4: 194.1	9: 207.1	14: 132.5	19: 30.5	24: 28.9	
5: 62.9	10: 197.4	15: 127.8	20: 119.4	25: 122.9	

质谱 EIMS *m/z*(rel. int.%): 434 [M]$^+$(14), 375(16), 191(4), 105(84), 69(100)。

元素分析: C 77.42%, H 7.83%; 计算 $C_{28}H_{34}O_4$得: C 77.35%, H 7.86%。

化合物 44: cycloxanthochymol 与 isoxanthochymol 混合物[34]

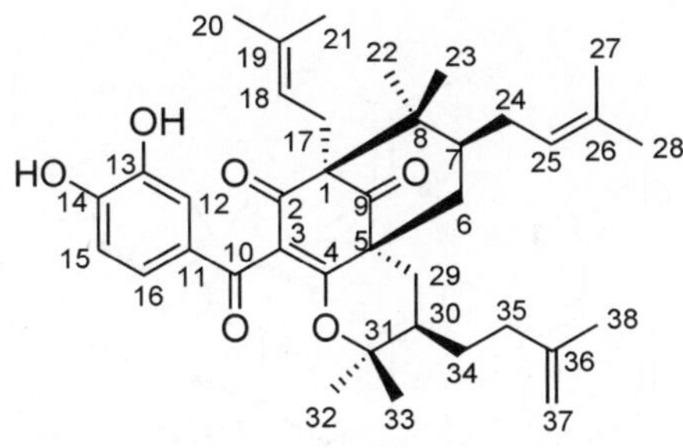

分子式: $C_{38}H_{50}O_6$。

分子量 *M*: 602。

性状: 无色无定形粉末。

旋光: $[\alpha]_D^{24}$=+158°(c=0.1, MeOH)。

紫外 UVλ_{max}(lg ε)：233(4.35)nm，278(4.42)，310sh nm。

红外 IRν_{max}：3475cm^{-1}，3350cm^{-1}，2965cm^{-1}，2930cm^{-1}，1715cm^{-1}，1680cm^{-1}，1640cm^{-1}，1605cm^{-1}，1520cm^{-1}，1445cm^{-1}，1375cm^{-1}，1295cm^{-1}，1180cm^{-1}。

^{1}H NMR(DMSO-d_6，400MHz)δ：0.78(3H，s，H-32)，0.91(3H，s，H-23)，1.01(1H，brd，J=13.1Hz，H-29)，1.02(1H，m，H-34)，1.05(3H，s，H-22)，1.17(3H，s，H-33)，1.24(1H，m，H-30)，1.46(1H，m，H-6)，1.47(1H，m，H-34)，1.52(3H，s，H-21)，1.60(6H，s，H-20，28)，1.65(3H，s，H-27)，1.68(3H，s，H-38)，1.97(1H，m，H-7)，2.04(1H，m，H-24a)，2.56(1H，m，H-24b)，2.06(1H，m，H-35a)，2.20(1H，m，H-35b)，2.13(1H，brd，J=14.2Hz，H-7)，2.33(1H，m，H-17a)，2.49(1H，m，H-17b)，2.90(1H，dd，J=14.2Hz，3.4Hz，H-29)，4.73(2H，brs，H-37)，4.78(1H，m，H-18)，4.90(1H，m，H-25)，6.68(1H，d，J=6.8Hz，H-15)，6.84(1H，dd，J=8.3Hz，2.0Hz，H-16)，7.17(1H，d，J=2.0Hz，H-12)。

^{13}C NMR(DMSO-d_6，100MHz)δ：

1：170.4	6：45.2	11：128.9	16：122.2	21：17.8	26：132.7	31：86.6	36：144.5
2：124.8	7：38.9	12：114.7	17：24.9	22：21.9	27：25.7	32：28.0	37：110.7
3：193.2	8：50.9	13：128.9	18：120.3	23：26.1	28：17.8	33：20.8	38：21.9
4：67.5	9：206.3	14：150.8	19：131.8	24：28.8	29：27.0	34：27.6	
5：45.6	10：191.3	15：114.6	20：25.6	25：125.1	30：41.1	35：34.8	

质谱 MS m/z(rel. int.%)：602(M^{+}，35)，574(37)，533(11)，465(100)，449(36)，410(11)，397(9)，341(73)，231(37)，137(48)，69(51)。

高分辨质谱 HRMS：602.3588($C_{38}H_{50}O_6$ 理论值为 602.3607)。

化合物 45：isoxanthochymol[84]

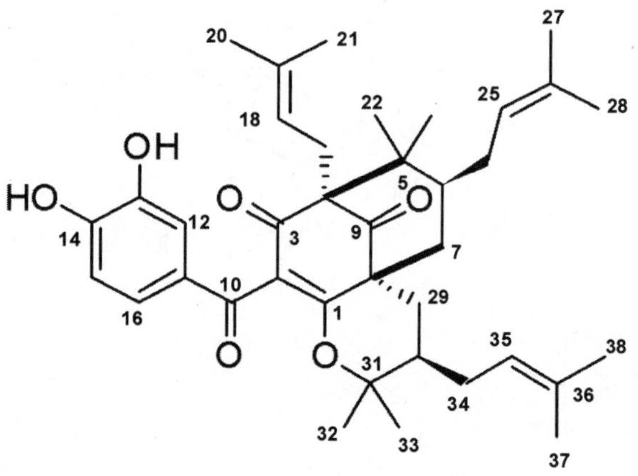

分子式：$C_{38}H_{50}O_6$。

分子量 M：602。

性状：淡黄色固体。

熔点：123～125℃。

紫外 UV(EtOH)λ_{max}(lg ε)：414(2.50)nm。

红外 IR(KBr)ν_{max}：3428cm^{-1}，2928cm^{-1}，1728cm^{-1}，1634cm^{-1}，1444cm^{-1}，1378cm^{-1}，1198cm^{-1}。

^{1}H NMR(CDCl$_3$，400MHz)δ：6.97(1H，d，J=8.3Hz，H-16)，6.95(1H，s，H-12)，6.61(1H，d，J=8.3Hz，H-15)，5.10(1H，m，H-35)，4.95(1H，m，H-25)，4.80(1H，m，H-18)，2.74(2H，m，H-7)，2.63(1H，m，H-30)，2.38(1H，m，H-6)，2.19(1H，m，H-17a)，2.16(1H，m，H-17b)，2.08(2H，m，H-24)，1.86(2H，m，H-34)，1.81(3H，s，H-32)，1.75(3H，s，H-33)，1.71(3H，s，H-37)，1.70(3H，s，H-38)，1.60(2H，d，J=6.4Hz，H-29)，1.56(3H，s，H-20)，1.54(3H，s，H-27)，1.48(3H，s，H-21)，1.45(3H，s，H-28)，1.19(3H，s，H-22)，1.02(3H，s，H-23)。

^{13}C NMR(CDCl$_3$，100MHz)δ：

1：147.2	6：43.2	11：127.4	16：124.0	21：18.1	26：135.3	31：109.6	36：145.7
2：114.2	7：43.4	12：116.4	17：28.8	22：22.6	27：25.7	32：36.4	37：22.5
3：195.0	8：49.6	13：143.6	18：113.3	23：26.8	28：17.8	33：35.3	38：17.0
4：69.7	9：209.2	14：149.8	19：132.8	24：25.6	29：26.2	34：25.6	
5：46.7	10：193.8	15：115.7	20：26.0	25：123.6	30：42.4	35：119.9	

质谱 EIMS m/z(rel. int. %)：602(1.8)，465(38)，411(3)，355(6)，341(18)，285(5)，231(39)，217(6)，177(12)，137(5)，109(5)，95(15)，81(23)，69(100)，55(25)，41(3)。

化合物 46：garcicowin C[21]/garcinialiptone B[19]

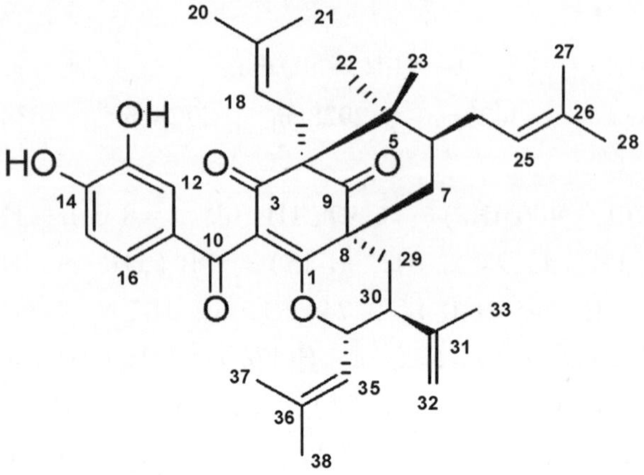

garcicowin C

分子式：$C_{38}H_{48}O_6$。

分子量 M：600。

性状：黄色胶状物。

旋光：$[\alpha]_D^{14}=-72.1°(c=0.10，CHCl_3)$。

紫外 UV($CHCl_3$)λ_{max}(lg ε)：308(3.77)nm，274(4.09)nm，238(3.91)nm。

红外 IR(KBr)ν_{max}：3445cm^{-1}，2925cm^{-1}，2856cm^{-1}，1726cm^{-1}，1638cm^{-1}，1528cm^{-1}，1443cm^{-1}，1374cm^{-1}，1294cm^{-1}，1178cm^{-1}，1114cm^{-1}，1064cm^{-1}，966cm^{-1}。

^{1}H NMR(CD_3OD，400MHz)δ：1.57(1H，m，H-6)，2.62(1H，m，H-7*a*)，1.93(1H，m，H-7*b*)，7.27(1H，d，J=2.0Hz，H-12)，6.76(1H，d，J=8.0Hz，H-15)，7.15(1H，dd，J=2.0Hz，8.0Hz，H-16)，2.60(1H，dd，J=7.2Hz，13.2Hz，H-17*a*)，2.47(1H，m，H-17*b*)，4.87(1H，m，H-18)，1.56(3H，s，H-20)，1.59(3H，s，H-21)，1.00(3H，s，H-22)，1.15(3H，s，H-23)，2.54(1H，m，H-24*a*)，2.20(1H，m，H-24*b*)，4.94(1H，m，H-25)，1.62(3H，m，H-27)，1.70(3H，s，H-28)，2.32(1H，t，J=13.8Hz，H-29*a*)，1.75(1H，m，H-29*b*)，2.51(1H，m，H-30)，4.86(2H，m，H-32)，1.67(3H，s，H-33)，4.33(1H，t，J=9.6Hz，H-34)，5.05(1H，m，H-35)，1.18(3H，s，H-37)，1.62(3H，s，H-38)。

^{13}C NMR(CD_3OD，100MHz)δ：

1: 173.1	6: 47.6	11: 131.3	16: 124.1	21: 18.2	26: 134.0	31: 145.4	36: 143.1
2: 124.3	7: 38.7	12: 116.2	17: 26.3	22: 27.1	27: 18.0	32: 114.2	37: 18.6
3: 196.1	8: 49.3	13: 146.5	18: 121.2	23: 22.7	28: 26.1	33: 20.5	38: 25.7
4: 70.6	9: 209.7	14: 152.6	19: 135.3	24: 30.6	29: 34.5	34: 81.3	
5: 47.6	10: 193.6	15: 115.8	20: 26.4	25: 126.4	30: 44.1	35: 122.9	

质谱 MS m/z：$[M+H]^+$ 601.3524($C_{38}H_{49}O_6$ 理论值为 601.5329)。

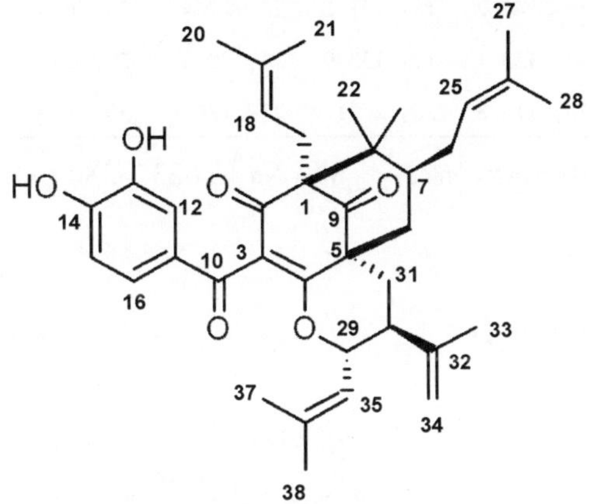

garcinialiptone B

分子式：$C_{38}H_{48}O_6$。

分子量 M：600。

性状：黄色固体。

熔点：111℃(dec)。

旋光：$[\alpha]_D^{25}=+84.8°(c=5.40, MeOH)$。

紫外 UV(MeOH)λ_{max}(lg ε)：313(3.84)nm，276(4.13)nm，229(4.19)nm。

红外 IR(KBr)ν_{max}：3344cm^{-1}，3082cm^{-1}，2973cm^{-1}，2934cm^{-1}，1727cm^{-1}，1668cm^{-1}，1645cm^{-1}，1598cm^{-1}，1555cm^{-1}，1516cm^{-1}，1445cm^{-1}，1297cm^{-1}，758cm^{-1}。

^{1}H NMR(pyridine-d_5，500MHz)δ：2.80(1H，d，J=14.0Hz，H-6a)，2.00(1H，brd，J=14.0Hz，H-6b)，1.66(1H，o，H-7)，8.03(1H，brs，H-12)，7.13(1H，d，J=8.5Hz，H-15)，7.65(1H，d，J=8.5Hz，H-16)，2.92(1H，dd，J=13.5Hz，8.0Hz，H-17a)，2.79(1H，o，H-17b)，5.39(1H，t，J=6.0Hz，H-18)，1.66(3H，s，H-20)，1.75(3H，s，H-21)，1.31(3H，s，H-22)，1.10(3H，s，H-23)，3.05(1H，m，H-24a)，2.51(1H，brd，J=14.5Hz，H-24b)，5.12(1H，t，J=6.5Hz，H-26)，1.68(3H，s，H-27)，1.85(3H，s，H-28)，4.59(1H，t-like，J=9.0Hz，H-29)，2.71(1H，t-like，J=10.5Hz，H-30)，2.59(1H，t，J=13.5Hz，H-31 pro-S)，1.88(1H，m，

H-31 pro-*R*), 1.57 (3H, s, H-33), 4.87 (1H, s, H-34*a*), 4.86 (1H, s, H-34*b*), 5.27(2H, d, *J*=8.0Hz, H-35), 1.41(3H, s, H-37), 1.30(3H, s, H-38)。

^{13}C NMR(pyridine-d_5, 125MHz)δ:

1: 69.6	6: 38.1	11: 130.3	16: 123.7	21: 18.2	26: 132.6	31: 33.8	36: 141.3
2: 194.5	7: 46.7	12: 115.8	17: 25.8	22: 22.3	27: 25.9	32: 144.3	37: 25.3
3: 124.3	8: 46.6	13: 147.2	18: 121.2	23: 27.4	28: 18.4	33: 20.1	38: 17.8
4: 170.3	9: 208.9	14: 153.1	19: 133.9	24: 30.0	29: 80.0	34: 113.8	
5: 48.3	10: 192.0	15: 115.8	20: 26.1	25: 126.1	30: 43.0	35: 122.4	

高分辨质谱 HRESIMS *m/z*: $[M+Na]^+$ 623.3386 ($C_{38}H_{48}O_6Na$ 理论值为 623.3349)。

化合物 47: garcicowin D[21]

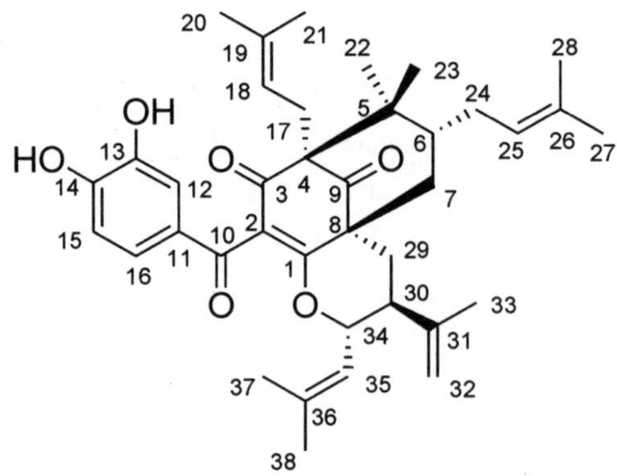

分子式: $C_{38}H_{48}O_6$。

分子量 *M*: 600。

性状: 黄色胶状物。

旋光: $[\alpha]_D^{14.3}$=+ 336.0°(*c*=0.12, $CHCl_3$)。

紫外 UV($CHCl_3$)λ_{max}(lg ε): 308(3.82)nm, 273(4.15)nm, 238(4.03)nm。

红外 IR(KBr)ν_{max}: 3443cm^{-1}, 2970cm^{-1}, 2924cm^{-1}, 1726cm^{-1}, 1640cm^{-1}, 1604cm^{-1}, 1493cm^{-1}, 1450cm^{-1}, 1375cm^{-1}, 1293cm^{-1}, 1180cm^{-1}, 1107cm^{-1}, 1030cm^{-1}, 955cm^{-1}。

^{1}H NMR(CD_3OD, 400MHz)δ: 1.91(1H, m, H-6), 2.48(1H, m, H-7*a*), 1.44(1H, t, *J*=13.2Hz, H-7*b*), 7.30(2H, d, *J*=2.0Hz, H-12), 6.76(1H, d, *J*=8.0Hz, H-15), 7.15 (1H, dd, *J* = 2.0Hz, 8.0Hz, H-16), 2.60 (1H, dd, *J* = 7.2Hz, 13.2Hz, H-17*a*), 2.45 (1H, m, H-17*b*), 4.82 (1H, m, H-18), 1.57(3H, s, H-20), 1.61(3H, s, H-21), 0.78(3H, s, H-22), 1.10

(3H, s, H-23), 2.23(1H, m, H-24*a*), 1.80(1H, m, H-24*b*), 5.19(1H, m, H-25), 1.63(3H, m, H-27), 1.75(3H, s, H-28), 2.38(1H, t, J=13.6Hz, H-29*a*), 1.75(1H, o, H-29*b*), 2.48(1H, m, H-30), 4.87(2H, m, H-32), 1.67(3H, s, H-33), 4.40(1H, t, J=9.5Hz, H-34), 5.06(1H, m, H-35), 1.25(3H, s, H-37), 1.60(3H, s, H-38)。

^{13}C NMR(CD_3OD, 100MHz)δ:

1: 172.2	6: 43.4	11: 130.9	16: 124.6	21: 18.1	26: 134.3	31: 145.4	36: 143.1
2: 126.3	7: 41.3	12: 116.4	17: 25.5	22: 16.2	27: 18.2	32: 114.3	37: 18.2
3: 195.9	8: 50.9	13: 146.7	18: 121.5	23: 22.8	28: 25.7	33: 20.5	38: 26.0
4: 72.6	9: 208.9	14: 152.9	19: 134.9	24: 28.8	29: 33.7	34: 81.3	
5: 47.3	10: 194.6	15: 115.7	20: 26.3	25: 123.9	30: 44.1	35: 122.8	

高分辨质谱 HRESIMS m/z: $[M+H]^+$ 601.3526 ($C_{38}H_{49}O_6$ 理论值为 601.5329)。

化合物 48: epunctanone[88]

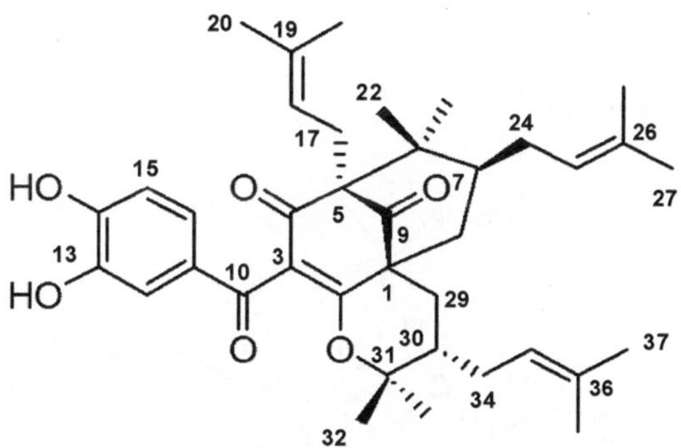

分子式: $C_{38}H_{52}O_6$。

分子量 M: 604。

性状: 棕色晶体。

熔点: 255℃。

旋光: $[\alpha]_D^{25}$=+24.9°(c=0.00985, acetone)。

紫外 UV (acetone) λ_{max} (lg ε): 440 (0.015) nm, 276 (9.99) nm, 240 (9.90) nm。

红外 IR(KBr) ν_{max}: 3280cm^{-1}, 2910cm^{-1}, 2840cm^{-1}, 1725cm^{-1}, 1670cm^{-1}, 1590cm^{-1}, 1525cm^{-1}, 1440cm^{-1}, 1360cm^{-1}, 1300cm^{-1}, 1160cm^{-1}。

^1H NMR (acetone-d_6, 300MHz) δ: 1.58 (1H, m, H-7), 2.00—2.12 (1H, m, H-8*a*), 2.61—2.72 (1H, m, H-8*b*), 7.38 (1H, d, J = 1.8Hz, H-12), 6.83(1H, d, J = 8.1Hz, H-15), 7.10 (1H, dd, J = 8.1Hz, 1.8Hz, H-16),

2.48(1H, dd, J=13.5Hz, 8.1Hz, H-17a), 2.65(1H, dd, J=13.5Hz, 8.4Hz, H-17b), 4.98(1H, brt, J=8.7Hz, H-18), 1.63(3H, s, H-20), 1.58(3H, s, H-21), 1.02(3H, s, H-22), 1.15(3H, s, H-23), 1.25—1.35(1H, m, H-24a), 1.40—1.50(1H, m, H-24b), 1.15—1.23(2H, m, H-25), 1.65—1.76(1H, m, H-26), 0.95(3H, d, J = 10.1Hz, H-27), 0.95(3H, d, J = 10.1Hz, H-28), 2.20(1H, dd, J= 15.3Hz, 13.9Hz, H-29a), 3.00(1H, brs, H-29b), 1.55—1.63(1H, m, H-30), 0.93(3H, s, H-32), 0.86(3H, s, H-33), 1.42(2H, s, H-34), 5.03(1H, brt, J=8.7Hz, H-35), 1.70(3H, s, H-37), 1.72(3H, s, H-38)。

^{13}C NMR(acetone-d_6, 75MHz)δ:

1: 48.5	6: 46.9	11: 131.1	16: 123.9	21: 18.3	26: 31.1	31: 84.3	36: 133.3
2: 171.5	7: 37.6	12: 115.9	17: 26.3	22: 26.8	27: 27.8	32: 29.1	37: 26.1
3: 128.5	8: 42.4	13: 145.8	18: 121.3	23: 22.4	28: 27.8	33: 32.4	38: 18.6
4: 195.3	9: 208.5	14: 151.2	19: 134.5	24: 26.7	29: 30.2	34: 30.0	
5: 69.4	10: 192.2	15: 115.4	20: 26.4	25: 38.4	30: 47.0	35: 126.1	

高分辨质谱 HREIMS: M^+604.3499($C_{38}H_{52}O_6$ 理论值为 604.3764)。

化合物 49: paucinone A[89]

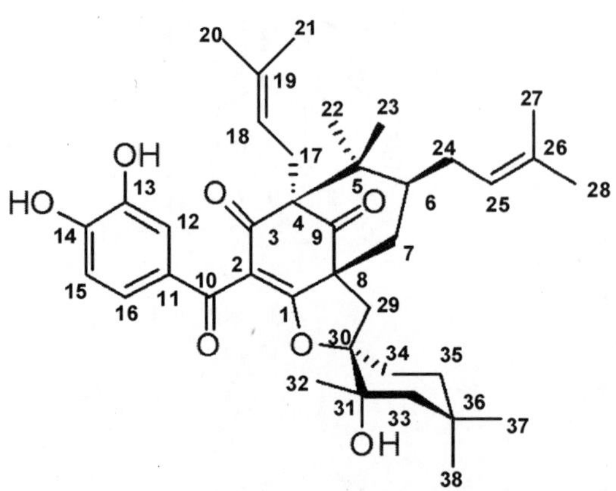

分子式: $C_{38}H_{51}O_7$。

分子量 M: 618。

性状: 白色无定形粉末。

旋光: $[\alpha]_D^{23}$=−6.2°(c=0.05, MeOH)。

紫外 UV(MeOH)λ_{max}(lg ε): 273(2.30)nm, 234(2.32)nm, 203(2.50)nm。

红外 IR(KBr)ν_{max}: 3435cm^{-1}, 2924cm^{-1}, 1733cm^{-1}, 1606cm^{-1}, 1442cm^{-1}, 1384cm^{-1}, 1293cm^{-1}, 1202cm^{-1}, 1109cm^{-1}, 1064cm^{-1}, 997cm^{-1}, 957cm^{-1}。

^{1}H NMR（CD_3OD，400MHz）δ：1.54（1H，m，H-6），2.55（1H，m，H-7eq），2.08（1H，m，H-7ax），7.22（1H，d，J=2.1Hz，H-12），6.70（1H，d，J=8.2Hz，H-15），6.98（1H，dd，J=8.2Hz，2.1Hz，H-16），2.64（1H，m，H-17*a*），2.47（1H，dd，J=13.7Hz，5.8Hz，H-17*b*），4.90（1H，m，H-18），1.57（3H，s，H-20），1.56（2H，m，H-21），1.03（3H，s，H-22），1.19（3H，s，H-23），2.69（1H，m，H-24*a*），2.13（1H，m，H-24*b*），4.92（1H，m，H-25），1.67（3H，s，H-27），1.65（3H，s，H-28），2.64（1H，ABd，J=14.0Hz，H-29*a*），2.03（1H，ABd，J=14.0Hz，H-29*b*），1.12（3H，s，H-32），1.29（2H，m，H-33），1.94（1H，td，J=13.1Hz，3.7Hz，H-34ax），1.23（1H，dt，J=14.2Hz，3.8Hz，H-34eq），0.86（1H，dt，J=13.1Hz，2.8Hz，H-35ax），0.68（1H，dt，J=13.1Hz，2.8Hz，H-35eq），0.63（3H，s，H-37），0.98（3H，s，H-38）。

^{13}C NMR（CD_3OD，100MHz）δ：

1：176.3	6：47.6	11：130.8	16：124.4	21：18.2	26：134.1	31：72.9	36：31.1
2：120.0	7：39.4	12：116.2	17：26.8	22：27.1	27：25.8	32：26.0	37：33.1
3：196.6	8：59.9	13：146.8	18：120.9	23：22.7	28：18.6	33：48.4	38：28.1
4：69.2	9：206.7	14：152.7	19：135.7	24：30.4	29：36.3	34：34.8	
5：47.2	10：192.8	15：115.6	20：26.5	25：126.0	30：98.0	35：35.3	

高分辨质谱 HRESIMS *m/z*：$[M+H]^+$ 619.3624（$C_{38}H_{51}O_7$ 理论值为 619.3635）。

化合物 50：paucinone B[89]

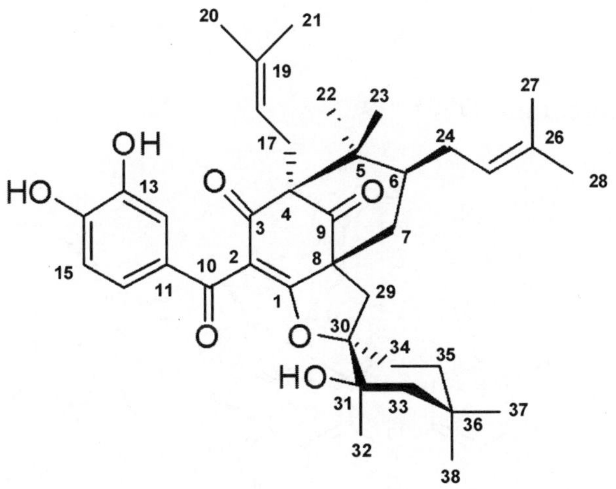

分子式：$C_{38}H_{50}O_7$。

分子量 *M*：618。

性状：白色无定形固体。

旋光：$[\alpha]_{D}^{25}$ = +58.7°（c = 0.10，MeOH）。

紫外 UV（MeOH）λ_{max}（lg ε）：275（2.33）nm，234（2.32）nm。

红外 IR（KBr）ν_{max}：3436cm^{-1}，2925cm^{-1}，1735cm^{-1}，1608cm^{-1}，1519cm^{-1}，1442cm^{-1}，1372cm^{-1}，1294cm^{-1}，1194cm^{-1}，1108cm^{-1}，990cm^{-1}，959cm^{-1}。

^{1}H NMR（CD_3OD，400MHz）δ：1.53（1H，m，H-6），2.44（1H，m，H-7*a*），2.17（1H，m，H-7*b*），7.28（1H，d，*J* = 2.1Hz，H-12），6.67（1H，d，*J* = 8.2Hz，H-15），6.94（1H，dd，*J* = 8.2Hz，2.1Hz，H-16），2.48（1H，m，H-17*a*），2.65（1H，m，H-17*b*），4.91（1H，m，H-18），1.62（3H，s，H-20），1.58（3H，s，H-21），1.04（3H，s，H-22），1.17（3H，s，H-23），2.72（1H，m，H-24*a*），2.07（1H，m，H-24*b*），4.93（1H，m，H-25），1.70（3H，s，H-27），1.70（3H，s，H-28），3.27（1H，ABd，*J* = 14.2Hz，H-29*a*），1.45（1H，ABd，*J* = 14.2Hz，H-29*b*），0.76（3H，s，H-32），1.20（1H，m，H-33*a*），1.07（1H，m，H-33*b*），2.23（1H，m，H-34*a*），1.75（1H，td，*J* = 14.4Hz，3.5Hz，H-34*b*），1.48（1H，m，H-35*a*），1.26（1H，m，H-35*b*），0.76（3H，s，H-37），1.05（3H，s，H-38）。

^{13}C NMR（CD_3OD，100MHz）δ：

1：177.6	6：47.6	11：130.8	16：125.1	21：18.2	26：134.3	31：74.1	36：31.1
2：118.8	7：40.5	12：116.0	17：26.7	22：27.2	27：26.1	32：25.0	37：33.8
3：196.9	8：60.2	13：146.8	18：121.0	23：22.7	28：18.6	33：48.4	38：27.2
4：69.2	9：206.3	14：152.7	19：135.6	24：30.2	29：36.2	34：33.2	
5：47.1	10：193.2	15：115.4	20：26.6	25：126.0	30：97.4	35：35.8	

高分辨质谱 HRESIMS *m/z*：$[M+H]^{+}$ 619.3624（$C_{38}H_{51}O_{7}$ 理论值为 619.3635）。

化合物 51：paucinone D[89]

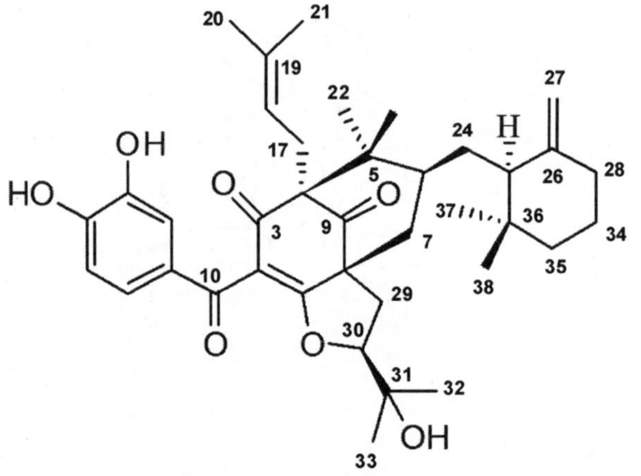

分子式：$C_{38}H_{50}O_7$。

分子量 M：618。

性状：白色无定形固体。

旋光：$[\alpha]_D^{27}=+41.6°(c=0.11, MeOH)$。

紫外 UV(MeOH) $\lambda_{max}(\lg \varepsilon)$：274(2.40)nm，251(2.22)nm。

红外 IR(KBr) ν_{max}：3435cm^{-1}，2924cm^{-1}，1732cm^{-1}，1630cm^{-1}，1443cm^{-1}，1375cm^{-1}，1291cm^{-1}，1199cm^{-1}，1114cm^{-1}，979cm^{-1}。

^{1}H NMR(CD_3OD, 400MHz)δ：1.97(1H, m, H-6)，2.10(2H, m, H-7)，7.33(1H, d, J=8.2Hz, H-12)，6.73(1H, d, J=8.2Hz, H-15)，7.14(1H, dd, J=8.2Hz, 2.0Hz, H-16)，2.26(1H, m, H-17a)，2.59(1H, dd, J=13.8Hz, 4.4Hz, H-17b)，5.05(1H, m, H-18)，1.66(3H, s, H-20)，1.57(3H, m, H-21)，1.10(3H, s, H-22)，1.23(3H, s, H-23)，1.38(2H, m, H-24)，1.65(1H, s, H-25)，4.56(1H, m, H-27a)，4.47(1H, brs, H-27b)，1.97(2H, m, H-28)，2.24(2H, d, J=14.0Hz, H-29)，4.60(1H, m, H-30)，1.07(3H, s, H-32)，1.02(3H, s, H-32)，2.50(1H, m, H-34a)，2.42(1H, m, H-34b)，1.46(1H, m, H-35a)，1.21(1H, m, H-35b)，0.83(3H, s, H-37)，0.84(3H, s, H-38)。

^{13}C NMR(CD_3OD, 100MHz)δ：

1：177.7	6：48.6	11：130.7	16：125.4	21：18.4	26：151.6	31：71.8	36：33.4
2：119.0	7：42.9	12：116.6	17：27.5	22：27.5	27：108.5	32：25.6	37：29.0
3：197.1	8：61.7	13：146.7	18：126.1	23：24.1	28：35.5	33：25.4	38：28.6
4：69.2	9：208.5	14：152.9	19：134.0	24：31.1	29：39.9	34：31.0	
5：47.0	10：192.9	15：115.5	20：26.0	25：49.2	30：94.0	35：38.2	

高分辨质谱 HRESIMS m/z：$[M+H]^+$ 619.3625（$C_{38}H_{51}O_7$ 理论值为 619.3635）。

化合物 52：paucinone C[89]

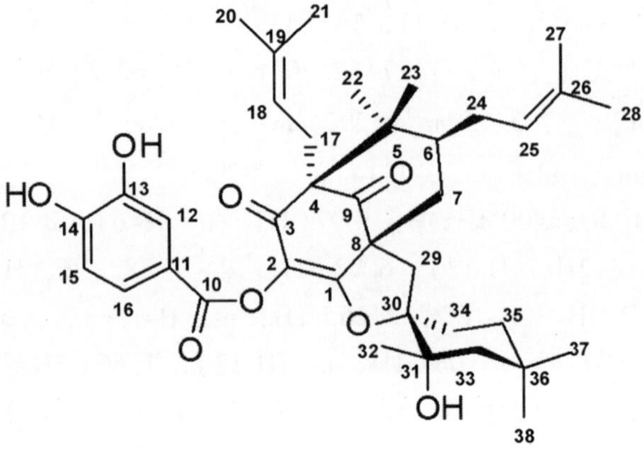

分子式：$C_{38}H_{51}O_8$。

分子量 M：634。

性状：白色无定形固体。

旋光：$[\alpha]_D^{24}=+19.2°$（$c=0.17$，MeOH）。

紫外 UV(MeOH)λ_{max}($\lg\varepsilon$)：268(2.41)nm，222(2.41)nm。

红外 IR(KBr)ν_{max}：3435cm^{-1}，2926cm^{-1}，1741cm^{-1}，1631cm^{-1}，1444cm^{-1}，1367cm^{-1}，1292cm^{-1}，1200cm^{-1}，1100cm^{-1}，1066cm^{-1}，1025cm^{-1}。

^{1}H NMR(CD_3OD，400MHz)δ：1.65(1H，m，H-6)，2.58(1H，m，H-7*a*)，2.07(1H，m，H-7*b*)，7.49(1H，d，J=8.2Hz，H-12)，6.83(1H，d，J=8.8Hz，H-15)，7.46(1H，m，H-16)，2.57(1H，m，H-17*a*)，2.52(1H，dd，J=14.3Hz，5.8Hz，H-17*b*)，4.76(1H，m，H-18)，1.59(3H，s，H-20)，1.62(3H，m，H-21)，1.04(3H，s，H-22)，1.16(3H，s，H-23)，2.10(1H，m，H-24*a*)，1.28(1H，m，H-24*b*)，4.94(1H，m，H-25)，1.69(3H，s，H-27)，1.69(3H，s，H-28)，2.63(1H，ABd，J=14.0Hz，H-29*a*)，2.05(1H，ABd，J=14.0Hz，H-29*b*)，1.20(3H，s，H-32)，1.45(2H，m，H-33)，1.95(1H，td，J=13.1Hz，3.7Hz，H-34*a*)，1.38(1H，m，H-34*b*)，1.34(1H，m，H-35*a*)，1.11(1H，m，H-35*b*)，0.72(3H，s，H-37)，1.04(3H，s，H-38)。

^{13}C NMR(CD_3OD，100MHz)δ：

1：167.8	6：47.0	11：129.0	16：118.0	21：18.2	26：133.9	31：73.0	36：31.2
2：121.3	7：38.6	12：124.4	17：26.8	22：27.1	27：26.0	32：25.8	37：33.1
3：193.6	8：59.9	13：146.3	18：121.3	23：22.6	28：18.3	33：50.0	38：28.3
4：69.8	9：205.5	14：152.4	19：134.0	24：30.4	29：37.0	34：34.3	
5：46.9	10：164.8	15：116.0	20：26.1	25：125.6	30：98.3	35：35.8	

高分辨质谱 HRESIMS m/z：$[M+H]^+$ 635.3580（$C_{38}H_{51}O_8$ 理论值为 635.3584）。

化合物 53：eugeniaphenone[90]

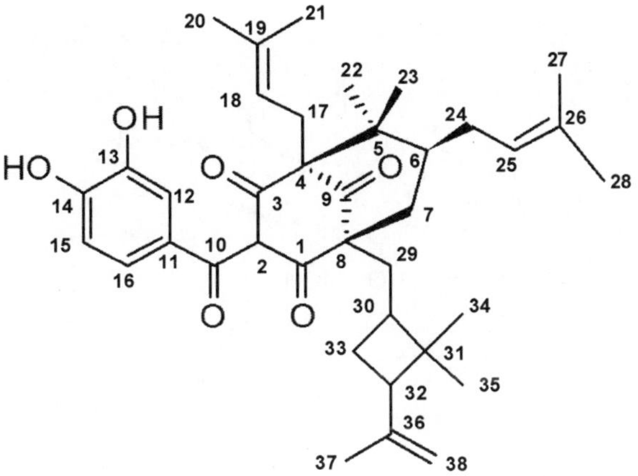

分子式：$C_{38}H_{50}O_6$。

分子量 M：602。

性状：黄色针晶。

熔点：156～157℃。

红外 IR（KBr）ν_{max}：3550cm^{-1}，3303cm^{-1}，1720cm^{-1}，1634cm^{-1}。

^1H NMR（CD_3OD，400MHz）δ：4.82（1H，s，H-2），1.42（1H，m，H-6），2.52（1H，m，H-7a），2.69（1H，m，H-7*b*），7.20（1H，d，J=1.9Hz，H-12），6.71（1H，d，J=8.3Hz，H-15），7.03（1H，dd，J=8.3Hz，1.9Hz，H-16），1.70（1H，m，H-17*a*），2.09（1H，dd，J=14.3Hz，5.8Hz，H-17*b*），4.87（1H，m，H-18），1.20（3H，s，H-20），1.51（3H，m，H-21），1.22（3H，s，H-22），0.99（3H，s，H-23），1.71（1H，m，H-24*a*），2.08（1H，m，H-24*b*），5.10（1H，m，H-25），1.62（3H，s，H-27），1.64（3H，s，H-28），1.62（1H，m，H-29*a*），1.96（1H，m，H-29*b*），1.78（1H，m，H-30），2.25（1H，m，H-32），2.02（1H，m，H-33*a*），2.18（1H，m，H-33*b*），0.84（3H，s，H-34），1.72（3H，s，H-35），1.68（3H，s，H-37），4.52（1H，s，H-38*a*），4.74（1H，s，H-38*b*）。

^{13}C NMR（CD_3OD，100MHz）δ：

1：167.8	6：47.0	11：129.0	16：118.0	21：18.2	26：133.9	31：73.0	36：31.2
2：121.3	7：38.6	12：124.4	17：26.8	22：27.1	27：26.0	32：25.8	37：33.1
3：193.6	8：59.9	13：146.3	18：121.3	23：22.6	28：18.3	33：50.0	38：28.3
4：69.8	9：205.5	14：152.4	19：134.0	24：30.4	29：37.0	34：34.3	
5：46.9	10：164.8	15：116.0	20：26.1	25：125.6	30：98.3	35：35.8	

质谱 EIMS m/z(rel. int.%)：602 $[M]^+$(8)，465(100)，341(65)，231(56)，137(48)，69(44)。

化合物 54：garcinopicrobenzophenone [91]

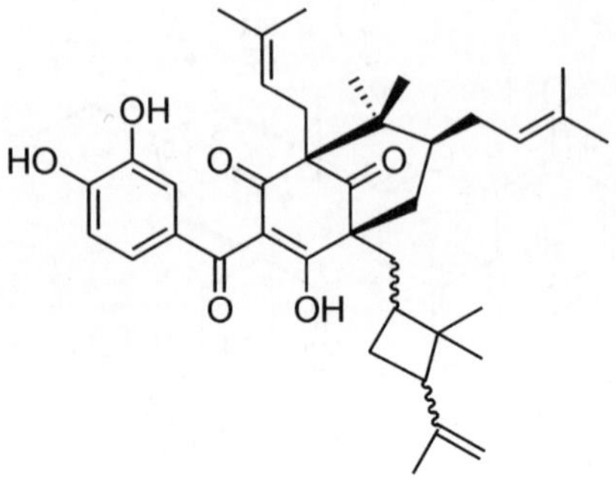

分子式：$C_{38}H_{50}O_6$。
分子量 M：602。
未能找到文献报道其他波谱数据。

化合物 55：guttiferone H [57]

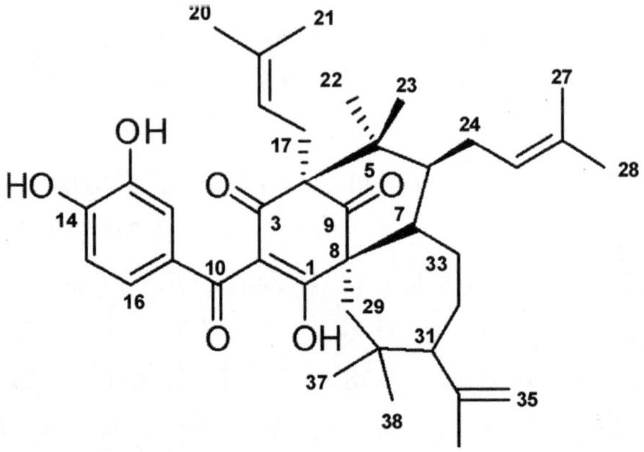

分子式：$C_{38}H_{50}O_6$。
分子量 M：602。
性状：黄色油状物。
旋光：$[\alpha]_D$=+94°(c=0.0061，$CHCl_3$)；$[\alpha]_D$=+57°(c=0.0061，MeOH)。
紫外 UV(MeOH)λ_{max}(lg ε)：278(2.40)nm，229(1.87)nm。

^{1}H NMR(CD_3OD，400MHz)δ：1.40(1H，m，H-6)，1.92(1H，dd，J=14Hz，6.7Hz，H-7)，7.36(1H，d，J=1.8Hz，H-12)，6.70(1H，d，J=

8.2Hz，H-15），7.21（1H，dd，J=8.2Hz，1.8Hz，H-16），2.58（1H，dd，J=14Hz，6.5Hz，H-17a），2.52（1H，dd，J=14Hz，6Hz，H-17b），5.0（1H，dd，J=6.5Hz，6Hz，H-18），1.68（3H，s，H-20），1.67（3H，s，H-21），1.20（3H，s，H-22），0.97（3H，s，H-23），2.45（1H，ddd，J=14Hz，6Hz，5Hz，H-24a），2.28（1H，ddd，J=14Hz，6Hz，1Hz，H-24b），5.0（1H，t，J=5.0Hz，H-25），1.67（3H，s，H-27），1.62（3H，s，H-28），2.18（1H，d，J=14Hz，H-29a），1.90（1H，d，J=14Hz，H-29b），2.34（1H，d，J=3.6Hz，H-31），1.93（1H，m，H-32a），1.82（1H，dd，J=12Hz，3.6Hz，H-32b），1.92（1H，m，H-33a），1.76（1H，dd，J=14Hz，8.7Hz，H-33b），4.81（1H，brs，H-35a），4.67（1H，brs，H-35b），1.68（3H，s，H-36），1.21（3H，s，H-37），0.95（3H，s，H-38）。

^{13}C NMR（CD_3OD，100MHz）δ：

1：190.9	6：47.6	11：131.6	16：124.1	21：17.4	26：132.5	31：49.4	36：23.5
2：119.1	7：38.6	12：115.5	17：25.8	22：22.6	27：24.5	32：28.8	37：25.1
3：190.6	8：60.2	13：145.1	18：121.8	23：26.6	28：17.4	33：32.9	38：23.6
4：67.1	9：212.7	14：150.4	19：131.9	24：29.7	29：40.2	34：146.7	
5：48.0	10：198.0	15：114.1	20：25.4	25：126.0	30：40.9	35：108.3	

质谱 MS m/z：[M+H]$^+$ 603.3672（$C_{38}H_{50}O_6$+ H 理论值为 603.3686）。

质谱 ESIMS m/z：[M−H]$^-$ 601。

化合物 56：（+）-guttiferone K[92]

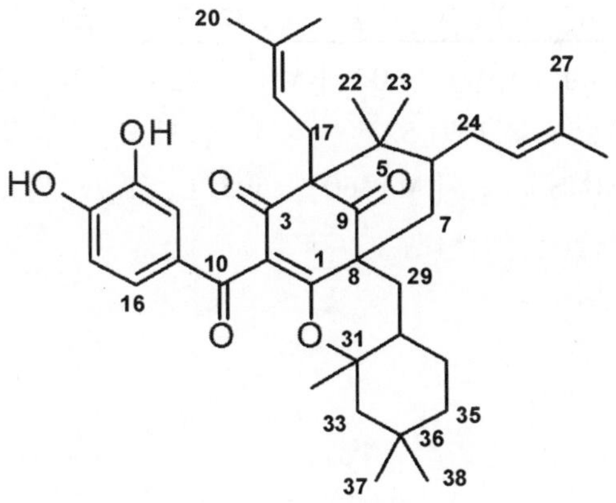

分子式：$C_{38}H_{50}O_6$。

分子量 M：602。

性状：无定形粉末。

熔点：254～256℃。

旋光：[α] =+106.45(c 0.031, MeOH)。

紫外 UV(MeOH)λ_{max}(lg ε)：232(4.23)nm，277(4.27)nm。

圆二色谱 CD(MeOH)：$\Delta\varepsilon_{224}$−3.93，$\Delta\varepsilon_{267}$+4.38。

红外 IR(KBr)ν_{max}：3537cm^{-1}，2925cm^{-1}，1728cm^{-1}，1662cm^{-1}，1606cm^{-1}，1581cm^{-1}，1294cm^{-1}，1198cm^{-1}，1119cm^{-1}，953cm^{-1}。

^{1}H NMR(500MHz)δ：1.47(1H，m，H-6)，2.61(1H，m，H-7*a*)，2.02(1H，dd，*J* = 6.5Hz，14.5Hz，H-7*b*)，7.42(1H，d，*J* = 2Hz，H-12)，6.73(1H，d，*J*=8Hz，H-15)，7.11(1H，dd，*J*=2Hz，8Hz，H-16)，2.64(1H，m，H-17*a*)，2.50(1H，dd，*J*=5.5Hz，12.5Hz，H-17*b*)，4.90(1H，t，*J*=6.5Hz，H-18)，1.61(3H，s，H-20)，1.61(3H，s，H-21)，1.13(3H，s，H-22)，1.00(3H，s，H-23)，2.42(1H，m，H-24*a*)，2.22(1H，m，H-24*b*)，5.0(1H，t，*J*=6.5Hz，H-25)，1.59(3H，s，H-27)，1.67(3H，s，H-28)，2.87(1H，dd，*J*= 5.5Hz，15Hz，H-29*a*)，1.32(1H，dd，*J* = 4.5Hz，15Hz，H-29*b*)，1.61(1H，m，H-30)，0.99(3H，s，H-32)，1.52(1H，d，*J*=15Hz，H-33*a*)，1.18(1H，d，*J* = 15Hz，H-33*b*)，1.79(1H，m，H-34*a*)，1.47(1H，m，H-34*b*)，1.42(1H，m，H-35*a*)，1.10(1H，m，H-35*b*)，0.82(3H，s，H-37)，0.92(3H，s，H-38)。

^{13}C NMR(125MHz)δ：

1：171.9	6：46.2	11：129.9	16：124.4	21：26.2	26：133.2	31：84.2	36：30.4
2：126.4	7：43.1	12：115.1	17：25.7	22：21.9	27：18.0	32：28.9	37：31.9
3：195.1	8：48.2	13：143.5	18：119.5	23：26.4	28：25.7	33：48.6	38：27.2
4：68.8	9：209.3	14：149.9	19：134.8	24：29.5	29：29.0	34：25.7	
5：46.8	10：192.8	15：114.2	20：18.1	25：124.3	30：36.8	35：37.6	

质谱 EIMS *m/z*(rel. int.%)：602([M]$^{+}$，22)，574(42)，465(100)，449(66)，341(82)，231(54)，137(52)。

高分辨质谱 HREIMS *m/z*：[M]$^{+}$602.3593($C_{33}H_{50}O_{6}$ 理论值为 602.3607)。

化合物 57：guttiferone Q[67]

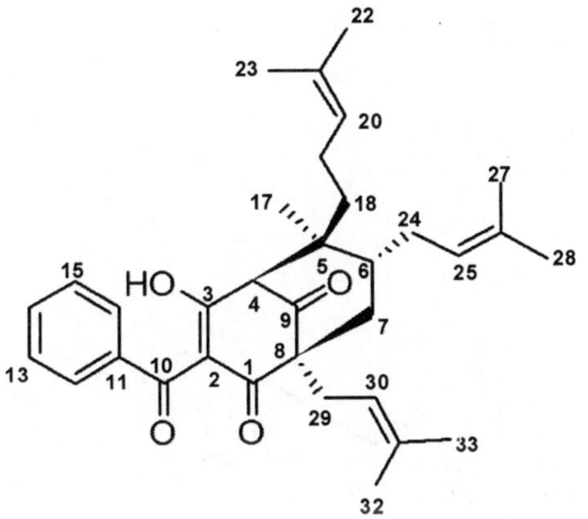

分子式：$C_{33}H_{42}O_4$。

分子量 M：502。

性状：浅黄色针晶。

熔点：104～106℃（acetone-hexane）。

旋光：$[\alpha]_D^{25}=-50.0°$（c=0.21，MeOH）。

紫外 UV（MeOH）λ_{max}：203nm，261nm。

红外 IR（KBr）ν_{max}：3411cm^{-1}，2971cm^{-1}，2925cm^{-1}，1728cm^{-1}，1671cm^{-1}，1641cm^{-1}，1586cm^{-1}，1384cm^{-1}，847cm^{-1}。

^{1}H NMR（CD_3OD，500MHz）δ：3.35（1H，s，H-4），1.78（1H，m，H-6），2.06（1H，dd，J=13.2Hz，4.0Hz，H-7a），1.60（1H，t，J=13.2Hz，H-7b），7.56（1H，m，H-12），7.40（1H，t，J=7.7Hz，H-13），7.54（1H，m，H-15），7.56（1H，m，H-16），0.93（3H，s，H-17），1.67（1H，m，H-18a），1.46（1H，td，J=12.8Hz，4.1Hz，H-18b），2.36（1H，m，H-19a），2.06（1H，m，H-19b），5.12（1H，brt，J=7.0Hz，H-20），1.66（3H，s，H-22），1.70（3H，s，H-23），2.20（1H，m，H-24a），1.70（1H，m，H-24b），5.05（1H，brt，J=6.5Hz，H-25），1.60（3H，s，H-27），1.69（3H，s，H-28），2.42（2H，m，H-29），5.18（1H，brt，J=7.3Hz，H-30），1.65（3H，s，H-32），1.73（3H，s，H-33）。

^{13}C NMR（CD_3OD，125MHz）δ：

1：196.6	6：42.1	11：139.5	16：129.7	21：132.5	26：134.4	31：135.1
2：118.4	7：42.9	12：129.7	17：18.4	22：18.2	27：17.8	32：18.0
3：188.4	8：64.9	13：128.9	18：39.8	23：26.0	28：25.9	33：26.2
4：67.7	9：208.0	14：133.3	19：23.0	24：29.1	29：31.1	
5：48.3	10：198.3	15：128.9	20：125.4	25：123.6	30：121.1	

高分辨质谱 HRESIMS m/z：$[M+H]^+$ 503.3156（$C_{33}H_{43}O_4$ 理论值为 503.3163）。

化合物 58：guttiferone R[67]

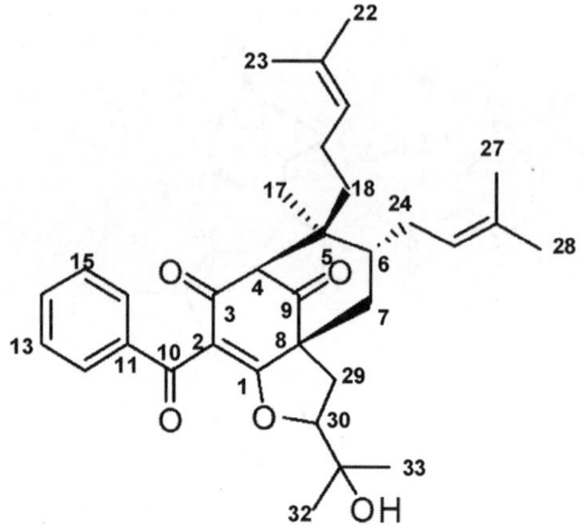

分子式：$C_{33}H_{42}O_5$。

分子量 M：518。

性状：浅黄色针晶 。

熔点：86～88℃（acetone-hexane）。

旋光：$[\alpha]_D^{25}=-57.5°$（$c=0.33$，MeOH）。

紫外 UV（MeOH）λ_{max}：203nm，253nm。

红外 IR（KBr）ν_{max}：3433cm^{-1}，2975cm^{-1}，2929cm^{-1}，1736cm^{-1}，1673cm^{-1}，1618cm^{-1}，1373cm^{-1}，757cm^{-1}。

^{1}H NMR（acetone-d_6，500MHz）δ：3.14（1H，s，H-4），2.04（1H，m，H-6），2.44（1H，dd，J=13.7Hz，4.8Hz，H-7a），1.90（1H，dd，J=13.7Hz，12.5Hz，H-7b），7.81（1H，dd，J=8.0Hz，1.3Hz，H-12），7.50（1H，brt，J=8.0Hz，H-13），7.61（1H，tt，J=8.0Hz，1.3Hz，H-14），7.50（1H，brt，J=8.0Hz，H-15），7.81（1H，dd，J=8.0Hz，1.3Hz，H-16），0.96（3H，m，H-17），1.60（1H，m，H-18a），1.42（1H，td，J=12.5Hz，4.5Hz，H-18b），2.42（1H，m，H-19a），1.92（1H，m，H-19b），5.01（1H，brt，J=7.3Hz，H-20），1.60（3H，s，H-22），1.63（3H，s，H-23），2.36（1H，m，H-24a），1.84（1H，m，H-24b），5.21（1H，brt，J=7.3Hz，H-25），1.64（3H，s，H-27），1.71（3H，s，H-28），2.77（1H，dd，J=13.0Hz，5.8Hz，H-29a），1.96（1H，dd，J=13.0Hz，10.8Hz，H-29b），4.80（1H，dd，J=10.8Hz，5.8Hz，H-30），1.08（3H，s，H-32），1.10（3H，s，H-33）。

^{13}C NMR(acetone-d_6, 125MHz)δ:

1: 177.9	6: 42.2	11: 138.3	16: 129.8	21: 131.8	26: 133.8	31: 70.5
2: 117.5	7: 38.8	12: 129.8	17: 17.7	22: 17.8	27: 18.0	32: 26.2
3: 192.1	8: 61.5	13: 129.4	18: 39.1	23: 25.8	28: 26.0	33: 25.7
4: 69.7	9: 203.5	14: 134.1	19: 22.5	24: 28.0	29: 29.6	
5: 46.6	10: 192.3	15: 129.4	20: 125.3	25: 123.4	30: 93.6	

高分辨质谱 HRESIMS m/z: $[M+H]^+$ 519.3105($C_{33}H_{43}O_5$ 理论值为 519.3112)。

化合物 59：guttiferone S[67]

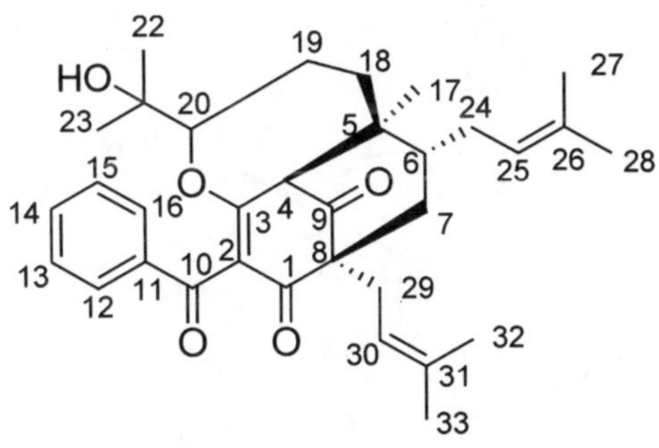

分子式：$C_{33}H_{42}O_5$。

分子量 M：518。

性状：淡黄色胶体。

旋光：$[\alpha]_D^{25}=-10.0°$($c=0.28$, MeOH)。

紫外 UV(MeOH)λ_{max}: 203nm，253nm。

红外 IR(KBr)ν_{max}: 3437cm^{-1}，2971cm^{-1}，2930cm^{-1}，1732cm^{-1}，1677cm^{-1}，1641cm^{-1}，1594cm^{-1}，1411cm^{-1}，755cm^{-1}。

^{1}H NMR(acetone-d_6, 500MHz)δ: 3.94(1H, s, H-4), 2.05(1H, m, H-6), 1.97(1H, dd, J=13.3Hz, 4.5Hz, H-7a), 1.48(1H, t, J=13.3Hz, H-7b), 7.83(1H, dd, J=7.8Hz, 1.0Hz, H-12), 7.49(1H, brt, J=7.8Hz, H-13), 7.60(1H, tt, J=7.8Hz, 1.0Hz, H-14), 7.49(1H, br t, J=7.8Hz, H-15), 7.83(1H, dd, J=7.8Hz, 1.0Hz, H-16), 0.98(3H, m, H-17), 2.12(1H, m, H-18a), 1.61(1H, m, H-18b), 2.25(1H, m, H-19a), 2.02(1H, m, H-19b), 4.16(1H, dd, J=11.3Hz, 7.8Hz, H-20), 1.12(3H, s, H-22), 1.04(3H, s, H-23), 2.18(1H, m, H-24a), 1.81(1H, m, H-24b), 5.16(1H, brt, J=6.8Hz, H-25), 1.64(3H, s, H-27), 1.71(3H, s, H-28), 2.35(2H, m, H-29a), 2.05(1H, m, H-29b), 5.08(1H, brt, J=7.0Hz, H-30), 1.59(3H, s, H-32), 1.61(3H, s, H-33)。

^{13}C NMR(acetone-d_6, 125MHz)δ:

1: 194.9	6: 43.4	11: 138.6	16: 129.6	21: 72.6	26: 133.8	31: 133.6
2: 118.0	7: 42.1	12: 129.6	17: 18.2	22: 26.6	27: 18.0	32: 18.1
3: 173.2	8: 64.6	13: 129.4	18: 36.4	23: 27.2	28: 26.0	33: 26.1
4: 59.7	9: 206.9	14: 133.9	19: 22.8	24: 28.4	29: 30.1	
5: 44.3	10: 194.0	15: 129.4	20: 91.1	25: 123.5	30: 121.3	

高分辨质谱 HRESIMS *m/z*: $[M+H]^+$ 519.3105($C_{33}H_{43}O_5$ 理论值为 519.3112)。

化合物 60: nujiangefolin C[93]

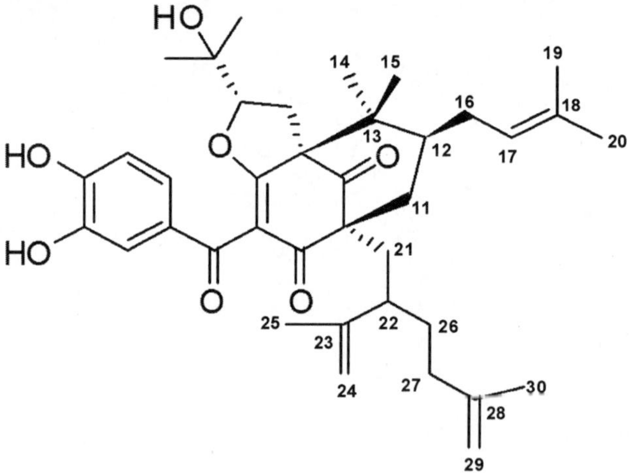

分子式: $C_{38}H_{50}O_7$。

分子量 *M*: 618。

性状: 黄色胶状物。

旋光: $[\alpha]_D^{20}=+20°(c=0.05, MeOH)$。

紫外 UV(MeOH) λ_{max}(lg ε): 313(4.56)nm, 275(4.78)nm, 234(4.81)nm。

红外 IR(KBr) ν_{max}: 3429cm^{-1}, 2970cm^{-1}, 2925cm^{-1}, 2856cm^{-1}, 1730cm^{-1}, 1672cm^{-1}, 1608cm^{-1}, 1442cm^{-1}, 1373cm^{-1}, 1292cm^{-1}, 1203cm^{-1}, 974cm^{-1}, 891cm^{-1}。

^1H NMR(CD_3OD, 400MHz)δ: 6.74(1H, d, *J*=8.4Hz, H-5), 7.38(1H, d, *J*=2.0Hz, H-8), 7.18(1H, dd, *J*=8.4Hz, 2.0Hz, H-10*a*), 2.11(2H, H-11), 1.68(1H, d, *J*=7.8Hz, H-12), 1.14(3H, s, H-14), 1.25(3H, s, H-15), 2.45(1H, H-16*a*), 2.53(1H, H-16*b*), 4.98(1H, m, H-17), 1.69(3H, s, H-19), 1.61(3H, s, H-20), 1.82(1H, o, H-21*a*), 1.96(1H, o, H-21*b*), 2.45(1H, H-22), 4.55(1H, s, H-24*a*), 4.51(1H, s, H-24*b*), 1.53(3H, s, H-25), 1.45(1H, s, H-26*a*), 1.47(1H, s, H-26*b*), 1.81(1H, o,

H-27*a*), 1.94(1H, o, H-27*b*), 4.65(1H, o, H-29*a*), 4.69(1H, o, H-29*b*), 1.72(3H, s, H-30), 2.63(1H, o, H-31*a*), 2.28(1H, o, H-31*b*), 4.58(1H, m, H-32), 1.09(3H, s, H-34), 1.02(3H, s, H-35)。

^{13}C NMR(CD_3OD, 100MHz)δ:

1: 196.6	5: 115.5	9: 192.8	13: 49.2	18: 134.0	23: 149.0	28: 147.2	33: 71.9
2: 61.8	6: 152.8	9a: 118.6	14: 27.5	19: 26.0	24: 113.7	29: 110.1	34: 25.6
3: 208.6	7: 147.2	10a: 126.2	15: 24.1	20: 18.4	25: 17.9	30: 22.9	35: 25.3
4: 69.1	8: 116.5	11: 42.8	16: 31.0	21: 38.0	26: 32.8	31: 27.5	
4a: 177.7	8a: 130.6	12: 47.0	17: 126.2	22: 44.6	27: 36.7	32: 94.0	

高分辨质谱 HRESIMS *m/z*: $[M+Na]^+$ 641.3441, $[M+1]^+$ 619.3621($C_{38}H_{50}O_7Na$ 理论值为 641.3454, $C_{38}H_{51}O_7$ 理论值为 619.3635)。

化合物 61: 14-deoxyisogarcinol[44]

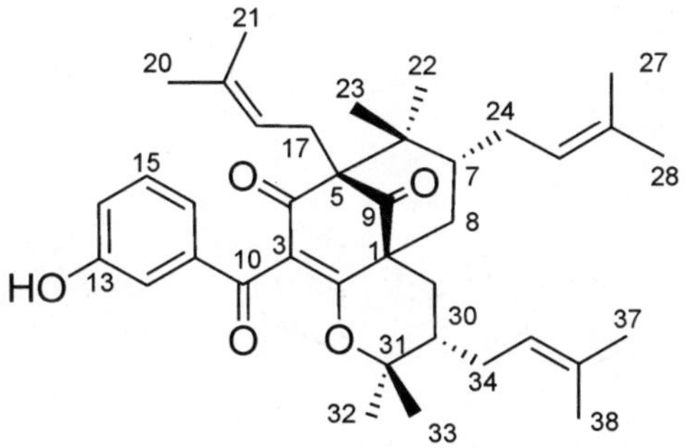

分子式: $C_{38}H_{50}O_5$。

分子量 *M*: 586。

性状: 白色粉末。

旋光: $[\alpha]_D^{25}=-178.0°$($c=0.1$, MeOH)。

紫外 UV(MeOH)λ_{max}(lg ε): 205(3.8)nm, 259(1.7)nm。

红外 IR ν_{max}: 3468cm^{-1}, 3369cm^{-1}, 1718cm^{-1}, 1680cm^{-1}, 1606cm^{-1}, 1578cm^{-1}, 1457cm^{-1}。

^1H NMR (CD_3OD, 400MHz) δ: 1.45 (1H, m, H-7), 2.32 (1H, d, J = 14.4Hz, H-8*a*), 2.02(1H, os, H-8*b*), 7.35(1H, bs, H-12), 6.96(1H, bs, H-14), 7.17(1H, m, H-15), 7.17(1H, m, H-16), 2.66(1H, m, H-17*a*), 2.42(1H, dd, J = 13.4Hz, 4.5Hz, H-17*b*), 4.91(1H, bs, H-18), 1.59(3H, s, H-20), 1.58(3H, s, H-21), 0.98(3H, s, H-22), 1.16(3H, s, H-23), 2.67(1H, m, H-24*a*), 2.16(1H, d, J = 14.1Hz, H-24*b*), 4.91 (1H, bs, H-25), 1.59(3H, s, H-27), 1.72(3H, s, H-28), 3.07(2H, dd, J = 14.2Hz,

3.7Hz，H-29），1.45（1H，m，H-30），1.25（3H，s，H-32），0.90（3H，s，H-33），2.02(1H，m，H-34*a*)，1.72(1H，os，H-34*b*)，5.12(1H，bs，H-35)，1.66(3H，s，H-37)，1.66(3H，s，H-38)。

^{13}C NMR(CD_3OD，100MHz)δ：

1：51.2	6：46.2	11：138	16：129.3	21：18.0	26：135	31：86.6	36：132.9
2：171	7：46.3	12：114.6	17：25.5	22：26.7	27：17.9	32：21.1	37：25.8
3：125	8：39.8	13：156.0	18：119	23：22.4	28：25.6	33：28.5	38：17.9
4：194	9：207	14：120.7	19：133	24：29.2	29：28.2	34：29.5	
5：68.2	10：193	15：121.4	20：26.0	25：124.7	30：42.7	35：121.3	

高分辨质谱 HRESIMS *m/z*：$[M+H]^+$ 587.3722（$C_{38}H_{51}O_5$ 理论值为587.3692）。

化合物 62：cowanone[94]

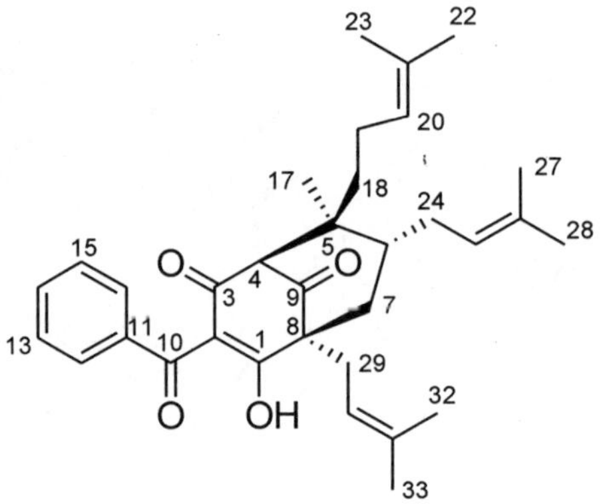

分子式：$C_{33}H_{42}O_4$。

分子量 *M*：502。

性状：黄色胶状物。

旋光：$[\alpha]_D^{25}=+5.3°$($c=1.0$，$CHCl_3$)。

紫外 UV(MeOH)λ_{max}(lg ε)：278(3.27)nm。

红外 IR(neat)ν_{max}：3325cm^{-1}，1733cm^{-1}，1674cm^{-1}。

^{1}H NMR（$CDCl_3$，400MHz）δ：7.52（2H，t，*J*＝6.8Hz，H-13，15），7.47（1H，d，*J*＝6.8Hz，H-14），7.37（2H，d，*J*＝6.8Hz，H-12，16），5.19（1H，brs，H-30），5.09（1H，brs，H-20），4.90（1H，brs，H-25），3.42（1H，s，H-4），2.58（1H，m，H-29*a*），2.39（2H，m，H-19），2.38（1H，m，H-29*b*），2.15（2H，m，H-24），2.11（1H，brd，*J*＝13.2Hz，H-7*a*），1.75（3H，s，H-28），1.71（3H，s，H-23），1.67（1H，m，H-18*a*），1.66（3H，s，H-22），1.65(3H，s，H-27)，1.62(3H，s，H-33)，1.61(1H，m，H-6)，1.52(3H，s，

H-32)，1.47(1H，m，H-7*b*)，1.40(1H，m，H-18*b*)，0.93(3H，s，H-17)。

^{13}C NMR(CDCl$_3$，100MHz)δ：

1：195.0	6：41.0	11：137.1	16：128.6	21：132.1	26：134.8	31：133.5
2：115.6	7：42.6	12：128.6	17：18.1	22：17.8	27：17.9	32：18.0
3：191.5	8：64.6	13：127.8	18：38.6	23：25.8	28：26.0	33：25.8
4：64.8	9：206.5	14：132.4	19：21.9	24：28.1	29：30.5	
5：48.5	10：198.0	15：127.8	20：123.8	25：112.0	30：120.0	

高分辨质谱 HREIMS *m/z*：502.3078($C_{33}H_{42}O_4$理论值为 502.3083)。

化合物 63：18-hydroxygarcimultiflorone D[22]

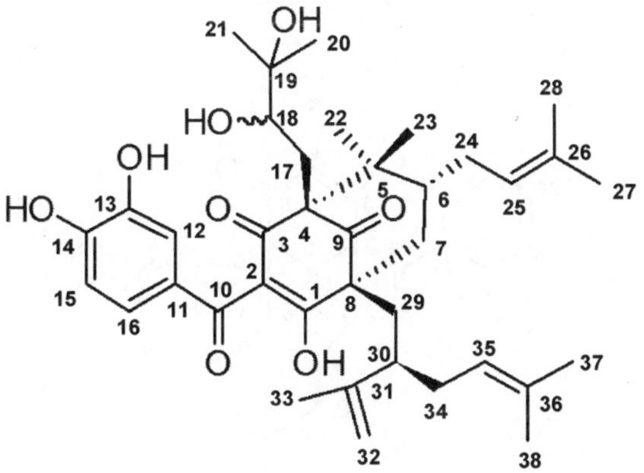

分子式：$C_{38}H_{53}O_8$。

分子量 *M*：636。

性状：黄色胶状物。

旋光：$[\alpha]_D^{20}=-33.3°$(c=0.12，MeOH)。

紫外 UV(MeOH)λ_{max}(lg ε)：329(1.51)nm。

红外 IR(KBr)ν_{max}：3551cm^{-1}，2341cm^{-1}，1733cm^{-1}，1716cm^{-1}，1683cm^{-1}，1473cm^{-1}，1456cm^{-1}。

^{1}H NMR(methanol-d_4，400MHz)δ：1.46(1H，m，H-6)，2.25(2H，m，H-7)，7.18(1H，d，J=2.1Hz，H-12)，6.71(1H，d，J=8.3Hz，H-15)，7.08(1H，dd，J = 2.1Hz，8.3Hz，H-16)，2.70(2H，dd，J = 9.1Hz，13.1Hz，H-17)，3.11(1H，d，J=1.4Hz，H-18)，1.11(3H，s，H-20)，1.11(3H，s，H-21)，0.99(3H，s，H-22)，1.15(3H，s，H-23)，1.28(2H，m，H-24)，4.87(1H，m，H-25)，1.64(3H，s，H-27)，1.49(3H，s，H-28)，2.03(2H，m，H-29)，3.02(1H，m，H-30)，4.55(2H，brs，H-32)，1.61(3H，s，H-33)，1.71(2H，m，H-34)，5.06(1H，m，H-35)，1.71(3H，s，H-37)，

1. 67(3H，s，H-38)。

^{13}C NMR(methanol-d_4，100MHz)δ：

1：195. 8	6：48. 1	11：129. 8	16：125. 2	21：25. 4	26：133. 6	31：148. 7	36：135. 5
2：118. 0	7：43. 9	12：117. 5	17：27. 1	22：27. 4	27：25. 9	32：114. 2	37：26. 3
3：193. 9	8：59. 0	13：152. 3	18：73. 8	23：23. 3	28：18. 2	33：18. 1	38：18. 3
4：67. 3	9：211. 0	14：146. 0	19：77. 0	24：30. 4	29：38. 2	34：36. 2	
5：50. 0	10：195. 8	15：115. 3	20：25. 4	25：125. 8	30：41. 4	35：121. 6	

高分辨质谱 HRESIMS m/z：$[M+H]^+$637. 3751($C_{38}H_{53}O_8$理论值为 637. 3740)。

化合物 64：garcinielliptone K[95]

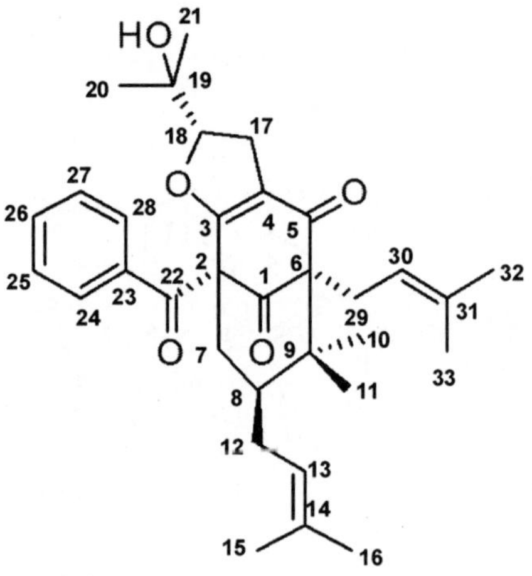

分子式：$C_{33}H_{42}O_5$。

分子量 M：518。

性状：无色油状物。

旋光：$[\alpha]$ =+27°(c=0. 27，$CHCl_3$)。

紫外 UV(MeOH)λ_{max}(lg ε)：280(4. 11)nm。

红外 IR(NaCl)ν_{max}：3440cm^{-1}，1720cm^{-1}，1698cm^{-1}，1623cm^{-1}。

^{1}H NMR(CD_3OD，400MHz)δ：1. 43(1H，m，H-7α)，1. 98(1H，dd，J=13. 6Hz，4. 0Hz，H-7β)，1. 63(1H，m，H- 8)，1. 34(3H，s，H-10)，1. 24(3H，s，H-11)，1. 70(1H，m，H-12α)，2. 11(1H，dd，J=13. 6Hz，4. 0Hz，H-12β)，4. 94(1H，t，J=7. 6Hz，H-13)，1. 56(3H，s，H-15)，1. 68(3H，s，H-16)，2. 94(2H，d，J=10. 0Hz，H-17)，4. 65(1H，t，J=10. 0Hz，H-18)，0. 90(3H，s，H-20)，0. 90(3H，s，H-21)，7. 57(1H，m，H-24)，7. 35(1H，m，H-25)，7. 50(1H，m，H-26)，7. 35(1H，m，H-27)，7. 57(1H，m，H-28)，2. 47(1H，dd，J = 14. 0Hz，7. 6Hz，H-29α)，2. 58(1H，dd，J =

14.0Hz, 7.6Hz, H-29β), 5.06 (1H, t, J = 7.6Hz, H-30), 1.70 (3H, s, H-32), 1.68(3H, s, H-33)。

^{13}C NMR(CD_3OD, 100MHz)δ:

1: 206.9	6: 70.3	11: 15.7	16: 26.0	21: 23.7	26: 132.8	31: 134.7
2: 65.3	7: 41.7	12: 27.7	17: 26.5	22: 192.6	27: 128.5	32: 25.9
3: 171.9	8: 43.1	13: 122.3	18: 93.5	23: 137.1	28: 128.2	33: 18.2
4: 118.5	9: 47.0	14: 133.5	19: 70.6	24: 128.2	29: 29.3	
5: 190.3	10: 24.1	15: 17.9	20: 26.4	25: 128.5	30: 119.5	

质谱 EIMS m/z(rel. int.%): 518 [M]$^+$(35), 463(5), 450(21), 381(68), 364(6), 327(100), 268(30), 105(52)。

高分辨质谱 HREIMS m/z: [M]$^+$518.3033($C_{33}H_{42}O_5$ 理论值为 518.3032)。

化合物 65: (−)-garcinialiptone A[19]

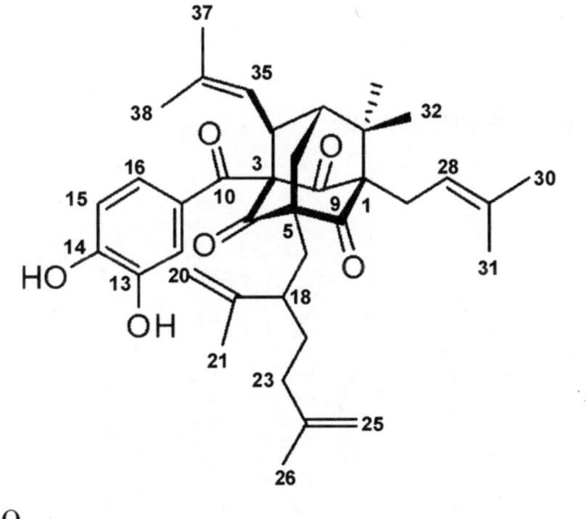

分子式: $C_{38}H_{48}O_6$。

分子量 M: 600。

性状: 黄色固体。

熔点: 109℃。

旋光: $[\alpha]_D^{25}$=−17.3°(c=3.36, MeOH)。

紫外 UV(MeOH)λ_{max}(lg ε): 313(3.85)nm, 279(3.94)nm, 231(4.20)nm。

红外 IR(KBr)ν_{max}: 3400cm^{-1}, 3073cm^{-1}, 2970cm^{-1}, 2923cm^{-1}, 1739cm^{-1}, 1695cm^{-1}, 1592cm^{-1}, 1552cm^{-1}, 1521cm^{-1}, 1438cm^{-1}, 1291cm^{-1}, 756cm^{-1}。

^{1}H NMR (pyridine-d_5, 400MHz) δ: 2.64 (1H, dd, J = 13.2Hz, 1.6Hz, H-6a), 2.50(1H, brd, J = 14.0Hz, H-6b), 1.70(1H, o, H-7), 7.77(1H, brs, H-12), 7.09(1H, d, J=8.4Hz, H-15), 6.96(1H, d, J=8.4Hz, H-16), 2.18(1H, dd, J=14.4Hz, 8.8Hz, H-17a), 1.96(1H, dd, J=14.0Hz, 8.8Hz,

H-17*b*), 2.99(1H, m, H-18), 4.95(1H, s, H-20*a*), 4.90(1H, s, H-20*b*), 1.60(3H, s, H-21), 1.57(2H, m, H-22), 1.94(2H, o, H-23), 4.80(1H, s, H-25*a*), 4.77(1H, s, H-25*b*), 1.68(3H, s, H-26), 2.70(1H, dd, *J* = 14.0Hz, 6.8Hz, H-27*a*), 2.55(1H, dd, *J* = 14.4Hz, 5.6Hz, H-27*b*), 5.30(1H, t, *J* = 6.0Hz, H-28), 1.74(3H, s, H-30), 1.63(3H, s, H-31), 1.16(3H, s, H-32), 1.13(3H, s, H-33), 4.39(1H, d, *J* = 7.6Hz, H-34), 5.35(1H, brd, *J* = 8.0Hz, H-35), 1.60(3H, s, H-37), 1.71(3H, s, H-38)。

^{13}C NMR(pyridine-d_5, 100MHz)δ:

1: 77.1	6: 44.5	11: 127.7	16: 123.9	21: 17.8	26: 22.7	31: 25.9	36: 133.7
2: 202.4	7: 47.7	12: 117.2	17: 33.9	22: 32.4	27: 23.5	32: 22.2	37: 25.8
3: 79.7	8: 53.9	13: 146.9	18: 42.7	23: 35.8	28: 120.9	33: 22.7	38: 18.2
4: 202.1	9: 204.0	14: 152.3	19: 148.4	24: 146.1	29: 133.6	34: 51.6	
5: 68.8	10: 192.2	15: 115.0	20: 113.5	25: 109.9	30: 18.3	35: 121.9	

高分辨质谱: HRESIMS *m/z*: [M + Na]$^+$ 623.3391 ($C_{38}H_{48}O_6Na$ 理论值为 623.3349)。

化合物 66: (+)-garcinialiptone A[19]

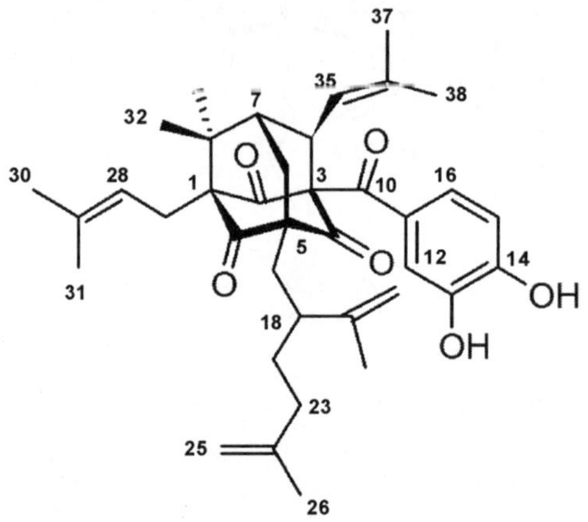

分子式: $C_{38}H_{48}O_6$。

分子量 *M*: 600。

性状: 黄色固体。

熔点: 106℃。

旋光: $[\alpha]_D^{25} = +12.1°$ ($c = 3.40$, MeOH)。

紫外 UV (MeOH) λ_{max} (lg ε): 314 (3.84) nm, 280 (3.91) nm, 232 (sh, 4.16) nm。

红外 IR (KBr) ν_{max}: 3403cm^{-1}, 3074cm^{-1}, 2970cm^{-1}, 2927cm^{-1}, 1742cm^{-1},

1700cm^{-1}，1599cm^{-1}，1549cm^{-1}，1518cm^{-1}，1440cm^{-1}，1289cm^{-1}，763cm^{-1}。

^{1}H NMR（pyridine-d_5，600MHz）δ：2.62（1H，dd，J = 13.5Hz，2.0Hz，H-6a），2.49（1H，brd，J=13.0Hz，H-6b），1.70（1H，o，H-7），7.77（1H，d，J=2.0Hz，H-12），7.10（1H，d，J=8.5Hz，H-15），6.93（1H，dd，J=8.5Hz，2.0Hz，H-16），2.17（1H，dd，J = 14.0Hz，9.0Hz，H-17a），1.95（1H，m，H-17b），2.97（1H，m，H-18），4.93（1H，s，H-20a），4.87（1H，s，H-20b），1.60（3H，s，H-21），1.54（2H，m，H-22），1.94（2H，o，H-23），4.78（1H，s，H-25a），4.75（1H，s，H-25b），1.63（3H，s，H-26），2.68（1H，dd，J = 13.5Hz，6.5Hz，H-27a），2.53（1H，dd，J = 13.5Hz，6.0Hz，H-27b），5.26（1H，t，J=6.0Hz，H-28），1.72（3H，s，H-30），1.60（3H，s，H-31），1.12（3H，s，H-32），1.11（3H，s，H-33），4.37（1H，d，J=8.0Hz，H-34），5.32（1H，brd，J=7.0Hz，H-35），1.56（3H，s，H-37），1.68（3H，s，H-38）。

^{13}C NMR（pyridine-d_5，150MHz）δ：

1：77.1	6：44.4	11：127.5	16：123.7	21：17.7	26：22.6	31：25.8	36：133.7
2：202.4	7：47.6	12：117.1	17：33.8	22：32.2	27：23.4	32：22.1	37：25.7
3：79.7	8：53.8	13：146.8	18：42.6	23：35.7	28：120.8	33：22.6	38：18.1
4：202.0	9：203.9	14：152.2	19：148.2	24：145.9	29：133.6	34：51.5	
5：68.6	10：192.1	15：115.0	20：113.5	25：109.8	30：18.2	35：121.8	

高分辨质谱 HRESIMS m/z：[M+Na]$^+$623.3377（$C_{38}H_{48}O_6Na$ 理论值为 623.3349）。

化合物 67：garciniagifolone A[96]

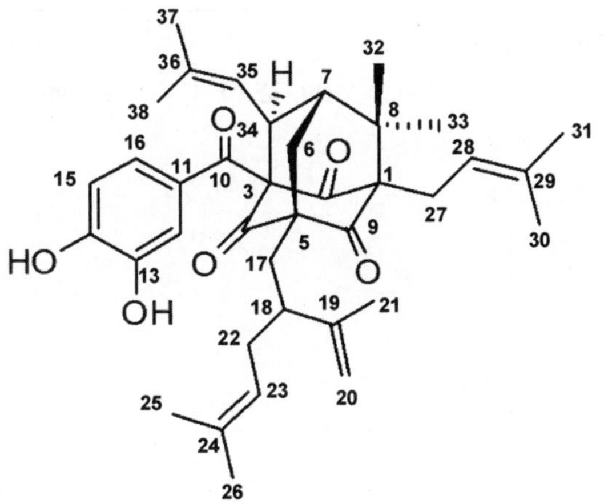

分子式：$C_{38}H_{48}O_6$。

分子量 M：600。

性状：粉色无定形固体。

旋光：$[\alpha]_D^{25}$=+7.0°（c=0.09，MeOH）。

紫外 UV(MeOH)λ_{max}(lg ε)：313(2.35)nm，278(2.48)nm，227(2.86)nm。

红外 IR(KBr)ν_{max}：3400cm^{-1}，2964cm^{-1}，2920cm^{-1}，2858cm^{-1}，1740cm^{-1}，1694cm^{-1}，1598cm^{-1}，1520cm^{-1}，1439cm^{-1}，1375cm^{-1}，1285cm^{-1}，1193cm^{-1}，1112cm^{-1}，892cm^{-1}，772cm^{-1}。

^{1}H NMR (pyridine-d_5，600MHz) δ：2.52 (1H，dd，J = 14.0Hz，3.0Hz，H-6a)，2.37 (1H，dd，J = 14.0Hz，3.0Hz，H-6b)，1.64—1.66 (1H，m，H-7)，7.17(1H，brs，H-12)，6.71(1H，d，J=8.5Hz，H-15)，6.58(1H，d，J=8.5Hz，H-16)，1.82(1H，dd，J=14.0Hz，5.0Hz，H-17a)，2.10(1H，dd，J= 14.0Hz，5.0Hz，H-17b)，2.67—2.70 (1H，m，H-18)，4.62 (1H，s，H-20a)，4.71 (1H，s，H-20b)，1.61 (3H，s，H-21)，2.03—2.08 (2H，m，H-22)，5.03(1H，t，J=7.0Hz，H-23)，1.59(3H，s，H-25)，1.62(3H，s，H-25)，2.38 (1H，dd，J = 13.0Hz，7.0Hz，H-27a)，2.50 (1H，dd，J = 13.0Hz，7.0Hz，H-27b)，4.87(1H，t，J=7.0Hz，H-28)，1.72(3H，s，H-30)，1.69(3H，s，H-31)，1.20(3H，s，H-32)，1.13(3H，s，H-33)，4.14 (1H，d，J=8.0Hz，H-34)，4.97(1H，d，J=8.0Hz，H-35)，1.68(3H，s，H-37)，1.74(3H，s，H-38)。

^{13}C NMR(pyridine-d_5，150MHz)δ：

1：77.1	6：44.1	11：128.1	16：124.6	21：18.1	26：25.7	31：26.0	36：134.3
2：201.7	7：47.7	12：116.2	17：33.2	22：33.3	27：23.1	32：22.7	37：25.9
3：79.5	8：53.8	13：142.9	18：42.7	23：122.8	28：119.4	33：23.2	38：18.4
4：201.4	9：203.8	14：148.7	19：148.7	24：132.3	29：134.5	34：51.1	
5：68.4	10：192.3	15：114.1	20：112.7	25：18.1	30：18.2	35：120.8	

质谱 ESIMS：599.3 [M−H]$^-$。

高分辨质谱 HRESIMS：[M−H]$^-$599.3379($C_{38}H_{47}O_6$ 理论值为 599.3373)。

化合物 68：doitunggarcinone A[97]

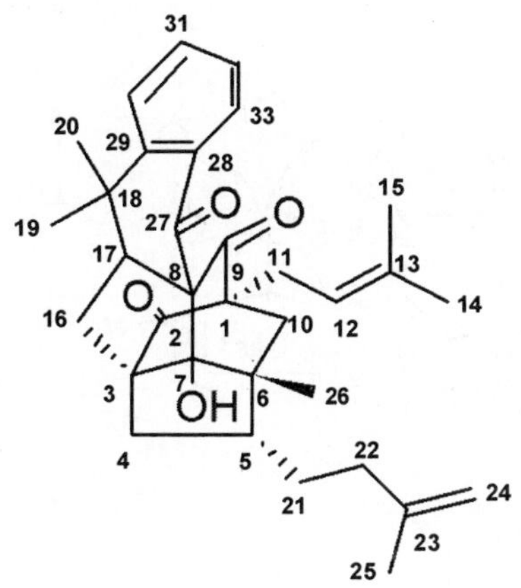

分子式：$C_{33}H_{40}O_4$。

分子量 M：500。

性状：白色固体($CHCl_3$)。

熔点：80～82℃。

旋光：$[\alpha]_D^{25}=-133.3°(c=0.015, CHCl_3)$。

紫外 UV(MeOH)$\lambda_{max}(\lg \varepsilon)$：252(4.00)nm，288(3.42)nm。

红外 IR(neat)ν_{max}：3465cm^{-1}，2926cm^{-1}，1739cm^{-1}，1709cm^{-1}，1676cm^{-1}，1454cm^{-1}。

^{1}H NMR($CDCl_3$，400MHz)δ：2.05(1H，m，H-4a)，1.60(1H，m，H-4b，10b)，1.81(2H，m，H-5，10a)，2.26(2H，m，H-11)，5.04(1H，t，J=7.6Hz，7.2Hz，H-12)，1.65(3H，s，H-14)，1.55(3H，s，H-15)，2.20(1H，m，H-16a)，2.06(1H，m，H-16b)，2.66(1H，m，H-17)，1.35(3H，s，H-19)，1.08(3H，s，H-20)，2.20(1H，m，H-21a)，2.06(1H，m，H-21b)，2.05(1H，m，H-22a)，1.81(1H，m，H-22b)，4.70(1H，brs，H-24a)，4.66(1H，brs，H-24b)，1.71(3H，s，H-25)，1.45(3H，s，H-26)，7.34-7.38(2H，m，H-30，32)，7.54(1H，dt，J=7.6Hz，0.8Hz，H-31)，7.69(1H，d，J=7.6Hz，H-33)，2.82(1H，brs，OH-7)。

^{13}C NMR($CDCl_3$，100MHz)δ：

1：63.1	6：41.5	11：25.1	16：29.0	21：32.7	26：18.4	31：133.6
2：213.2	7：91.7	12：118.7	17：56.8	22：36.4	27：200.2	32：126.9
3：70.2	8：69.2	13：134.3	18：37.2	23：145.6	28：136.4	33：126.4
4：32.5	9：203.1	14：25.8	19：26.1	24：110.0	29：150.3	
5：56.4	10：47.4	15：17.8	20：29.7	25：22.5	30：123.5	

质谱 ESITOFMS m/z：[M+H]$^+$501.2997（$C_{33}H_{41}O_4$理论值为 501.2999）。

化合物 69：doitunggarcinone B[97]

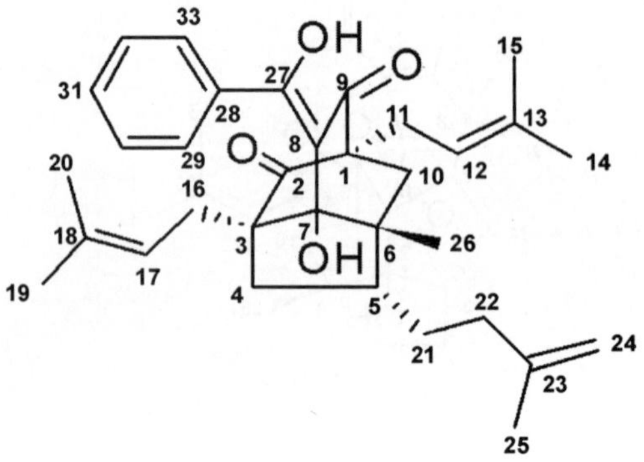

分子式：$C_{33}H_4O_4$。

分子量 M：502。

性状：无色胶状物。

旋光：$[\alpha]_D^{27}$=−129.0°（c=0.054，$CHCl_3$）。

紫外 UV（MeOH）λ_{max}（lg ε）：245（4.27）nm，338（4.10）nm。

红外 IR（neat）ν_{max}：3588cm^{-1}，2928cm^{-1}，1723cm^{-1}，1614cm^{-1}，1587cm^{-1}，1446cm^{-1}，1375cm^{-1}。

^{1}H NMR（$CDCl_3$，400MHz）δ：1.97（1H，m，H-4a），1.50（1H，m，H-4b），1.63（1H，m，H-5），1.68（1H，m，H-10a），1.55（1H，m，H-10b），2.45（1H，m，H-11a），2.16（1H，m，H-11b），5.17（1H，m，H-12），1.64（3H，s，H-14），1.51（3H，s，H-15），2.45（1H，m，H-16a），2.16（1H，m，H-16b），4.92（1H，m，H-17），1.64（3H，s，H-19），1.71（3H，s，H-20），2.16（1H，m，H-21a），1.97（1H，m，H-21b），1.97（1H，m，H-22a），1.79（1H，m，H-22b），4.66（1H，brs，H-24a），4.62（1H，brs，H-24b），1.67（3H，s，H-25），1.15（3H，s，H-26），7.47（1H，m，H-29），7.44（1H，m，H-30），7.47（1H，m，H-31），7.44（1H，m，H-32），7.47（1H，m，H-33），5.08（1H，brs，OH-7），15.32（1H，brs，OH-27）。

^{13}C NMR（$CDCl_3$，100MHz）δ：

1：63.3	6：47.4	11：24.9	16：29.5	21：32.8	26：19.3	31：130.4
2：210.8	7：83.4	12：119.3	17：119.8	22：36.3	27：174.8	32：128.0
3：62.6	8：109.5	13：133.5	18：133.9	23：145.7	28：134.8	33：127.9
4：40.2	9：198.9	14：26.0	19：17.8	24：109.8	29：127.9	
5：47.8	10：46.5	15：17.9	20：26.0	25：22.5	30：128.0	

质谱 ESITOFMS m/z：[M+Na]$^+$525. 2964($C_{33}H_{42}NaO_4$理论值为 525. 2975)。

化合物 70：garcimultiflorone D[98]

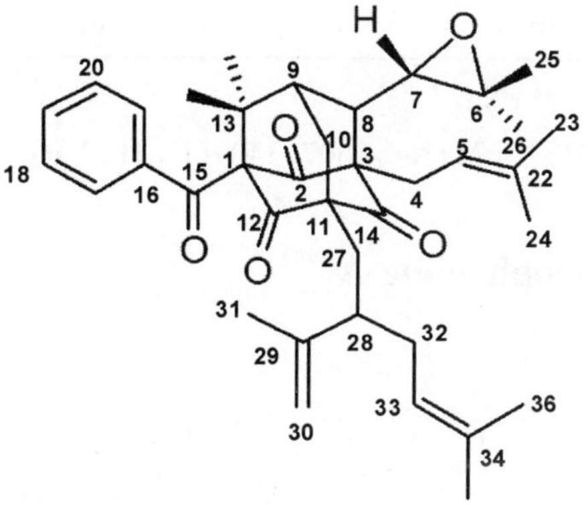

分子式：$C_{38}H_{48}O_5$。

分子量 M：584。

性状：无定形粉末。

旋光：$[\alpha]_D^{25}$=+5. 6°(c=0. 12，$CHCl_3$)。

紫外 UV(MeOH)λ_{max}(lg ε)：213(3. 94)nm，245(3. 99)nm，2. 80(sh，3. 36)nm，309(sh，3. 17)nm。

红外 IR(KBr)ν_{max}：1742(C=O)cm^{-1}，1698(C=O)cm^{-1}。

^{1}H NMR($CDCl_3$，400MHz)δ：2. 52(1H，dd，J=14. 8Hz，6. 0Hz，H-4a)，2. 38(1H，dd，J=14. 8Hz，7. 6Hz，H-4b)，5. 02(1H，dd，J=7. 6Hz，6. 0Hz，H-5)，2. 66(1H，d，J = 8. 8Hz，H-7)，2. 62(1H，brd，J = 8. 8Hz，H-8)，1. 84—1. 89(1H，m，H-9)，2. 58—2. 64(1H，m，H-10a)，2. 74(1H，dt，J=14. 0Hz，2. 8Hz，H-10b)，7. 21(1H，brd，J=7. 6Hz，H-17)，7. 27(1H，brt，J=7. 6Hz，H-18)，7. 43(1H，m，H-19)，7. 27(1H，brt，J = 7. 6Hz，H-20)，7. 21(1H，brd，J=7. 6Hz，H-21)，1. 66(3H，s，H-23)，1. 68(3H，s，H-24)，1. 25(3H，s，H-25)，1. 35(3H，s，H-26)，1. 87(1H，dd，J=14. 8Hz，3. 6Hz，H-27a)，2. 14(1H，dd，J=14. 8Hz，10. 0Hz，H-27b)，2. 55—2. 63(1H，m，H-28)，4. 65(1H，brs，H-30a)，4. 67(1H，brs，H-30b)，1. 62(3H，s，H-31)，2. 05—2. 12(2H，m，H-32)，5. 02(1H，brt，J=6. 8Hz，H-33)，1. 66(3H，s，H-35)，1. 59(3H，s，H-36)，1. 40(3H，s，H-37)，1. 49(3H，s，H-38)。

^{13}C NMR($CDCl_3$，100MHz)δ：

1：82.0	6：61.1	11：68.6	16：134.8	21：129.2	26：24.4	31：18.2	36：18.0
2：201.2	7：60.7	12：201.8	17：129.2	22：135.0	27：31.8	32：33.6	37：22.6
3：70.7	8：51.1	13：55.5	18：127.9	23：26.0	28：43.0	33：122.5	38：23.5
4：26.3	9：44.3	14：203.0	19：132.4	24：18.1	29：148.7	34：132.2	
5：118.3	10：40.9	15：193.0	20：127.9	25：19.5	30：112.4	35：25.7	

质谱 ESIMS：607([M+Na]$^+$)。

高分辨质谱 HRESIMS：[M+Na]$^+$607.3403($C_{38}H_{48}NaO_5^+$理论值为 607.3399)。

化合物 71：cowabenzophenone A[99]

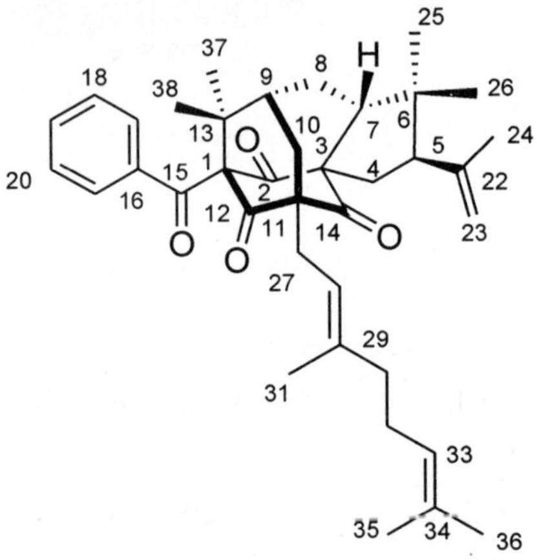

分子式：$C_{38}H_{48}O_4$。

分子量 M：568。

性状：无色油状物。

旋光：$[\alpha]_D^{27}$=+137°(c=0.02，$CHCl_3$)。

紫外 UV(MeOH)λ_{max}(lg ε)：204(4.26)nm，246(3.94)nm，286(3.24)nm，310(2.93)nm。

红外 IR(neat)ν_{max}：2926cm^{-1}，1736cm^{-1}，1703cm^{-1}，1686cm^{-1}。

^{1}H NMR($CDCl_3$，400MHz)δ：2.89(1H，t，J=12.8Hz，H-4a)，2.07(1H，m，H-4b)，3.03(1H，dd，J=12.8Hz，6.0Hz，H-5)，2.20(1H，m，H-7)，2.07(1H，m，H-8a)，1.76(1H，m，H-8b)，2.07(1H，m，H-9)，2.51(1H，dd，J=15.0Hz，6.8Hz，H-10a)，2.20(1H，m，H-10b)，7.07(1H，d，J=7.5Hz，H-17)，7.27(1H，t，J=8.1Hz，H-18)，7.39(1H，t，J=7.5Hz，H-19)，7.27(1H，t，J=8.1Hz，H-20)，7.07(1H，d，J=7.5Hz，H-21)，4.90(1H，s，H-23a)，4.77(1H，s，H-23b)，1.77(3H，s，H-24)，0.87(3H，s，H-25)，1.01(3H，s，H-26)，2.62(2H，m，H-27)，5.29(1H，t，J=5.3Hz，H-28)，2.07(2H，m，H-30)，1.66(3H，s，H-31)，2.07(2H，m，H-32)，

5.06(1H, m, H-33), 1.66(3H, s, H-35), 1.59(3H, s, H-36), 1.39(3H, s, H-37), 1.41(3H, s, H-38)。

^{13}C NMR($CDCl_3$, 100MHz)δ:

1: 82.5	6: 44.6	11: 67.9	16: 135.2	21: 128.6	26: 26.7	31: 16.5	36: 17.8
2: 203.8	7: 55.0	12: 204.5	17: 128.6	22: 144.5	27: 29.2	32: 26.0	37: 22.6
3: 72.4	8: 22.6	13: 47.5	18: 128.5	23: 113.2	28: 119.1	33: 124.3	38: 25.3
4: 34.0	9: 42.7	14: 205.0	19: 132.4	24: 23.7	29: 139.1	34: 132.3	
5: 56.0	10: 35.1	15: 193.2	20: 128.5	25: 26.7	30: 40.2	35: 25.9	

高分辨质谱 HREIMS m/z: $[M]^+$568.3547($C_{38}H_{48}O_4$理论值为 568.3547)。

化合物 72: cowabenzophenone B[99]

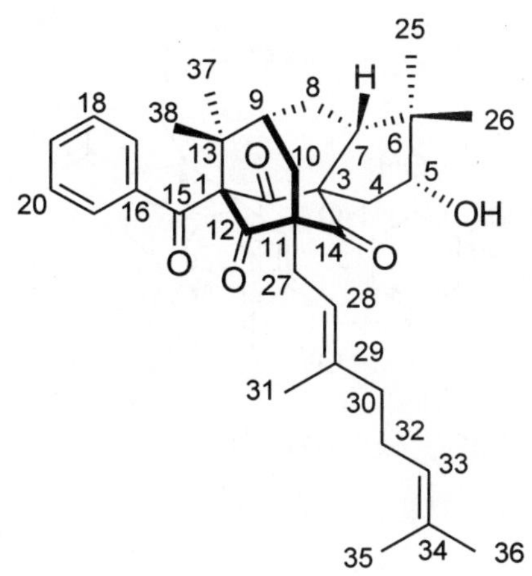

分子式: $C_{35}H_{44}O_5$。

分子量 M: 544。

性状: 无色油状物。

旋光: $[\alpha]_D^{29}$=+96°(c=0.048, $CHCl_3$)。

紫外 UV(MeOH)λ_{max}(lg ε): 203(4.05)nm, 247(3.73)nm, 280(3.24)nm, 310(2.89)nm。

红外 IR(neat)ν_{max}: 3450cm^{-1}, 2926cm^{-1}, 1737cm^{-1}, 1701cm^{-1}, 1680cm^{-1}。

^{1}H NMR($CDCl_3$, 400MHz)δ: 2.82(1H, dd, J=14.9Hz, 4.6Hz, H-4a), 2.31(1H, d, J=14.9Hz, H-4b), 3.90(1H, d, J=4.4Hz, H-5), 2.31(1H, m, H-7), 1.96(1H, m, H-8a), 1.69(1H, m, H-8b), 2.10(1H, m, H-9), 2.55(1H, dd, J=14.8Hz, 6.5Hz, H-10a), 2.19(1H, m, H-10b), 7.02(1H, dd, J=7.3Hz, 1.2Hz, H-17), 7.26(1H, t, J=8.0Hz, H-18), 7.39(1H, t, J=7.3Hz, H-19), 7.26(1H, t, J=8.0Hz, H-20), 7.02(1H, dd, J=7.3Hz, 1.2Hz, H-21), 0.88(3H, s, H-25), 1.03(3H, s, H-26), 2.62(2H, d, J=

7. 1Hz, H-27), 5. 29(1H, t, J=7. 1Hz, H-28), 2. 03(2H, m, H-30), 1. 65(3H, s, H-31), 2. 05(2H, m, H-32), 5. 06(1H, m, H-33), 1. 65(3H, s, H-35), 1. 58(3H, s, H-36), 1. 38(3H, s, H-37), 1. 47(3H, s, H-38)。

^{13}C NMR($CDCl_3$, 100MHz)δ:

1: 81. 1	6: 48. 8	11: 67. 3	16: 134. 7	21: 128. 9	26: 22. 2	31: 16. 4	36: 17. 7
2: 202. 6	7: 51. 9	12: 205. 1	17: 128. 9	22: -	27: 28. 9	32: 26. 6	37: 22. 4
3: 74. 6	8: 22. 8	13: 47. 8	18: 128. 4	23: -	28: 118. 6	33: 124. 1	38: 25. 8
4: 35. 4	9: 42. 4	14: 206. 2	19: 132. 3	24: -	29: 139. 4	34: 131. 5	
5: 82. 0	10: 36. 5	15: 192. 6	20: 128. 4	25: 20. 0	30: 40. 0	35: 25. 3	

高分辨质谱 HREIMS m/z: $[M]^+$544. 3183($C_{35}H_{44}O_5$ 理论值为 544. 3183)。

化合物 73: gambogenone[57]

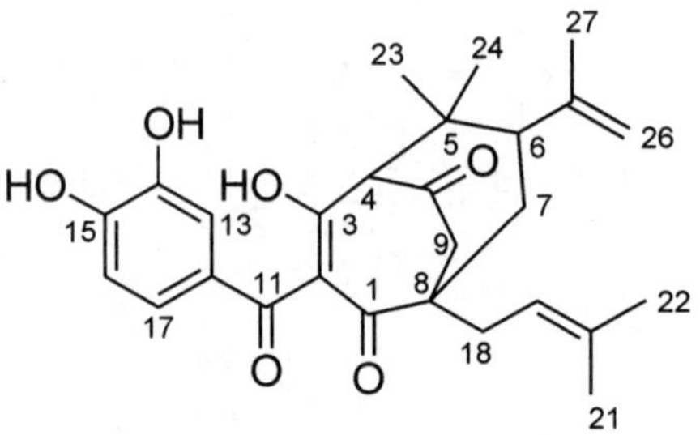

分子式: $C_{27}H_{32}O_6$。

分子量 M: 452。

性状: 黄色油状物。

旋光: $[\alpha]_D=-5°(c=0.0034, MeOH)$。

紫外 UV(MeOH)$\lambda_{max}(\lg\varepsilon)$: 281(2. 88)nm, 322(2. 58)nm。

^{1}H NMR(CD_3OD, 500MHz)δ: 1. 62(1H, s, H-4), 2. 42(1H, dd, J= 10Hz, 7Hz, H-6), 2. 05(1H, dd, J=12Hz, 7Hz, H-7a), 1. 67(1H, dd, J= 12Hz, 10Hz, H-7b), 1. 85(1H, d, J=10. 5Hz, H-9a), 1. 82(1H, d, J= 10. 5Hz, H-9b), 7. 38(1H, d, J=1. 7Hz, H-13), 6. 79(1H, d, J=8. 3Hz, H-16), 7. 25(1H, dd, J=8. 3Hz, 1. 7Hz, H-17), 2. 41(2H, d, J=8Hz, H-18), 4. 99(1H, t, J=8Hz, H-19), 1. 60(3H, s, H-21), 1. 70(3H, s, H-22), 1. 08(3H, s, H-23), 0. 83(3H, s, H-24), 4. 81(1H, brs, H-26a), 4. 64(1H, brs, H-26b), 1. 64(3H, s, H-27)。

^{13}C NMR(CD_3OD, 75MHz)δ:

1：201.5	6：48.7	11：191.2	16：114.5	21：16.8	26：108.8
2：130.2	7：26.7	12：129.9	17：124.3	22：25.2	27：23.0
3：173.0	8：54.9	13：115.6	18：34.1	23：23.4	
4：38.2	9：35.6	14：145.6	19：118.2	24：24.0	
5：40.4	10：207.6	15：151.8	20：135.9	25：145.8	

质谱 ESIMS *m/z*：451 $[M-H]^-$。

高分辨质谱 HRESIMS *m/z*：$[M+H]^+$ 453.2294（$C_{27}H_{32}O_6$ + H 理论值为 453.2277）。

化合物 74：xerophenone C[100]

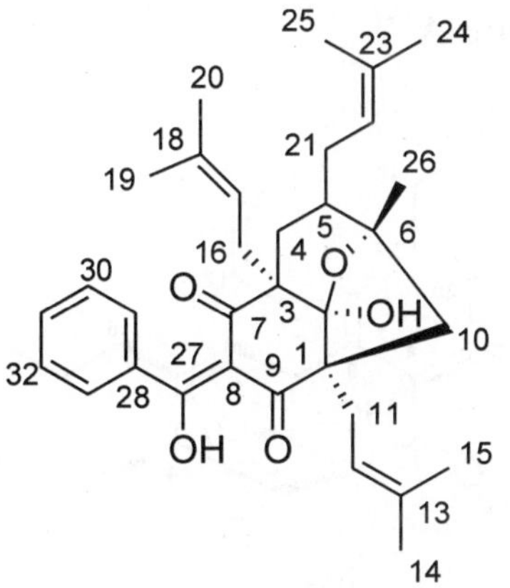

分子式：$C_{33}H_{42}O_5$。

分子量 *M*：518。

性状：白色晶体。

熔点：145～146℃。

旋光：$[\alpha]_D^{25}$=+105.7°（*c*=1.00，$CHCl_3$）。

紫外 UV（MeOH）λ_{max}（lg ε）：284（4.16）nm，246（4.05）nm，203（4.53）nm。

红外 IR（$CHCl_3$）ν_{max}：1670cm^{-1}，1587cm^{-1}，1570cm^{-1}。

^{1}H NMR（pyridine-d_5，250MHz）δ：1.45（1H，m，H-4*a*），2.32（1H，m，H-4*b*），1.70（1H，m，H-5），1.96（1H，d，*J*=13Hz，H-10*a*），2.54（1H，d，*J*=13Hz，H-10*b*），3.02（2H，d，*J*=6.5Hz，H-11），5.94（1H，t，*J*=7Hz，H-12），1.74（3H，s，H-14），1.61（3H，s，H-15），3.19（2H，d，*J*=6.5Hz，H-16），5.85（1H，t，*J*=6.5Hz，H-17），1.74（3H，s，H-19），1.71（3H，s，H-20），1.53（1H，m，H-21*a*），2.11（1H，m，H-21*b*），5.07（1H，t，*J*=7Hz，H-22），1.69（3H，s，H-24），1.51（3H，s，H-25），1.47（3H，s，H-26），7.83（1H，d，*J*=7Hz，H-29），7.41（1H，m，H-30），7.41（1H，m，H-31），7.41

(1H, m, H-32), 7.83(1H, d, J=7Hz, H-33)。

^{13}C NMR(pyridine-d_5, 75MHz)δ:

1: 59.8	6: 81.5	11: 35.9	16: 26.4	21: 28.9	26: 25.2	31: 131.5
2: 105.7	7: 203.4	12: 122.2	17: 123.7	22: 122.7	27: 193.4	32: 128.0
3: 54.3	8: 111.4	13: 132.5	18: 133.1	23:	28: 138.3	33: 128.9
4: 35.4	9: 198.6	14: 26.1	19: 26.1	24: 25.7	29: 128.9	
5: 41.9	10: 41.9	15: 17.8	20: 17.8	25: 17.6	30: 128.0	

质谱 EIMS m/z (rel. int.%): 518 (10) [M]$^+$, 147 (12), 105 (65), 69 (100), 55(15)。

高分辨质谱 HREIMS m/z: 518.3032($C_{33}H_{42}O_5$ 理论值为 518.3035)。

化合物 75: xerophenone A[97,101,181]

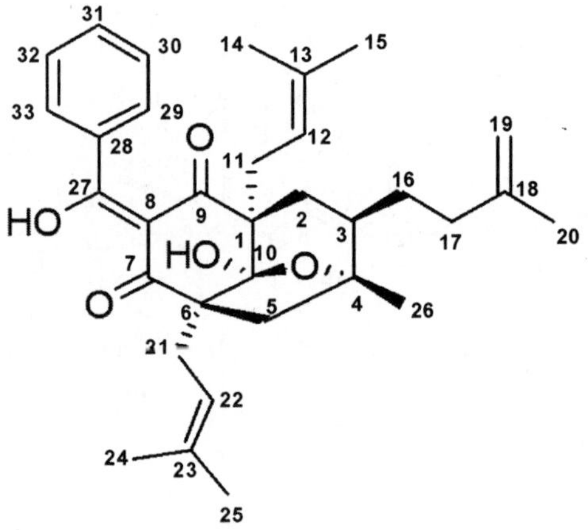

分子式: $C_{33}H_{42}O_5$。

分子量 M: 518。

性状: 无色无定形粉末。

熔点: 172~173℃。

旋光: $[\alpha]_D$=−36.4°(c=0.055, Me_2CO)。

紫外 UV(MeOH)λ_{max}(lg ε): 296(5.10)nm, 243(4.98)nm, 201(5.30)nm。

红外 IR(KBr)ν_{max}: 3500~3100cm^{-1}, 1648cm^{-1}, 1635cm^{-1}。

^{1}H NMR($CDCl_3$, 400MHz)δ: 7.42(1H, d, J=7.2Hz, H-31), 7.31(2H, d, J=7.2Hz, H-30, 32), 5.58(2H, t, J=7.6Hz, 7.2Hz, H-12), 5.36(1H, t, J=6.0Hz, 6.4Hz, H-22), 4.62(1H, s, H-19a), 4.54(1H, s, H-19b), 2.85(1H, dd, J=8.8Hz, 14.8Hz, H-11), 2.53(1H, dd, J=6.4Hz, 15.2Hz, H-21), 2.08(1H, d, J=14.0Hz, H-5β), 1.89(1H, dd, J=5.2Hz, 14.8Hz, H-2α), 1.73(4H, s, H-5α, 24), 1.70(6H, s, H-14, 15), 1.61(3H, s,

H-20), 1.58(3H, s, H-25), 1.26(3H, s, H-26), 1.02(1H, dd, J=12.4Hz, 14.4Hz, H-2β)。

^{13}C NMR($CDCl_3$, 100MHz)δ:

1: 52.5	6: 60.6	11: 27.3	16: 27.9	21: 34.6	26: 24.7	31: 128.3
2: 37.7	7: 199.8	12: 121.4	17: 34.9	22: 119.9	27: 191.9	32: 127.9
3: 39.6	8: 110.0	13: 136.7	18: 144.9	23: 135.1	28: 135.0	33: 131.9
4: 82.4	9: 203.7	14: 26.2	19: 110.5	24: 26.2	29: 131.9	
5: 40.4	10: 104.7	15: 18.1	20: 22.2	25: 18.0	30: 127.9	

质谱 HRMS m/z: M^+ 518.3033($C_{33}H_{42}O_5$ 理论值为 518.3032)。

高分辨质谱 HRESIMS m/z: $[M+H]^+$ 519.3112($C_{33}H_{43}O_5$ 理论值为 519.3110)。

化合物 76: nemorosonol[182]

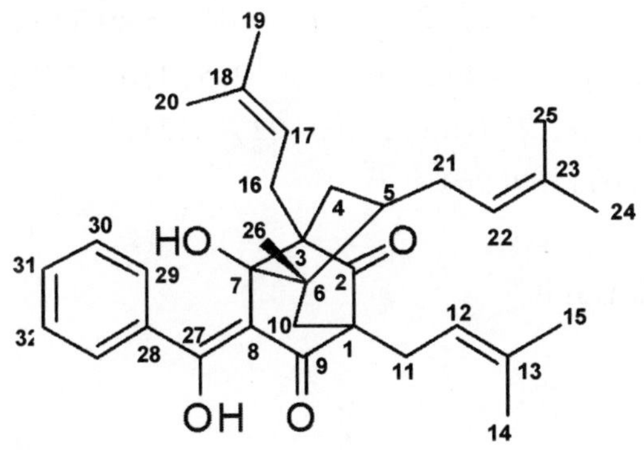

分子式: $C_{33}H_{42}O_5$。

分子量 M: 518。

性状: 无色晶体。

熔点: 83～85°(hexane)。

旋光: $[\alpha]_D$=+203°(0.7)。

紫外 UV(MeOH)λ_{max}(lg ε): 245(4.05)nm, 338(3.88)nm。

红外 IR(CCl_4)ν_{max}: 3550cm^{-1}, 3510cm^{-1}, 1725cm^{-1}, 1615cm^{-1}。

^{1}H NMR(C_6D_6, 400 MHz) δ: 2.05(1H, dd, J=8Hz, 13Hz, H-4a), 1.56(1H, d, J=7Hz, H-4b), 1.57(1H, dd, J=7.6Hz, 7.6Hz, H-4b), 1.56(1H, ABd, J=13.5Hz, H-10a), 1.48(1H, ABd, J=13.5Hz, H-10b), 2.92(1H, dd, J=7.5Hz, 15.3Hz, H-11a), 2.88(1H, d, J=7.5Hz, H-11b), 5.59(1H, m, H-12), 1.71(3H, s, H-14), 1.64(3H, s, H-15), 2.61(1H, dd, J=7.5Hz, 15.3Hz, H-16a), 2.18(1H, d, J=7.5Hz, H-16b), 5.15(1H, m,

H-17)，1.54(3H，s，H-19)，1.40(3H，s，H-20)，2.10(1H，dd，J=7.5Hz，15.0Hz，H-21a)，2.075(1H，d，J=7.5Hz，H-21b)，4.95(1H，m，H-22)，1.63(3H，s，H-24)，1.49(3H，s，H-25)，0.90(3H，s，H-26)，7.04(1H，d，J=7.5Hz，H-29)，7.47(1H，dd，J=7.5Hz，7.8Hz，H-30)，7.04(1H，dd，J=7.8Hz，7.8Hz，H-31)，7.47(1H，dd，J=7.5Hz，7.8Hz，H-32)，7.04(1H，d，J=7.5Hz，H-33)，16.00(1H，s，OH-27)，2.00(1H，s，OH-7)。

^{13}C NMR(C_6D_6，100MHz)δ：

1：63.61	6：47.34	11：25.73	16：29.88	21：33.53	26：19.12	31：128.30
2：209.42	7：83.88	12：120.20	17：120.38	22：123.81	27：174.88	32：130.16
3：62.81	8：109.86	13：133.46	18：133.09	23：131.52	28：135.27	33：128.30
4：40.36	9：199.15	14：26.15	19：26.07	24：25.83	29：128.30	
5：48.66	10：46.40	15：17.99	20：17.74	25：17.99	30：130.16	

质谱 EIMS 70 eV m/z (rel. int.%)：502 $[M]^+$(42)，487(2)，484(2)，474(2)，456(3)，433 $[M-C_5H_9]^+$(28).419(2)，415(2)，405(7)，397(4)，387(2)，379(6)，378(5)，377 $[433-C_4H_8]^+$(6)，366(11)，311 $[433-C_9H_{14}]^+$(100)，399 $[433-C_9H_{16}]^+$(44)，298(7)，295(11)，255(26)，241(7)，233(11)，229(7)，191(6)，177(14)，163(22)，123(7)，121(6)，105 $[C_6H_5C\equiv O+]$ (100)，77(36)，69(96)。

化合物 77：bronianone[102]

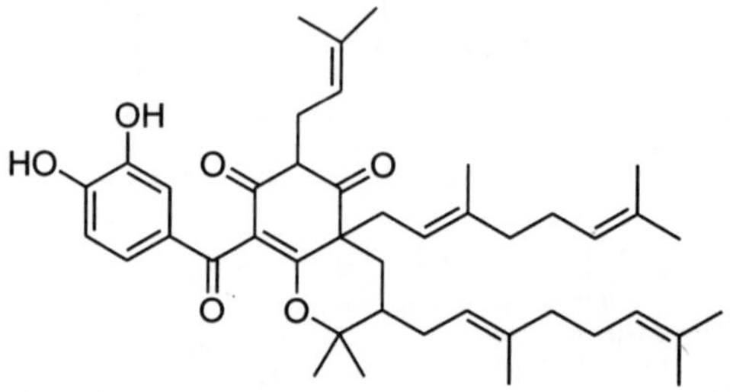

分子式：$C_{43}H_{58}O_6$。

分子量 M：670。

形状：深黄色油状物。

未能找到文献报道其他波谱数据。

化合物 78：kolanone[103]

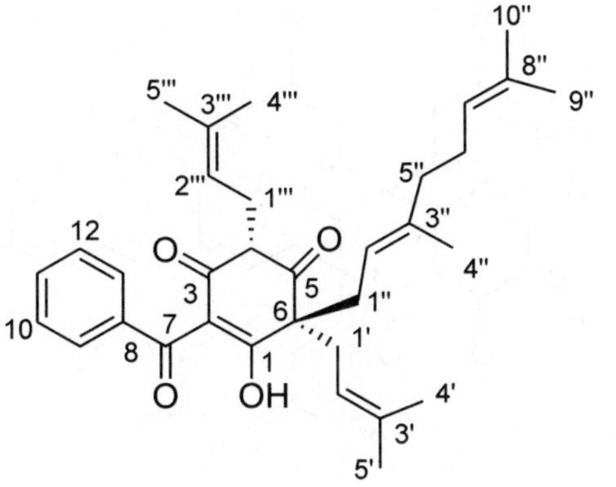

分子式：$C_{33}H_{42}O_4$。

分子量 *M*：502。

性状：淡黄色针晶。

熔点：107～109℃。

紫外 UV λ_{max}：243nm，357nm。

红外 IR ν_{max}：3550～3250cm^{-1}，1660cm^{-1}，1650cm^{-1}，1590cm^{-1}，1230cm^{-1}，1180cm^{-1}。

P-MR（$CDCl_3$，90MHz）δ：7.40—7.55（5H，m，H-9 到 H-13），4.80—5.30（4H，m，═CH—CH_2），3.10—3.30（2H，dd，CH_2CH ═），2.50—2.80（4H，m，CH_2CH ═），2.10（4H，s，H-5″，H-6″），1.60—1.80（21H，m，═C—Me）。

1：195.12	6：57.39	11：131.71	3′：135.90	3″：141.8	8″：131.17	3‴：135.17
2：109.87	7：189.17	12：127.95	4′：26.27	4″：16.26	9″：25.97	4‴：25.78
3：192.93	8：128.80	13：128.14	5′：18.08	5″：36.34	10″：17.72	5‴：17.96
4：108.17	9：128.14	1′：39.90	1″：37.49	6″：36.34	1‴：21.66	
5：174.12	10：127.95	2′：123.77	2″：121.10	7″：118.79	2‴：118.07	

质谱 EIMS *m/z*（rel. int. %）：502（38，M），434（27，$M^+C_5H_8$），433（41，$M^+-C_5H_9$），377（31，$M^+-C_9H_{17}$），365（8，$M^+-C_{10}H_{17}$），349（32，$M^+-C_{11}H_{21}$），311（23，$M^+-C_{14}H_{23}$），309（49，$M^+-C_{14}H_{25}$），297（35，$M^+-C_{15}H_{25}$），255（12，$M^+-C_{18}H_{31}$），229（2，$M^+-C_{20}H_{33}$），105（100，C_7H_5O），77（35，C_6H_5）。

化合物 79：semsinone B[76]

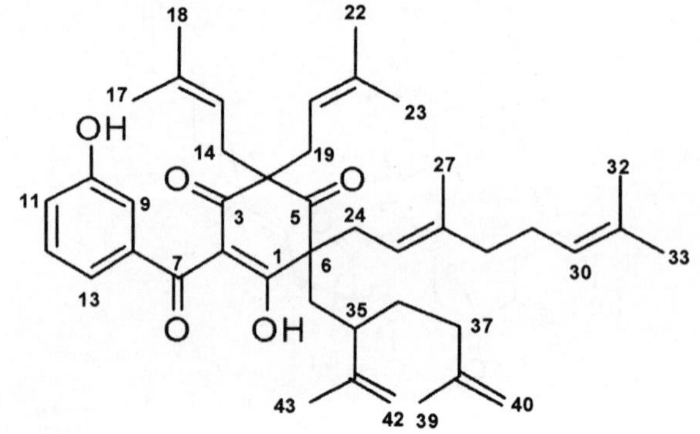

分子式：$C_{43}H_{58}O_5$。

分子量 M：654。

性状：棕色油状物。

紫外 UV-vis(MeOH)λ_{max}(lg ε)：250(4.4)nm，352(4.1)nm。

红外 IR(NaCl)ν_{max}：3350cm^{-1}，1730cm^{-1}，1650cm^{-1}。

^{1}H NMR(CDCl$_3$，400MHz)δ：7.25(1H，d，J=1.5Hz，H-9)，7.18(1H，dd，J=8.8Hz，1.5Hz，H-11)，7.11(1H，t，J=9.0Hz，H-12)，7.21(1H，dd，J=8.8Hz，1.5Hz，H-13)，3.11(1H，dd，J=14.9Hz，5.1Hz，H-14α)，3.06(1H，dd，J=14.9Hz，6.0Hz，H-14β)，4.98(1H，m，H-15)，1.58(3H，s，H-17)，1.76(3H，s，H-18)，2.99(1H，dd，J=14.9Hz，5.1Hz，H-19α)，2.89(1H，dd，J=14.9Hz，6.0Hz，H-19β)，5.00(1H，m，H-20)，1.71(3H，s，H-22)，1.60(3H，s，H-23)，2.47(2H，d，J=6.9Hz，H-24)，4.97(1H，t，J=7.0Hz，H-26)，1.67(3H，s，H-27)，1.99(2H，s，H-28)，1.97(2H，m，H-29)，4.98(1H，t，J=6.1Hz，H-30)，1.67(3H，s，H-32)，1.54(3H，s，H-33)，1.84(2H，m，H-34)，2.69(1H，d，J=13.1Hz，H-35)，1.92(1H，m，H-36α)，2.15(1H，m，H-36β)，1.86(2H，m，H-37)，1.65(3H，s，H-39)，4.68(1H，d，J=1.9Hz，H-40α)，4.66(1H，d，J=1.9Hz，H-40β)，4.65(1H，d，J=1.8Hz，H-42α)，4.63(1H，d，J=1.8Hz，H-42β)，1.64(3H，s，H-43)。

^{13}C NMR(CDCl$_3$，100MHz)δ：

1：195.2	6：50.9	11：121.0	16：131.2	21：134.2	26：124.8	31：131.3	36：28.6	41：145.9
2：113.2	7：195.3	12：129.6	17：17.1	22：25.5	27：16.8	32：16.9	37：38.7	42：109.7
3：195.4	8：129.2	13：124.6	18：25.0	23：17.6	28：38.7	33：25.1	38：147.8	43：17.9
4：63.4	9：116.4	14：23.6	19：24.3	24：26.5	29：35.8	34：28.9	39：21.8	
5：208.6	10：145.2	15：124.1	20：120.8	25：134.1	30：124.2	35：39.8	40：109.5	

高分辨质谱 HRESIMS m/z：[M + H]$^+$ 655.4279（$C_{43}H_{58}O_5$ 理论值为 654.4284）。

化合物 80：semsinone C[76]

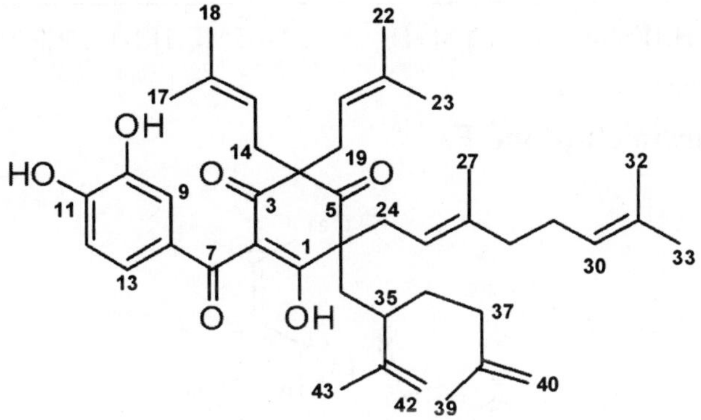

分子式：$C_{43}H_{58}O_5$。

分子量 M：670。

性状：黄色胶状物。

紫外 UV-vis(MeOH)λ_{max}(lg ε)：250(4.4)nm，352(4.1)nm。

红外 IR(NaCl)ν_{max}：3350cm^{-1}，1730cm^{-1}，1650cm^{-1}。

^{1}H NMR($CDCl_3$，400MHz)δ：7.13(1H，d，J=1.7Hz，H-9)，6.72(1H，d，J=8.3Hz，H-12)，7.04(1H，dd，J=8.3Hz，1.7Hz，H-14a)，3.08(1H，dd，J=15.0Hz，5.3Hz，H-14α)，3.02(1H，dd，J=15.0Hz，6.5Hz，H-14β)，5.01(1H，m，H-15)，1.58(3H，s，H-17)，1.76(3H，s，H-18)，3.00(1H，dd，J=14.8Hz，5.0Hz，H-19α)，2.92(1H，dd，J=14.8Hz，5.4Hz，H-19β)，5.04(1H，m，H-20)，1.73(3H，s，H-22)，1.62(3H，s，H-23)，2.42(2H，d，J=7.0Hz，H-24)，5.10(1H，t，J=7.3Hz，H-26)，1.70(3H，s，H-27)，1.95(2H，m，H-28)，1.99(2H，m，H-29)，5.03(1H，t，J=6.6Hz，H-30)，1.69(3H，s，H-32)，1.54(3H，s，H-33)，1.87(2H，m，H-34)，2.66(1H，d，J=13.4Hz，H-35)，1.95(1H，m，H-36α)，2.11(1H，m，H-36β)，1.88(2H，m，H-37)，1.69(3H，s，H-33)，4.69(1H，d，J=1.9Hz，H-40α)，4.68(1H，d，J=1.9Hz，H-40β)，4.67(1H，d，J=1.8Hz，H-42α)，4.65(1H，d，J=1.8Hz，H-42β)，1.62(3H，s，H-43)。

^{13}C NMR($CDCl_3$，100MHz)δ：

1：195.6	6：51.1	11：150.3	16：133.1	21：134.0	26：125.0	31：132.1	36：30.1	41：150.0
2：112.4	7：195.8	12：117.2	17：16.9	22：25.0	27：17.0	32：17.0	37：38.3	42：109.9
3：195.1	8：130.1	13：123.2	18：24.8	23：17.1	28：39.9	33：25.3	38：148.9	43：17.8
4：61.8	9：118.1	14：22.7	19：23.9	24：24.6	29：36.5	34：28.2	39：22.1	
5：207.9	10：145.0	15：123.8	20：123.2	25：135.1	30：124.8	35：39.3	40：109.4	

高分辨质谱 HRESIMS m/z：$[M+H]^+$ 671.4265（$C_{43}H_{58}O_5$ 理论值为 670.4233）。

化合物 81：garcinielliptone FA[16]

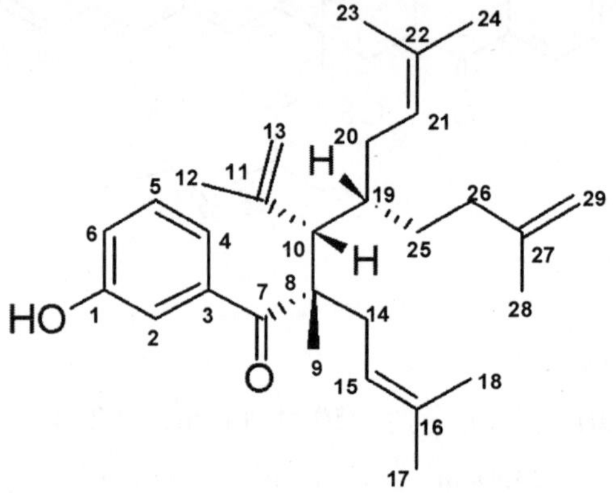

分子式：$C_{29}H_{42}O_2$。

分子量 M：422。

性状：黄色油状物。

旋光：$[\alpha]_D^{25}=+210°$（$c=0.04$，acetone）。

紫外 UV（MeOH）λ_{max}（lg ε）：289（4.48）nm，252（4.49）nm。

红外 IR（KBr）ν_{max}：3383cm^{-1}，1708cm^{-1}，1583cm^{-1}。

^{1}H NMR（CD_3OD，400MHz）δ：7.02（1H，t，J=2.0Hz，H-2），6.92（1H，m，H-4），7.22（1H，t，J=7.7Hz，H-5），7.05（1H，m，H-6），1.00（3H，s，H-9），1.53（1H，m，H-10），1.59（3H，s，H-12），4.53（2H，brs，H-13），2.55（1H，m，H-14a），2.71（1H，m，H-14b），5.05（1H，m，H-15），1.64（3H，s，H-17），1.59（3H，s，H-18），2.65（1H，m，H-19），1.96（2H，m，H-20），4.89（1H，m，H-21），1.60（3H，s，H-23），1.50（3H，s，H-24），1.53（2H，m，H-25），1.86（2H，m，H-26），1.70（3H，s，H-28），4.65（2H，s，H-29），8.75（1H，s，OH-1）。

^{13}C NMR（CD_3OD，100MHz）δ：

1：157.9	6：120.0	11：148.7	16：135.2	21：125.2	26：36.4
2：115.9	7：209.3	12：25.9	17：22.7	22：133.0	27：146.6
3：139.8	8：50.1	13：113.2	18：17.7	23：18.0	28：26.2
4：121.0	9：27.1	14：26.7	19：44.1	24：18.3	29：110.2
5：129.6	10：47.2	15：121.0	20：37.3	25：32.4	

高分辨质谱 HRESIMS*m/z*：[M]$^+$ 422.3138（$C_{29}H_{42}O_2$理论值为 422.3184）。

化合物 82：garcinielliptone HF[18]

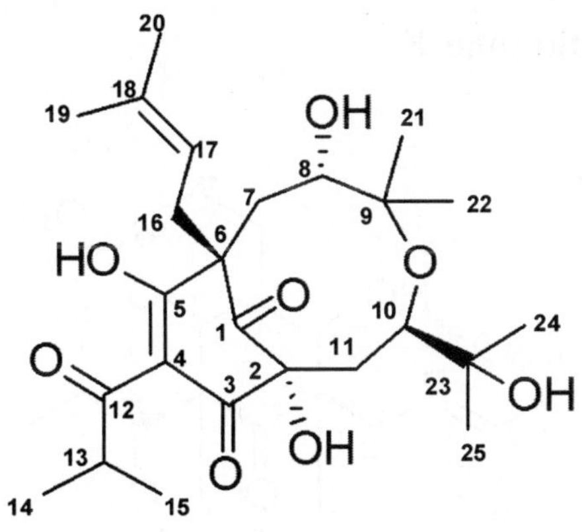

分子式：$C_{25}H_{38}O_8$。

分子量 *M*：466。

性状：无色油状物。

旋光：$[\alpha]_D^{25}=-16.7°$（$c=0.22$，acetone）。

紫外 UV（MeOH）λ_{max}（lg ε）：244（4.13）nm。

红外 IR（KBr）ν_{max}：3422cm^{-1}，1743cm^{-1}，1603cm^{-1}。

^{1}H NMR（$CDCl_3$，400MHz）δ：1.69（1H，dd，J=12.8Hz，12.0Hz，H-7α），2.04（1H，dd，J=12.8Hz，4.6Hz，H-7β），4.08（1H，dd，J=12.0Hz，4.6Hz，H-8），4.40（1H，t，J=7.1Hz，H-10），2.69（1H，dd，J=14.2Hz，8.2Hz，H-11α），2.81（1H，dd，J=14.2Hz，7.1Hz，H-11β），3.41（1H，m，H-13），1.01（3H，d，J=6.9Hz，H-14），1.07（3H，d，J=6.9Hz，H-15），2.45（1H，dd，J=14.2Hz，7.2Hz，H-16α），2.69（1H，dd，J=14.2Hz，7.7Hz，H-16β），5.01（1H，t，J=7.2Hz，H-17），1.65（3H，s，H-19），1.60（3H，s，H-20），1.29（3H，s，H-21），1.59（3H，s，H-22），1.10（3H，s，H-24），1.23（3H，s，H-25）。

^{13}C NMR（$CDCl_3$，100MHz）δ：

1：211.9	6：55.1	11：38.3	16：35.2	21：18.7
2：92.6	7：33.3	12：200.8	17：118.6	22：27.5
3：210.8	8：68.6	13：39.1	18：136.6	23：71.4
4：124.2	9：88.1	14：17.1	19：26.1	24：25.6
5：167.8	10：84.8	15：19.7	20：17.9	25：26.2

质谱 ESIMS m/z：487 $[M+Na-2H]^+$，471 $[M+Na-H_2O]^+$，449 $[M-H_2O+H]^+$，381 $[449-(CH_3)_2C=CH^--Me+2H]^+$。

高分辨质谱 HRESIMS：471.2358（$C_{25}H_{36}O_7Na$ 理论值为 471.2359，Δ 0.0001 mmu）。

化合物 83：garcinielliptone F[17]

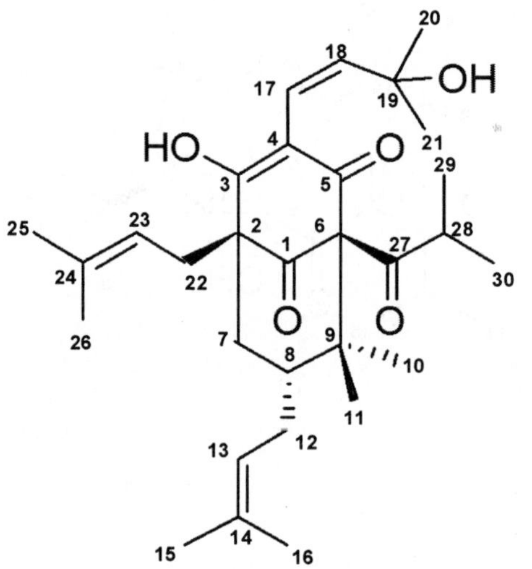

分子式：$C_{30}H_{44}O_5$。

分子量 M：484。

性状：无色油状物。

旋光：$[\alpha]_D^{25}=-23°(c=0.09, CHCl_3)$。

紫外 UV(MeOH)λ_{max}(lg ε)：265(4.07) nm。

红外 IR(film on NaCl)ν_{max}：3439cm^{-1}，1724cm^{-1}，1639cm^{-1}。

^{1}H NMR（$CDCl_3$，400MHz）δ：1.39（1H，m，H-7α），1.89（1H，dd，J = 13.2Hz，3.2Hz，H-7β），1.44（1H，m，H-8），1.00（3H，s，H-10），1.22（3H，s，H-11），1.67（1H，m，H-12α），2.09（1H，m，H-12β），4.95（1H，t，J=7.2Hz，H-13），1.64（3H，s，H-15），1.65（3H，s，H-16），6.47（1H，d，J = 10.0Hz，H-17），5.34（1H，d，J = 10.0Hz，H-18），1.39（3H，s，H-20），1.43（3H，s，H-21），2.41（1H，dd，J = 14.8Hz，8.0Hz，H-22α），2.49（1H，dd，J = 14.8Hz，6.0Hz，H-22β），5.00（1H，t，J = 7.2Hz，H-23），1.54（3H， s，H-25），1.67（3H，s，H-26），2.07（1H，m，H-28），1.11（3H，d，J = 6.4Hz，H-29），1.02(3H，d，J=6.4Hz，H-30)。

^{13}C NMR($CHCl_3$，100MHz)δ：

1：206.3	6：83.5	11：22.9	16：25.7	21：28.3	26：18.1
2：56.7	7：39.2	12：26.5	17：115.4	22：29.0	27：209.0
3：170.8	8：43.3	13：122.6	18：123.7	23：119.3	28：42.5
4：114.5	9：46.8	14：133.8	19：81.9	24：133.3	29：20.5
5：188.3	10：21.5	15：25.9	20：28.6	25：17.8	30：15.6

质谱 CIMS m/z(rel. int.%)：530 ［$M-2+3NH_3-3H$］$^-$(4)，514 ［$M-2+2NH_3-2H$］$^-$(32)，498 ［$M-2+NH_3-H$］$^-$(35)，483 ［$M-1$］$^-$(25)，482(72)，466(100)，454(4)，424(5)。

化合物 84：garcinielliptone G[17]

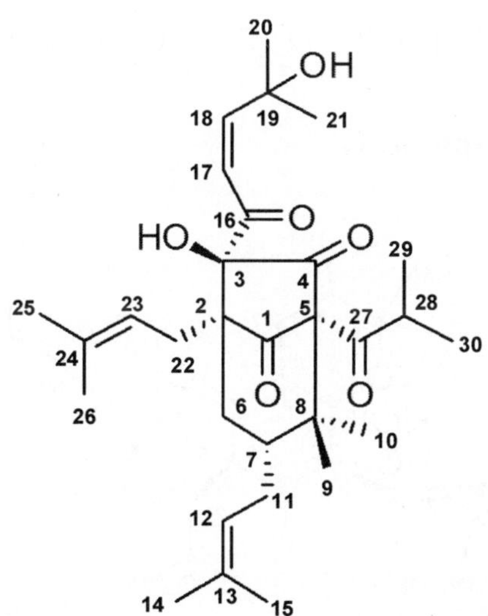

分子式：$C_{30}H_{44}O_6$。

分子量 M：500。

性状：无色油状物。

旋光：［α］$_D^{25}$=−53°(c=0.14，$CHCl_3$)。

紫外 UV(MeOH)λ_{max}(lg ε)：222(4.18)nm。

红外 IR(film on NaCl)ν_{max}：3454(OH)cm^{-1}，1767cm^{-1}，1727cm^{-1}，1708(C=O)cm^{-1}，1665，1451cm^{-1}。

^{1}H NMR($CDCl_3$，400MHz)δ：1.34(1H，m，H-6α)，2.53(1H，m，H-6β)，1.65(1H，m，H-7)，1.11(3H，s，H-9)，1.17(3H，s，H-10)，2.13(1H，dd，J=13.2Hz，8.0Hz，H-11α)，2.50(1H，m，H-11β)，5.14(1H，t，J=6.4Hz，

H-12), 1.62(3H, s, H-14), 1.46(3H, s, H-15), 6.01(1H, d, J=10.8Hz, H-17), 6.97(1H, d, J=10.8Hz, H-18), 1.44(3H, s, H-20), 1.67(3H, s, H-21), 1.60(1H, m, H-22α), 2.05(1H, dd, J=13.2Hz, 8.0Hz, H-22β), 5.04(1H, t, J=6.4Hz, H-23), 1.58(3H, s, H-25), 1.71(3H, s, H-26), 2.50(1H, m, H-28), 0.90(3H, d, J=6.8Hz, H-29), 1.01(3H, d, J=6.8Hz, H-30)。

^{13}C NMR($CDCl_3$, 100MHz)δ:

1: 205.7	6: 40.2	11: 27.9	16: 192.4	21: 29.9	26: 25.7
2: 61.0	7: 43.1	12: 118.6	17: 122.8	22: 27.4	27: 206.5
3: 90.2	8: 55.8	13: 133.5	18: 156.2	23: 122.5	28: 39.7
4: 209.1	9: 17.3	14: 25.9	19: 74.1	24: 133.0	29: 19.6
5: 82.8	10: 21.3	15: 17.7	20: 30.0	25: 17.8	30: 19.7

质谱 EIMS m/z(rel. int.%): 498 $[M-2]^+$(6), 482(10), 414(33), 343(100), 287(44)。

高分辨质谱 HREIMS: $[M-2]^+$498.2996($C_{30}H_{42}O_6^+$理论值为 498.2981)。

化合物 85: garcinielliptone H[17]

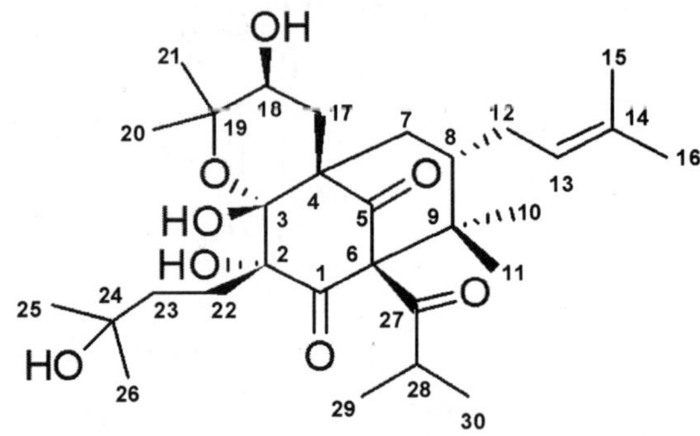

分子式: $C_{30}H_{46}O_7$。

分子量 M: 518。

性状: 无色油状物。

旋光: $[\alpha]_D^{25}=-143°$(c=0.12, $CHCl_3$)。

紫外 UV(MeOH)λ_{max}(lg ε): 210(3.95)nm。

红外 IR(film on NaCl)ν_{max}: 3439(OH)cm^{-1}, 1731cm^{-1}, 1712cm^{-1}, 1694(C=O)cm^{-1}, 1469, 1447cm^{-1}。

^{1}H NMR($CDCl_3$, 400MHz)δ: 4.45(OH-2), 1.28(1H, m, H-7α), 2.44(1H, dd, J=13.6Hz, 3.6Hz, H-7β), 1.53(1H, m, H-8), 1.00(3H, s, H-10), 1.34(3H, s, H-11), 1.48(1H, m, H-12α), 2.06(1H, dd, J=

13.6Hz, 6.0Hz, H-12β), 5.02 (1H, t, J = 6.4Hz, H-13), 1.53 (3H, s, H-15), 1.63 (3H, s, H-16), 1.48 (1H, m, H-17α), 2.88 (1H, dd, J = 13.6Hz, 8.0Hz, H-17β), 4.04 (1H, t, J = 8.0Hz, H-18), 1.24 (3H, s, H-20), 1.18(3H, s, H-21), 1.89(1H, m, H-22α), 2.29(1H, m, H-22β), 1.61(1H, m, H-23α), 1.80 (1H, m, H-23β), 1.32 (3H, s, H-25), 1.18 (3H, s, H-26), 3.02(1H, m, H-28), 0.97(3H, d, J=6.4Hz, H-29), 0.88 (3H, d, J=6.4Hz, H-30)。

^{13}C NMR($CDCl_3$, 100MHz)δ:

1: 203.4	6: 80.1	11: 26.3	16: 25.7	21: 31.2	26: 26.2
2: 74.2	7: 39.3	12: 27.6	17: 32.6	22: 24.8	27: 208.3
3: 104.0	8: 42.9	13: 122.9	18: 82.6	23: 33.4	28: 39.5
4: 61.9	9: 51.4	14: 132.3	19: 71.5	24: 74.8	29: 19.5
5: 204.7	10: 17.9	15: 17.7	20: 26.2	25: 24.0	30: 20.5

质谱 EIMS m/z(rel. int.%): 519 [$M-H_2O+H$]$^+$(3), 461(4), 448(30), 422(36), 144(100)。

高分辨质谱 HREIMS: [$M-H_2O$]$^+$518.3251($C_{30}H_{46}O_7^+$理论值为 518.3243)。

化合物 86: garcinielliptone J[17]

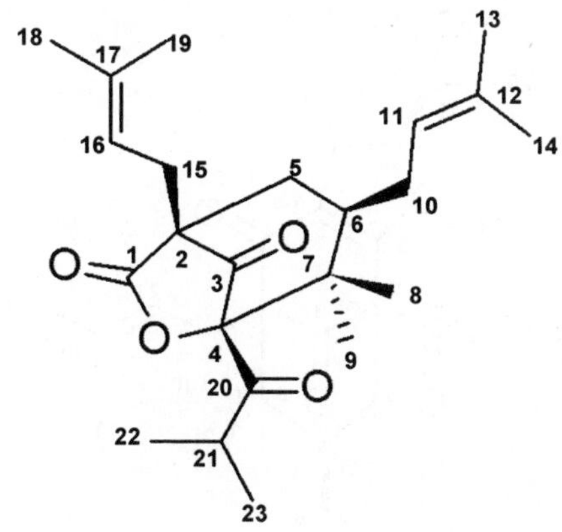

分子式: $C_{23}H_{34}O_4$。

分子量 M: 374。

性状: 无色油状物。

旋光: $[\alpha]_D^{25}=-166°$(c=0.18, $CHCl_3$)。

紫外 UV(MeOH)λ_{max}(lg ε): 210(3.75)nm。

红外 IR(film on NaCl)ν_{max}: 1801cm^{-1}, 1764cm^{-1}, 1712cm^{-1}, 1454cm^{-1}。

^{1}H NMR($CDCl_3$, 400MHz)δ: 1.50(1H, d, J=12.8Hz, H-6a), 2.12(1H, dd，J= 12. 8Hz，4. 4Hz，H- 6b)，1. 62 (1H，m，H- 6)，1. 13 (3H，s，H- 8)，1. 07 (3H，s，H-9)，1. 68 (1H，m，H-10a)，2. 02 (1H，dd，J = 10. 4Hz，6. 0Hz，H-10b)，4. 99(1H，t，J = 6. 4Hz，H-11)，1. 55 (3H，s，H-13)，1. 68 (3H，s，H-14)，2. 36(1H，dd，J=14. 8Hz，7. 6Hz，H-15a)，2. 42(1H，dd，J = 10. 8Hz，7. 6Hz，H-15b)，5. 04 (1H，t，J = 6. 4Hz，H-16)，1. 67 (3H，s，H-18)，1. 62(3H，s，H-19)，3. 00(1H，m，H-21)，1. 05(3H，d，J=6. 8Hz，H-22)，0. 90(3H，d，J=6. 8Hz，H-23)。

^{13}C NMR($CDCl_3$，100MHz)δ：

1：172. 0	6：41. 7	11：121. 5	16：116. 9	21：37. 9
2：56. 8	7：49. 2	12：134. 1	17：136. 5	22：17. 0
3：201. 4	8：16. 0	13：17. 8	18：18. 0	23：17. 9
4：97. 0	9：22. 4	14：25. 8	19：25. 7	
5：41. 0	10：27. 4	15：26. 2	20：205. 1	

质谱 EIMS：m/z (rel. int.%)：374 [M]$^+$(46)，356(7)，306(100)，287 (15)，238(48)。

高分辨质谱 HREIMS：[M]$^+$374. 2459($C_{23}H_{34}O_4^+$理论值为 374. 2457)。

化合物 87：garcinielliptone L[95]

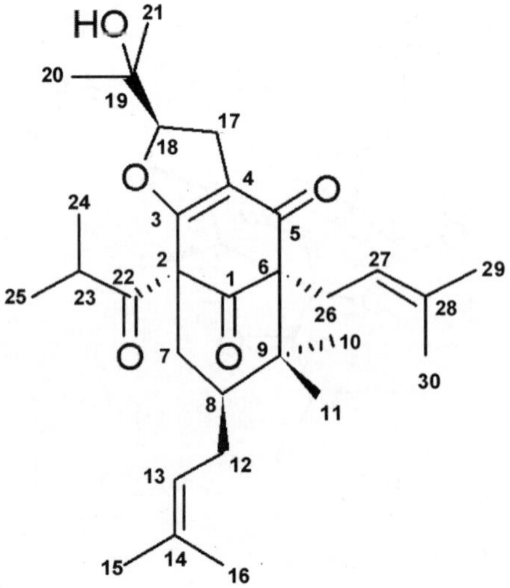

分子式：$C_{30}H_{44}O_5$。

分子量 M：484。

性状：无色油状物。

旋光：[α] =-41°(c=0. 29，$CHCl_3$)。

紫外 UV(MeOH)λ_{max}(lg ε)：270(4. 00)nm。

红外 IR(NaCl) ν_{max}：3446cm^{-1}，1720cm^{-1}，1646cm^{-1}，1617cm^{-1}。

^{1}H NMR(CDCl$_3$，400MHz) δ：1.36(1H，m，H-7α)，1.85(1H，dd，J=13.6Hz，4.4Hz，H-7β)，1.51(1H，m，H-8)，1.09(3H，s，H-10)，1.23(3H，s，H-11)，1.60(1H，m，H-12α)，2.06(1H，dd，J=13.6Hz，4.0Hz，H-12β)，4.92(1H，t，J=7.2Hz，H-13)，1.54(3H，s，H-15)，1.65(3H，s，H-16)，2.97(2H，d，J=10.4Hz，H-17)，4.79(1H，t，J=10.4Hz，H-18)，1.38(3H，s，H-20)，1.24(3H，s，H-21)，2.45(1H，m，H-23)，1.13(3H，d，J=6.4Hz，H-24)，1.16(3H，d，J=6.4Hz，H-25)，2.45(2H，m，H-26)，5.00(1H，t，J=7.2Hz，H-27)，1.67(3H，s，H-29)，1.65(3H，s，H-30)。

^{13}C NMR(CDCl$_3$，100MHz) δ：

1：205.9	6：73.7	11：23.9	16：25.9	21：25.2	26：29.2
2：64.2	7：40.2	12：27.6	17：26.7	22：208.4	27：119.5
3：171.7	8：43.2	13：122.3	18：94.0	23：40.7	28：134.1
4：120.4	9：45.2	14：133.4	19：71.1	24：20.9	29：18.0
5：190.5	10：15.7	15：17.9	20：26.7	25：21.0	30：25.9

质谱 EIMS m/z(rel. int.%)：484 [M]$^+$(30)，469(8)，441(17)，413(13)，373(95)，347(90)，293(100)，275(25)。

高分辨质谱 HREIMS m/z：[M]$^+$ 484.3200($C_{30}H_{44}O_5$ 理论值为 484.3188)。

化合物 88：garcinielliptone M[95]

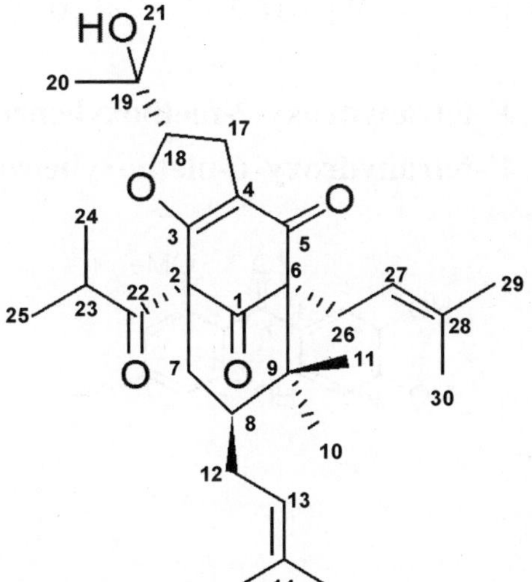

分子式：$C_{30}H_{44}O_5$。

分子量 M：484。

性状：无色油状物。

旋光：[α] =+73°(c=0.16，$CHCl_3$)。

紫外 UV(MeOH)λ_{max}(lg ε)：280(4.10)nm。

红外 IR(NaCl)ν_{max}：3432cm^{-1}，1724cm^{-1}，1646cm^{-1}，1617cm^{-1}。

^{1}H NMR($CDCl_3$，400MHz)δ：1.03(3H，d，J=6.4Hz，Me-24)，1.05(3H，s，Me-10)，1.15(3H，d，J=6.4Hz，Me-25)，1.25(3H，s，Me-11)，1.28(3H，s，Me-21)，1.32(3H，s，Me-20)，1.34(1H，m，H-7a)，1.50(3H，s，Me-15)，1.51(1H，m，H-8)，1.59(1H，m，H-12)，1.64(3H，s，Me-16)，1.65(6H，s，Me-29，30)，1.83(1H，dd，J=13.6Hz，4.3Hz，H-7b)，2.05(1H，m，H-12)，2.42(1H，m，H-23)，2.42(2H，m，H-26)，2.92(1H，dd，J=15.2Hz，10.4Hz，H-17a)，3.02(1H，dd，J=15.2Hz，10.4Hz，H-17b)，4.66(1H，t，J=10.4Hz，H-18)，4.89(1H，t，J=7.2Hz，H-13)，5.00(1H，t，J=7.2Hz，H-27)。

^{13}C NMR($CDCl_3$，100MHz)δ：

1：206.0	6：73.8	11：24.1	16：25.8	21：25.0	26：29.2
2：63.9	7：40.2	12：27.5	17：26.8	22：208.6	27：119.5
3：171.8	8：43.1	13：122.3	18：93.0	23：40.7	28：134.1
4：119.9	9：44.9	14：133.3	19：71.3	24：20.5	29：18.0
5：190.7	10：15.7	15：17.8	20：26.1	25：20.8	30：25.9

质谱 EIMS m/z(rel. int.%)：484 [M]$^+$(28)，415(13)，373(45)，347(100)，293(99)，69(46)。

高分辨质谱 HREIMS m/z：[M]$^+$484.3197($C_{30}H_{44}O_5$ 理论值为 484.3188)。

化合物 89：4,6,3′,4′-tetrahydroxy-2-methoxybenzophenone[72]
2,4,3′,4′-tetrahydroxy-6-methoxybenzophenone[83]

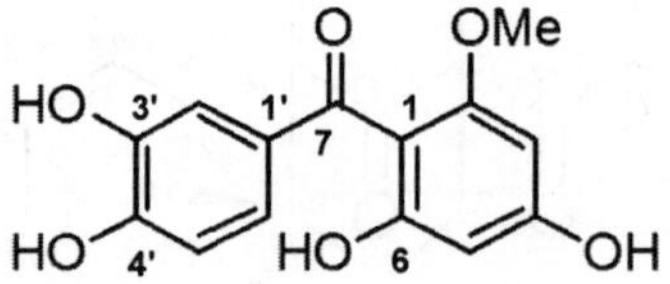

分子式：$C_{14}H_{12}O_6$。

分子量 M：276。

性状：黄色油状物。

紫外 UV(EtOH)λ_{max}(lg ε)：320(3.99)nm，288(3.86)nm，228(4.07)nm。

红外 IR(film)ν_{max}：3307cm^{-1}，1628cm^{-1}。

^{1}HNMR(CD_3OD,400MHz)δ:5.95(1H,d,J=1.8Hz,H-2),5.98(1H,

d，J=1.8Hz，H-4），7.14（1H，d，J=1.8Hz，H-2′），6.74（1H，d，J=8.2Hz，H-5′），7.04（1H，dd，J=8.2Hz，1.8Hz，H-6′），3.54（3H，s，OMe-2）。

^{13}C NMR（CD_3OD，100MHz）δ：

1：107.8	4：158.9	7：192.7	3′：144.3	6′：121.6
2：157.9	5：94.8	1′：129.9	4′：149.8	OMe：54.7
3：90.2	6：155.7	2′：115.6	5′：114.4	

质谱 EIMS m/z（rel. int.%）：276［M］$^+$（100），167［M−$C_6H_5O_2$］$^+$（88），137［M−$C_7H_7O_3$］$^+$（31）。

高分辨质谱 HREIMS m/z：276.0613（$C_{14}H_{12}O_6$ 理论值为 276.0634）。

化合物 90：2′,3′,6-trihydroxy-2,4-dimethoxybenzophenone[131]

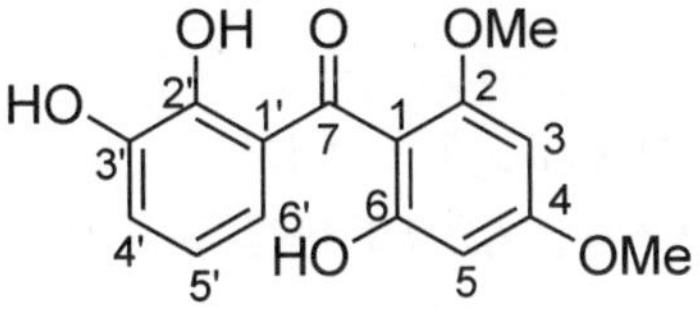

分子式：$C_{15}H_{14}O_6$。

分子量 M：290。

性状：无定形粉末。

紫外 UV（EtOH）λ_{max}（ε）：227（15700）nm，278（8000）nm。

红外 IR（$CHCl_3$）ν_{max}：3400（OH）cm^{-1}，1651cm^{-1}，1620cm^{-1}，1574cm^{-1}。

^1H NMR（DMSO-d_6）δ：3.62（3H，s，C_2-OCH_3），3.75（3H，s，C_4-OCH_3），6.10（1H，d，J=2.1Hz，H-5），6.15（1H，d，J=2.1Hz，H-3），6.66（1H，dd，J=7.8Hz，7.8Hz，H-5′），6.74（1H，dd，J=7.8Hz，1.7Hz，H-6′），7.01（1H，dd，J=7.8Hz，1.7Hz，H-4′），9.37（1H，s，C_3′-OH），9.98（1H，s，C_6-OH），12.02（1H，s，C_2′-OH）。

^{13}C NMR（DMSO-d_6）δ：

1：108.3	4：162.0	7：201.6	3′：145.9	6′：122.8
2：158.2	5：93.7	1′：122.6	4′：121.3	C_2-OCH_3：55.2
3：89.9	6：156.1	2′：150.3	5′：118.5	C_4-OCH_3：55.6

质谱 EIMS m/z（rel. int. %）：290.0773［M］$^+$（$C_{15}H_{14}O_6$ 理论值为290.0790）（41），181［M−123］$^+$（68），154（100）。

化合物 91：2,4,6,3′-tetrahydroxybenzophenone，3-hydroxyphenyl (2,4,6-trihydroxyphenyl) methanone[83,132]

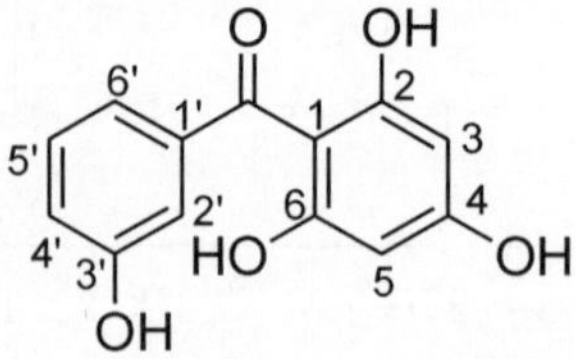

分子式：$C_{13}H_{10}O_5$。

分子量 M：246。

性状：黄色无定形粉末。

紫外 UV(EtOH)λ_{max}(lg ε)：212(3.40)nm，261(2.71)nm，307(3.08)nm。

红外 IR(KBr)ν_{max}：3250cm^{-1}，1594cm^{-1}，1453cm^{-1}，1298cm^{-1}，1233cm^{-1}，1165cm^{-1}。

^{1}H NMR(CDCl$_3$，300MHz)δ：7.17(1H，t，J=7.8Hz，H-5′)，7.04(1H，dt，J=7.5Hz，1.4Hz，H-6′)，6.97(1H，m，H-2′)，6.88(1H，ddd，J=8.1Hz，2.7Hz，1.2Hz，H-4′)，5.97(2H，s，H-3，5)。

^{13}C NMR(CDCl$_3$，75MHz)δ：

1：104.9	4：164.8	7：199.0	3′：156.5	6′：119.4
2：162.9	5：95.3	1′：142.5	4′：118.3	
3：95.3	6：162.8	2′：114.6	5′：129.0	

质谱 EIMS m/z(rel. int. %)：246(67)，245(92)，229(41)，153(100)。

化合物 92：2,4,6,3′,4′-pentahydroxybenzophenone，macurin[8, 83, 134, 135]

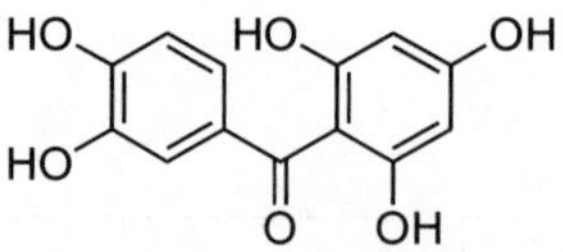

分子式：$C_{13}H_{10}O_6$。

分子量 M：262。

形状：黄色晶体(苯-乙酸乙脂 5∶1)。

熔点：221～222℃。

未能找到文献报道其他波谱数据。

化合物 93：2,4,6,3′,5′-pentahydroxybenzophenone[137]

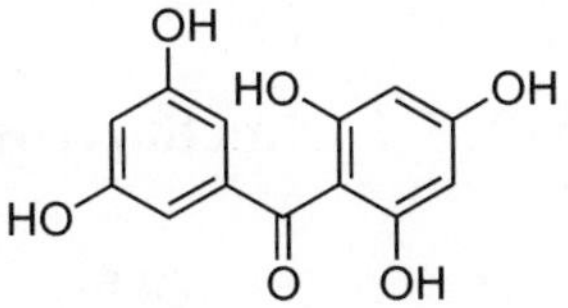

分子式：$C_{13}H_{10}O_6$。

分子量 *M*：262。

形状：黄色晶体（$CHCl_3$-MeOH）。

熔点：258～260℃。

质谱 MS *m/z*：153，137，125，109。

未能找到文献报道其他波谱数据。

化合物 94：3′,6-dihydroxy-2,4,4′-trimethoxy-benzophenone[42]

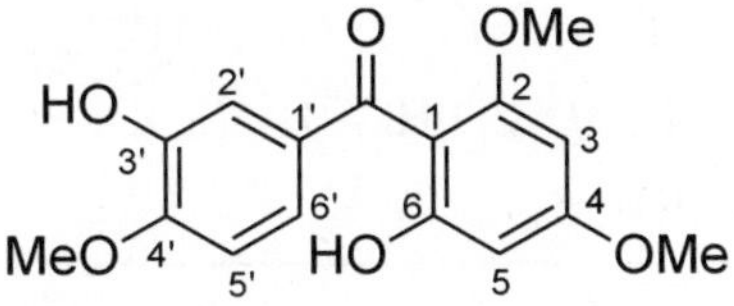

分子式：$C_{16}H_{16}O_6$。

分子量 *M*：304。

性状：淡黄色固体。

熔点：161～162℃。

紫外 UV λ_{max}(lg ε)：228(4.26)nm，280(4.01)nm，312(4.02)nm。

红外 IR ν_{max}：1621（C ═O）cm^{-1}，1581（Ar）cm^{-1}，1280cm^{-1}，1206cm^{-1}，1158cm^{-1}，1111cm^{-1}。

^{1}H NMR（$CDCl_3$，300MHz）δ：11.72（1H，s，6-OH），7.17（1H，d，*J* = 2.0Hz，H-2′），7.17（1H，dd，*J* = 2.0Hz，8.8Hz，H-6′），6.83（1H，d，*J* = 8.8Hz，H-5′），6.15（1H，d，*J*=2.3Hz，H-5），5.95（1H，d，*J*=2.3Hz，H-3），3.93（3H，s，4′-OMe），3.83（3H，s，4-OMe），3.52（3H，s，2-OMe）。

^{13}C NMR（$CDCl_3$，75MHz）δ：

1：106.0	4：166.0	7：197.5	3′：144.8	6′：121.7	C_4-OCH_3：55.3
2：161.7	5：93.8	1′：134.7	4′：149.5	$C_{4'}$-OCH_3：56.0	
3：91.5	6：165.1	2′：115.1	5′：109.4	C_2-OCH_3：55.6	

质谱：EIMS *m/z*（rel. int. %）：304［M］$^+$（78），303（100），287（23），273

(4)，259(6)，243(3)，215(2)，181(90)，167(8)，151(27)，138(19)，123(13)，108(6)，95(6)，69(7)，58(7)，43(18)。

高分辨质谱 HRMS *m/z*：304.0919($C_{16}H_{16}O_6$ 理论值为 304.0947)。

化合物 95：4′,6-dihydroxy-2,3′4-trimethoxybenzophenone[138]

分子式：$C_{16}H_{16}O_6$。

分子量 *M*：304。

紫外 UV(EtOH)$\lambda_{max}(\varepsilon)$：206nm，226(26 300)nm，305(16 700)nm。

红外 IR($CHCl_3$)ν_{max}：3400cm^{-1}，1618cm^{-1}，1579cm^{-1}，1514cm^{-1}。

^{1}H NMR ($CDCl_3$，400MHz) δ：3.53 (3H，s，2-OMe)，3.77 (3H，s，4-OMe)，3.81(3H，s，3′-OMe)，5.96(1H，d，*J*=2.0Hz，H-3)，6.17(1H，d，*J*=2.0Hz，H-5)，6.89 (1H，d，*J* = 7.8Hz，H-5′)，7.15 (1H，dd，*J* = 7.8，2.0Hz，H-6′)，7.24(1H，d，*J*=2.0Hz，H-2′)。

^{13}C NMR($CDCl_3$，100MHz)δ：

1：105.9	4：165.8	7：197.2	3′：145.9	6′：133.9	C_5′-OCH_3：56.3
2：161.4	5：93.7	1′：124.1	4′：149.1	C_2-OCH_3：56.0	
3：91.4	6：164.9	2′：113.2	5′：110.8	C_4-OCH_3：55.2	

质谱 EIMS *m/z* (rel. int. %)：304.0957 $[M]^+$(78) ($C_{16}H_{16}O_6$ 理论值为 304.0967)，303 $[M-1]^+$(100)，181(68)。

化合物 96：2,4,6-trihydroxy-3-geranyl benzophenone[139]

分子式：$C_{23}H_{26}O_4$。

分子量 *M*：366。

形状：无色油状物。

红外 IR(KBr) ν_{max}：3500～2600cm^{-1}，1630cm^{-1}。

^{1}H NMR δ：5.94(1H，s，H-3)，3.37(1H，brd，H-1′)，5.27(1H，brt，H-

2′), 2.09(4H, brs, H-4′, 5′), 5.05(1H, brt, H-6′), 1.58(3H, brs, H-8′), 1.65 (3H, brs, H-9′), 1.80(3H, brs, H-10′), 7.66(2H, dd, H-9, 13), 7.57(1H, brt, H-11), 7.51(2H, brt, H-10, 12), 10.33(s, OH), 6.21(s, OH)。

未能找到文献报道其他波谱数据。

化合物 97：4,6,4′-trihydroxy-2,3′-dimethoxy-3-prenylbenzophenone[72]

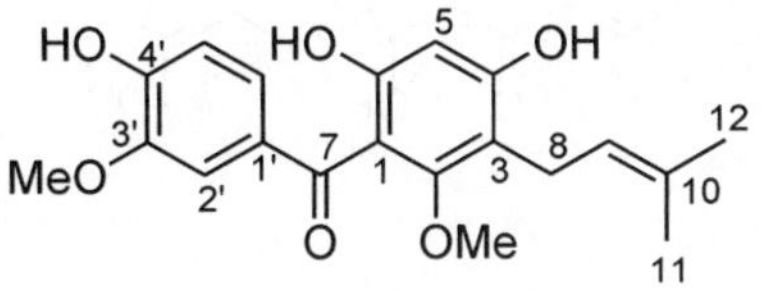

分子式：$C_{20}H_{22}O_6$。

分子量 M：358。

性状：黄色油状物。

紫外 UV(EtOH) λ_{max}(lg ε)：315(3.76), 289 (3.71), 229(4.01)nm。

红外 IR(KBr) ν_{max}：3338, 1620cm^{-1}。

^{1}H NMR(DMSO-d_6, 400MHz)δ：6.22(s, H-5, 1H), 3.10(d, J=6.8Hz, H-8, 2H), 5.13(t, J=6.8Hz, H-9, 1H), 1.66(s, H-11, 3H), 1.61(s, H-12, 3H), 7.35(d, J=2.1Hz, H-2′, 1H), 6.78(d, J=8.2Hz, H-5′, 1H), 7.08(dd, J=8.2Hz, 2.1Hz, H-6′, 1H), 3.42(s, OMe-2, 3H), 9.57(s, 4-OH, 1H), 9.33(s, 6-OH, 1H), 3.78(s, OMe-3′, 3H), 9.93(s, 4′-OH)。

^{13}C NMR(DMSO-d_6, 100MHz)δ：

1：113.0	5：98.4	9：123.9	1′：130.2	5′：114.7
2：156.8	6：153.6	10：129.5	2′：111.2	6′：125.2
3：111.8	7：193.3	11：25.5	3′：147.4	OMe-2：61.8
4：157.2	8：22.0	12：17.7	4′：151.6	OMe-3′：55.5

质谱 EIMS m/z(rel. int.%)：358 [M]$^+$(100), 343 [M−CH_3]$^+$(24), 235 [M−$C_7H_7O_2$]$^+$(15), 151(35), 69(11)。

高分辨质谱 HREIMS m/z(rel. int. %)：[M$^{+\cdot}$] 358.1434($C_{20}H_{22}O_6$ 理论值为 358.1416)。

化合物 98：clusiaphenone B[39]

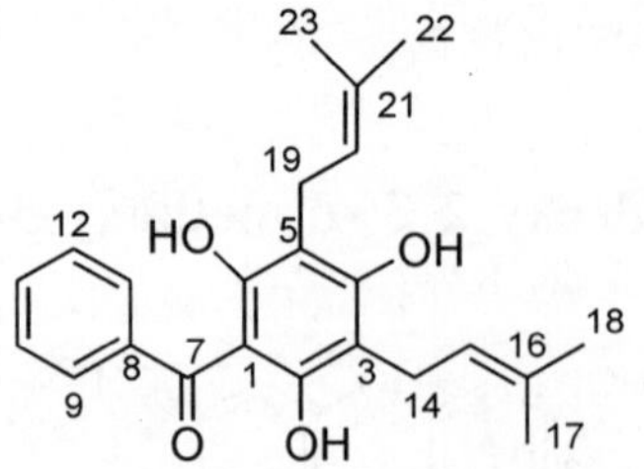

分子式：$C_{23}H_{26}O_4$。

分子量 M：366。

性状：油状。

^{1}H NMR(CDCl$_3$, 300MHz)δ：7.64—7.46(m, H-9, H-10, H-11, H-12, H-13, 5H), 5.22(brt, H-15, H-20, 2CH ═), 3.33(d, J = 7Hz, H-14, H-19, 2CH$_2$), 1.78(s, H-17, H-22, 2Me), 1.73(s, H-18, H-23, 2Me), 6.37(s, 4′-OH, 1H), 8.92(brs, 2′-OH, 6′-OH, 2H)。

^{13}C NMR(CDCl$_3$, 75MHz)δ：

1：104.6	5：106.3	9：129.0	13：129.0	17：17.8	21：135.0
2：157.6	6：157.6	10：128.0	14：21.8	18：25.8	22：17.8
3：106.3	7：198.0	11：132.0	15：121.8	19：21.8	23：25.8
4：161.0	8：140.3	12：128.0	16：135.0	20：121.8	

质谱 EIMS m/z：(rel. int.%)：366 [M]$^+$(18), 311 [M−C$_4$H$_7$]$^+$(86), 255 [311−C$_4$H$_8$]$^+$(38), 105(100)。

化合物 99：2,6-dihydroxy-4-methoxybenzophenone, cotoin[127]

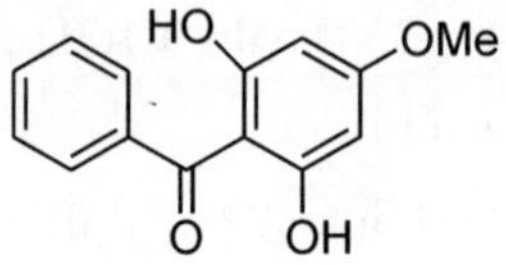

分子式：$C_{14}H_{12}O_4$。

分子量 M：244。

形状：黄色晶体。

熔点：131～132℃。

未能找到文献报道其他波谱数据。

化合物100：garciosaphenone A[129]

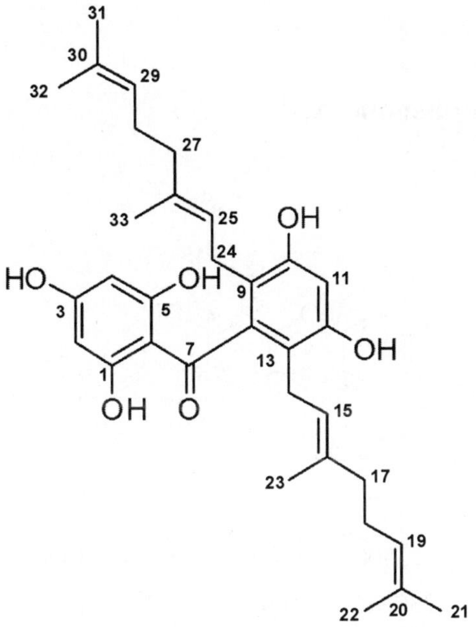

分子式：$C_{33}H_{42}O_6$。

分子量 *M*：534。

性状：黄色固体。

熔点：159～161℃。

紫外 UV(MeOH)λ_{max}(lg ε)：218(4.20)nm，300(4.15)nm。

红外 IR(KBr)ν_{max}：3423cm^{-1}，2966cm^{-1}，2929cm^{-1}，1631cm^{-1}。

^{1}H NMR(CDCl$_3$，500MHz)δ：1.58(s，H-22，32)，1.61(s，H-23，33)，1.66(s，H-21，31)，1.97—1.91(m，H-17，27)，2.06—1.98(m，H-18，28)，3.19(d，*J* = 6.6Hz，H-14，24)，5.00(mt，*J* = 6.6Hz，1.2Hz，H-19，29)，5.13(mt，*J*=6.6Hz，1.2Hz，H-15，25)，5.74(d，*J*=2.6Hz，H-4)，5.85(brs，10-OH，12-OH)，5.98(d，*J*=2.6Hz，H-2)，6.13(s，5-OH)，6.46(s，H-11)，6.85(brs，3-OH)，13.60(s，1-OH)。

^{13}C NMR(CDCl$_3$，125MHz)δ：

1：166.7	6：105.9	11：106.5	16：139.2	21：25.6	26：139.2	31：25.6
2：96.7	7：198.4	12：155.1	17：39.5	22：17.6	27：39.5	32：17.6
3：165.1	8：139.6	13：115.6	18：26.2	23：16.0	28：26.2	33：16.0
4：96.1	9：115.6	14：26.4	19：123.7	24：26.4	29：123.7	
5：161.1	10：155.1	15：120.7	20：132.1	25：120.7	30：132.1	

质谱 EIMS m/z(rel. int. %)：534 [$M^{+\cdot}$] (100)，449(65)，423(48)，411 (53)，287(70)，215(52)，203(44)，109(30)，67(22)。

高分辨质谱 HRMS m/z(rel. int. %)：[$M^{+\cdot}$] 534. 29882($C_{33}H_{42}O_6$ 理论值为 534. 29814)。

化合物 101：myrtiaphenone A[141]

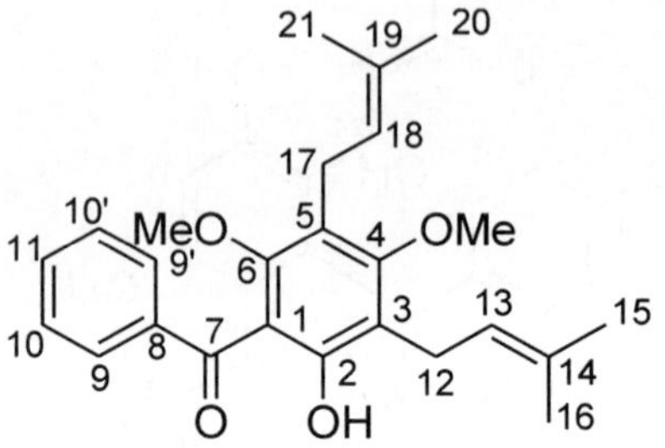

分子式：$C_{25}H_{30}O_4$。

分子量 M：394。

红外 IR($CHCl_3$)ν_{max}：3500～3300cm^{-1}，3100～3000cm^{-1}，3000～2800cm^{-1}，2392cm^{-1}，2296cm^{-1}，2232cm^{-1}，1608cm^{-1}，1456cm^{-1}，1416cm^{-1}，1328cm^{-1}，1145cm^{-1}。

^{1}H NMR ($CDC1_3$，360MHz) δ：10. 92 (1H，s)，7. 85—7. 70 (2H，m)，7. 52—7. 21(3H，m)，5. 26(1H，tm，J=6. 9Hz)，5. 11(1II，dm，J=6. 9Hz)，3. 76(3H，s)，3. 36(2H，dm，J=6. 9Hz)，3. 23(2H，dm，J=6. 9Hz)，3. 19 (3H，s)，1. 78(6H，d，J=1. 2Hz)，1. 70(6H，d，J=1. 2Hz)。

^{13}C NMR($CDC1_3$，90MHz)δ：

1：106. 4	5：114. 7	9，9′：129. 2	13：122. 7	17：23. 1	21：25. 7
2：159. 4	6：154. 0	10，10′：127. 7	14：131. 2	18：123. 8	4-OCH_3：61. 5
3：111. 5	7：199. 7	11：132. 2	15：17. 9	19：132. 0	6-OCH_3：62. 6
4：162. 9	8：139. 6	12：23. 1	16：25. 7	20：17. 9	

质谱 EIMS(70 eV)m/z(rel. int. %)：394 [M]$^+$(90)，379 [M−15]$^+$(40)，363 [M−31]$^+$(100)，339 [M−55]$^+$(50)，323(86)，105 [PhCO]$^+$(70)，77 [Ph]$^+$(38)。

高分辨质谱 HRIEMS：394. 2166($C_{25}H_{30}O_4$理论值为 394. 2144)。

化合物 102：salimbenzophenone[142]

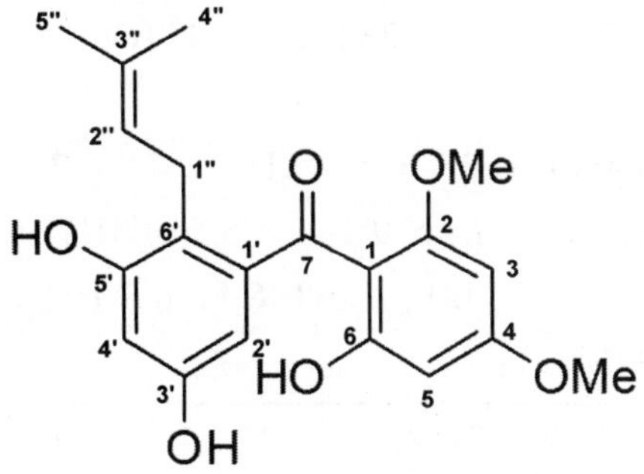

分子式：$C_{20}H_{22}O_6$。

分子量 M：358。

性状：棕色晶体。

熔点：264～266℃。

红外 IR ν_{max}：3400cm^{-1}，1614cm^{-1}，1582cm^{-1}。

^{1}H NMR(360 MHz，$CDC1_3$)δ：6.06(1H，d，J=2.0Hz，H-3)，6.40(1H，d，J=2.0Hz，H-5)，3.42(3H，s，2-OMe)，3.73(3H，s，4-OMe)，6.86(1H，d，J=2.1Hz，H-2′)，7.08(1H，d，J=2.1Hz，H-4′)，3.79(2H，d，J=6.7Hz，H-1″)，5.68(1H，t，J=6.7Hz，H-2″)，1.58(3H，s，H-4)，1.61(3H，s，H-5)。

^{13}C NMR(90 MHz，$CDC1_3$)δ：

1：107.7	4：163.4	7：202.1	3′：157.6	6′：116.0	3″：130.1	2-OMe：55.7
2：167.3	5：94.4	1′：146.0	4′：104.2	1″：27.0	4″：25.9	4-OMe：55.8
3：91.4	6：167.4	2′：105..3	5′：157.7	2″：125.3	5″：17.7	

质谱 EIMS m/z：358［M］$^+$，341，327，289，272，204，189，160。

高分辨质谱 HRIEMS［M］$^+$$m/z$：358.1497($C_{20}H_{22}O_6$ 理论值为 358.1494)。

化合物 103：vismiaphenone C[141]

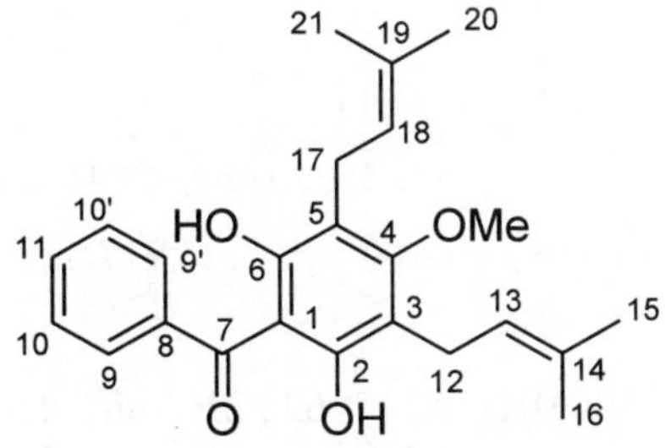

分子式：$C_{24}H_{28}O_4$。

分子量 M：380。

红外 IR($CHCl_3$)ν_{max}：3528cm^{-1}，3500～3000cm^{-1}，3100～3000cm^{-1}，3000～2800cm^{-1}，2392cm^{-1}，2296cm^{-1}，2232cm^{-1}，1616cm^{-1}，1440cm^{-1}，1320cm^{-1}，1112cm^{-1}。

^{1}H NMR($CDCl_3$，360MHz)δ：8.52(2H，s)，7.7—7.6(2H，m)，7.55—7.4(3H，m)，5.18 (2H，tm，J=6.9 Hz)，3.74(3H，s)，3.32 (4H，dm，J=6.9 Hz)，1.75(6H，d，J=l.2 Hz)，1.68(6H，d，J=l.2 Hz)。

^{13}C NMR($CDCl_3$，90MHz)：

1：107.7	5：113.7	9，9′：128.3	13：122.4	17：22.9	21：25.7
2：157.4	6：157.4	10，10′：128.2	14：133.2	18：122.4	OMe：61.5
3：113.7	7：199.1	11：132.1	15：17.9	19：133.2	
4：162.9	8：140.3	12：22.9	16：25.7	20：17.9	

质谱 EIMS(70 eV)m/z(rel. int. %)：380 [M]$^+$(90)，365 [M−15]$^+$(8)，363 [M−17]$^+$(20)，325 [M−55]$^+$(50)，309(100)，105 [Ph−CO]$^+$(90)，77 [Ph]$^+$(50)。

高分辨质谱：380.2023($C_{24}H_{28}O_4$理论值为 380.1988)。

化合物 104：garcimangosone D[128]

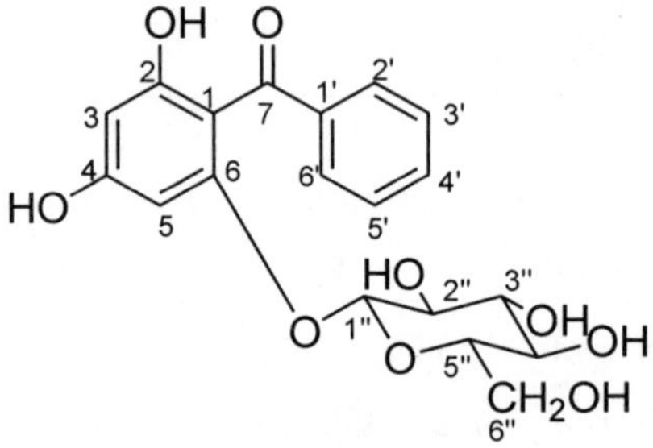

分子式：$C_{19}H_{20}O_9$。

分子量 M：393。

性状：黄色粉末。

熔点：136～138℃。

旋光：$[\alpha]_D^{25}$=−64°(c=0.5，MeOH)。

紫外 UV(MeOH)λ_{max}(lg ε)：258(4.37)nm，204(4.80)nm。

红外 IR (KBr) ν_{max}：3362 (OH) cm^{-1}，2917cm^{-1}，1600cm^{-1}，1450cm^{-1}，1277cm^{-1}，1074cm^{-1}。

^{1}H NMR(Me_2CO-d_6，500MHz)δ：7.62(2H，m，H-2′，6′)，7.49(1H，m，

H-4′), 7.40(2H, m, H-3′, 5′), 6.26(1H, d, J=2.0Hz, H-5), 6.12(1H, d, J=2.0Hz, H-3), 4.82(1H, d, J=8.0Hz, H-1″), 3.84(1H, dd, J=12.0Hz, 3.0Hz, H-6″), 3.66(1H, dd, J=12.0Hz, 6.0Hz, H-6″), 3.40(1H, m, H-5″), 3.36(1H, brt, J=8.5Hz, H-3″), 3.25(1H, brt, J=8.5Hz, H-4″), 2.68(1H, brt, J=8.0Hz, H-2″)。

^{13}C NMR(Me_2CO-d_6, 125MHz)δ:

1: 107.4	5: 95.6	2′: 129.3	6′: 129.3	4″: 71.0
2: 163.9	6: 160.0	3′: 128.5	1″: 101.0	5″: 77.7
3: 97.9	7: 198.9	4′: 132.1	2″: 74.2	6″: 62.5
4: 164.8	1′: 142.2	5′: 128.5	3″: 77.4	

质谱 FABMS m/z(rel. int. %): 393 [M+H]$^+$(64)。

高分辨质谱 HRFABMS: [M+H]$^+$ 393.1172($C_{19}H_{21}O_9$理论值为 393.1186)。

化合物 105: 2,6,3′,5′-tetrahydroxybenzophenone[143]

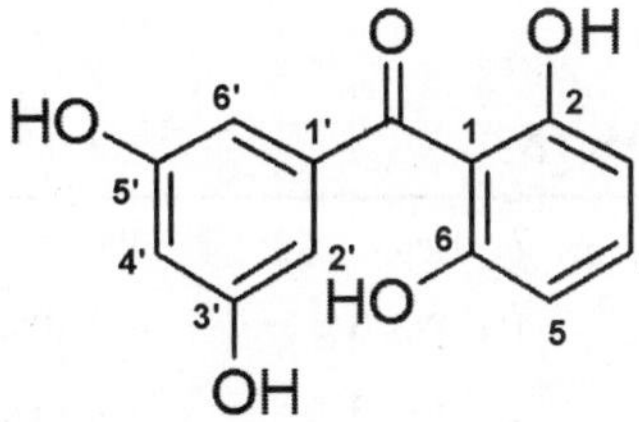

分子式: $C_{13}H_{10}O_5$。

分子量 M: 246。

性状: 黄色晶体。

熔点: 151～157℃。

紫外 UV(MeOH)λ_{max}: 362nm, 304nm, 285nm, 245nm, 211nm。

红外 IR(film)ν_{max}: 3422cm^{-1}, 1607cm^{-1}。

^{1}H NMR(MeOD, 600MHz)δ: 6.41(1H, d, J=8.4Hz, H-3), 7.13(1H, t, J=8.4Hz, H-4), 6.41(1H, d, J=8.4Hz, H-3), 6.78(1H, d, J=1.8Hz, H-2′), 6.49(1H, t, J=1.8Hz, H-4′), 6.78(1H, d, J=1.8Hz, H-6′)。

^{13}C NMR(MeOD, 150MHz)δ:

1: 114.9	4: 131.1	7: 198.1	3′: 158.2	6′: 107.4
2: 156.4	5: 106.4	1′: 140.4	4′: 106.9	
3: 106.4	6: 156.4	2′: 107.4	5′: 158.2	

高分辨质谱 HRESIMS m/z: [M−H]$^-$ 245.0447($C_{13}H_{10}O_5$−H 理论值为 245.04451)。

化合物 106：3,4,5,3′,5′-pentahydroxybenzophenone[143]

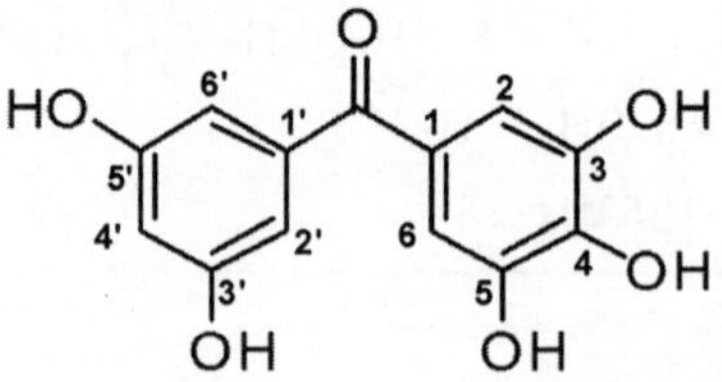

分子式：$C_{13}H_{10}O_6$。

分子量 *M*：262。

性状：黄色晶体。

熔点：258～264℃。

紫外 UV(MeOH)λ_{max}：357nm，306nm，287nm，245nm，212nm。

红外 IR(film)ν_{max}：3436cm^{-1}，1604cm^{-1}。

^{1}H NMR(MeOD，600MHz)δ：5.86(1H，s，H-2)，5.86(1H，s，H-6)，6.55(1H，d，J=2.4Hz，H-2′)，6.40(1H，t，J=2.4Hz，H-4′)，6.55(1H，d，J=2.4Hz，H-6′)。

^{13}C NMR(MeOD，150MHz)δ：

1：104.9	4：164.1	7：199.2	3′：157.6	6′：106.3
2：94.4	5：162.0	1′：143.3	4′：105.0	
3：162.0	6：94.4	2′：106.3	5′：157.7	

高分辨质谱 HRESIMS *m/z*：[M+H]$^+$263.0296($C_{13}H_{11}O_6$ 理论值为 263.0303)。

化合物 107：3,5,3′,5′-tetrahydroxy-4-methoxybenzophenone[143]

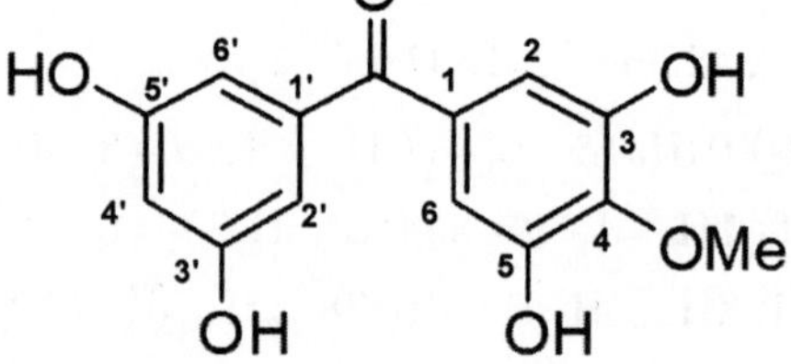

分子式：$C_{14}H_{12}O_6$。

分子量 *M*：276。

性状：黄色晶体。

熔点：232～237℃。

紫外 UV(MeOH)λ_{max}：362nm，324nm，285nm，245nm，211nm。

红外 IR(film)ν_{max}：3529cm^{-1}，1600cm^{-1}。

^{1}H NMR(MeOD, 600MHz)δ: 6.01(1H, s, H-2), 3.57(3H, s, 4-OMe), 6.01(1H, s, H-6), 6.56(1H, d, J=1.8Hz, H-2′), 6.43(1H, t, J=1.8Hz, H-4′), 6.56(1H, d, J=1.8Hz, H-6′)。

^{13}C NMR(MeOD, 150MHz)δ:

1: 106.4	4: 163.5	7: 198.3	3′: 157.9	6′: 106.4
2: 91.1	5: 161.6	1′: 142.8	4′: 105.5	C_4-OMe: 54.5
3: 161.6	6: 95.3	2′: 106.4	5′: 157.9	

高分辨质谱 HRESIMS m/z: $[M+Na]^+$ 299.0336 ($C_{14}H_{12}O_6Na$ 理论值为 299.0342)。

化合物 108：3,4,5,3′-tetrahydroxy benzophenone[143]

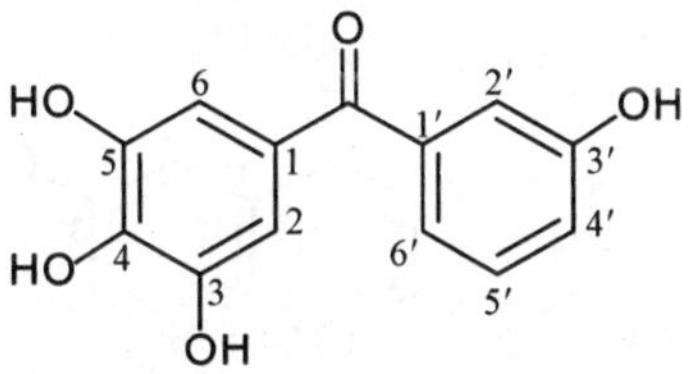

分子式：$C_{13}H_{10}O_5$。

分子量 M：246。

其他数据未见报道。

化合物 109：3,4-dihydroxyphenyl(3-hydroxy-5-methoxyphenyl) methanone[132]

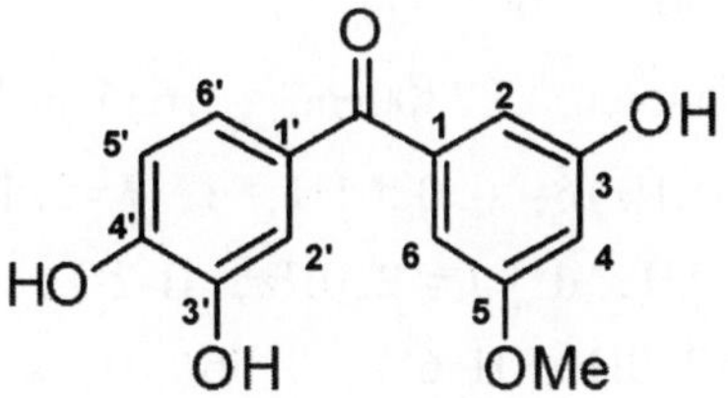

分子式：$C_{14}H_{12}O_6$。

分子量 M：276。

性状：棕色无定形固体。

紫外 UV(EtOH)λ_{max}(lg ε): 315(2.50)nm。

红外 IR(KBr)ν_{max}: 3296cm^{-1}, 1597cm^{-1}, 1474cm^{-1}, 1289cm^{-1}, 1164cm^{-1}, 1103cm^{-1}。

^{1}HNMR($CDCl_3$, 300MHz)δ: 7.22(1H, d, J=2.1Hz, H-2′), 7.14(1H, dd, J=2.1Hz, 8Hz, H-6′), 6.80(1H, brd, J=3Hz, H-2), 6.78(1H, d, J=8Hz, H-5′), 6.02(1H, dd, J=2.1Hz, 3Hz, H-4), 6.02(1H, dd, J=2.1Hz, 3Hz, H-6)。

^{13}C NMR($CDCl_3$, 100MHz)δ:

1: 131.7	4: 90.7	7: 196.7	3′: 144.5	6′: 122.7
2: 107.2	5: 160.2	1′: 131.7	4′: 150.2	C_5-OMe: 54.4
3: 144.5	6: 90.7	2′: 115.8	5′: 114.0	

质谱 EIMS m/z(rel. int. %): 260(7), 208(4), 186(4), 140(36)。

化合物 110: 2,3′,4,5′-tetrahydroxy-6-methoxybenzophenone[130]/ mangaphenone[145]

2,3′,4,5′-tetrahydroxy-6-methoxybenzophenone

分子式: $C_{14}H_{12}O_6$。

分子量 M: 276。

性状: 黄色晶体。

熔点: 243～246℃。

紫外 UV λ_{max}(lg ε): 306(3.66)nm。

红外 IR(KBr)ν_{max}: 3545cm^{-1}, 3300cm^{-1}, 1635cm^{-1}。

^{1}H NMR(MeOD, 500MHz)δ: 6.02(1H, d, J=2.1Hz, H-3), 6.01(1H, d, J=2.1Hz, H-5), 6.59(1H, d, J=2.0Hz, H-2′), 6.45(1H, t, J=2.0Hz, H-4′), 6.59(1H, d, J=2.0Hz, H-6′), 3.56(3H, s, 6-OMe)。

^{13}C NMR(MeOD, 125MHz)δ:

1: 108.0	4: 162.8	7: 199.8	3′: 159.3	6′: 107.9
2: 162.7	5: 92.5	1′: 144.1	4′: 107.1	OMe: 56.0
3: 96.7	6: 164.6	2′: 107.9	5′: 159.3	

质谱 EIMS(70 eV)m/z(rel. int. %): 276.1 [M]$^+$(50), 259(55), 167(77), 58(41), 43(100)。

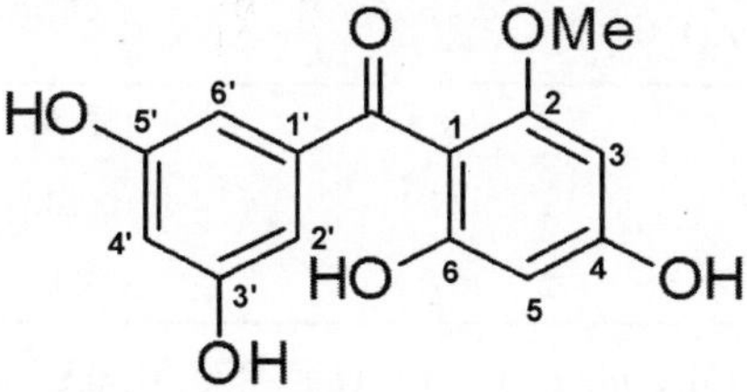

mangaphenone

分子式：$C_{14}H_{12}O_6$。

分子量 M：276。

性状：棕黄色晶体。

熔点：245～246℃。

紫外 UV(EtOH)λ_{max}(lg ε)：211(4.11)nm，214(4.12)nm，309(3.77)nm。

红外 IR ν_{max}：3599cm^{-1}，2924cm^{-1}，1728cm^{-1}，1261cm^{-1}，804cm^{-1}，730cm^{-1}。

^{1}H NMR(CD_3OD，500MHz)δ：5.96(1H，s，H-3)，5.96(1H，s，H-5)，6.52(1H，d，J=2.3Hz，H-2′)，6.39(1H，t，J=2.3Hz，H-4′)，6.52(1H，d，J=2.3Hz，H-6′)，3.54(3H，s，2-OMe)。

^{13}C NMR(CD_3OD，125 MHZ)δ：

1：106.4	4：163.3	7：198.4	3′：158.0	6′：106.5
2：161.5	5：95.3	1′：142.7	4′：105.7	OMe：54.6
3：91.1	6：163.3	2′：106.5	5′：158.0	

质谱 EIMS m/z (rel. int. %)：276(67)，260(50)，168(70)，167(100)，153(22)，69(44)。

化合物 111：3,4,3′,5′-tetrahydroxy-5-methoxybenzophenone(GM-2)[146]

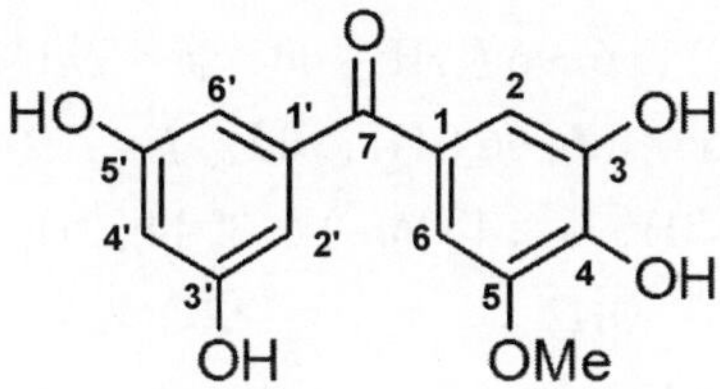

分子式：$C_{14}H_{12}O_6$。

分子量 M：276。

性状：浅棕色无定形粉末。

^{1}H NMR (acetone-d_6/D_2O) δ：6.53 (2H，d，J = 2.0Hz，H-2′，6′)，6.45 (1H，t，J=2.0Hz，H-4′)，6.02(1H，d，J=2.0Hz，H-2)，6.01(1H，d，J=2.0Hz，H-6)，3.50(3H，s，5-OMe)。

^{13}C NMR(acetone-d_6/D_2O)δ：

1：106.9	4：164.4	7：198.4	3′：158.8	6′：107.2
2：96.4	5：162.5	1′：143.8	4′：106.3	C_5-OMe：55.7
3：162.9	6：92.3	2′：107.2	5′：158.8	

高分辨质谱 HRESIMS m/z：$[M-H]^-$ 275.0565（$C_{14}H_{12}O_6-H$ 理论值为 275.0561）。

化合物 112：2,3′-dihydroxy-2′,4,6-trimethoxybenzophenone[147]

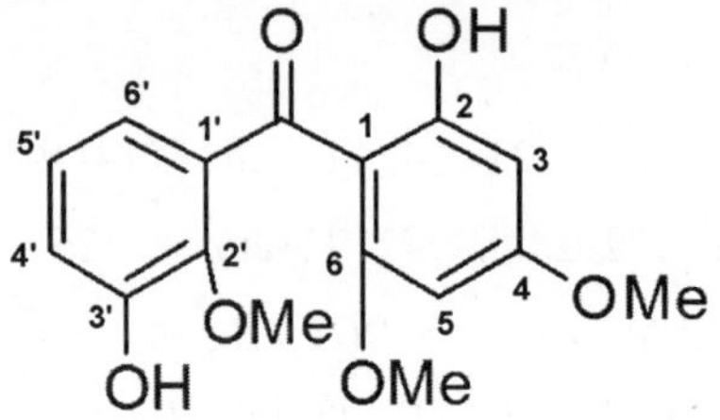

分子式 $C_{16}H_{16}O_6$。

分子量 M：304。

性状：黄色晶体。

熔点：87～88℃。

紫外 UV(MeOH)λ_{max}(lg ε)：220(3.7)nm，230(4.1)nm，304(4.3)nm。

红外 IR（KBr pellet）ν_{max}：3391cm^{-1}，2944cm^{-1}，2365cm^{-1}，2339cm^{-1}，1613cm^{-1}，1600cm^{-1}，1468cm^{-1}，1458cm^{-1}，1437cm^{-1}，1421cm^{-1}，1339cm^{-1}，1292cm^{-1}，1224cm^{-1}，1208cm^{-1}，1156cm^{-1}，1116cm^{-1}，1070cm^{-1}，1054cm^{-1}，986cm^{-1}，861cm^{-1}，802cm^{-1}，758cm^{-1}，698cm^{-1}，641cm^{-1}，597cm^{-1}，527cm^{-1}，461cm^{-1}。

^1H NMR（CD_3COCD_3，500MHz）δ：6.13（1H，d，J = 2.3Hz，H-3），5.99（1H，d，J = 2.3Hz，H-5），6.96（1H，dd，J = 7.1Hz，1.9Hz，H-4′），6.96（1H，brt，J = 7.1Hz，H-5′），6.66（1H，dd，J = 7.2Hz，1.9Hz，H-6′），3.66（3H，s，2′-OMe），3.87(3H，s，4-OMe)，3.44(3H，s，6-OMe)，13.25(1H，s，2-OH)，8.22(1H，s，3′-OH)。

^{13}C NMR(CD_3COCD_3，125MHz)δ：

1：107.1	4：168.1	7：199.1	3′：150.4	6′：118.4	$C_{2'}$-OMe：56.1
2：167.7	5：91.7	1′：138.6	4′：117.9	$C_{2'}$-OMe：61.4	
3：94.3	6：164.0	2′：144.7	5′：124.4	C_4-OMe：56.0	

高分辨质谱 HRESI MS m/z：$[M+Na]^+$ 327.08301（$C_{16}H_{16}O_6Na^+$ 理论值为 327.08391）。

化合物 113：4,6,3′,4′-tetrahydroxy-2-methoxybenzophenone[72]

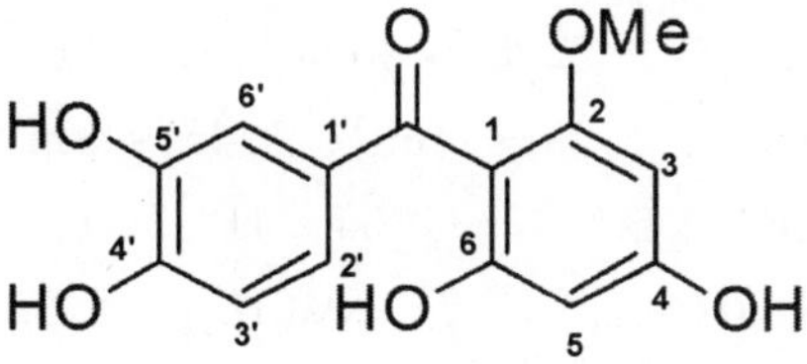

分子式：$C_{14}H_{12}O_6$。

分子量 *M*：276。

性状：黄色油状物。

紫外 UV(EtOH)λ_{max}(lg ε)：320(3.99)nm，288(3.86)nm，228(4.07)nm。

红外 IR(film)ν_{max}：3307cm^{-1}，1628cm^{-1}。

^{1}H NMR(CD_3OD，400MHz)δ：5.95(1H，d，J=1.8Hz，OH-2)，5.98(1H，d，J=1.8Hz，H-4)，7.14(1H，d，J=6.8Hz，H-2′)，6.74(1H，d，J=8.2Hz，H-5′)，3.54(3H，s，OMe-2)，7.04(dd，J=8.2Hz，1.82Hz，H-6′)。

^{13}C NMR(CD_3OD，100MHz)δ：

1：107.8	6：155.7	4′：149.8
2：157.9	7：192.7	5′：114.4
3：90.2	1′：129.9	6′：121.6
4：158.9	2′：115.6	OMe-2：54.7
5：94.8	3′：144.3	

质谱 EIMS *m/z*(rel. int.%)：276 [M]$^+$(100)，167 [M−$C_6H_5O_2$]$^+$(88)，137 [M−$C_7H_7O_3$]$^+$(31)。

高分辨质谱 HREIMS *m/z*：276.0613($C_{14}H_{12}O_6$ 理论值为 276.0634)。

化合物 114：myrtiaphenone B[141]

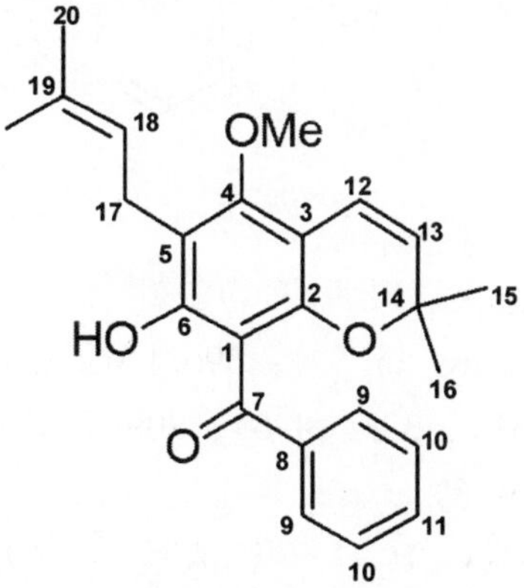

分子式：$C_{24}H_{26}O_4$。

分子量 M：378。

红外 IR($CHCl_3$) ν_{max}：3500～3300(b)cm^{-1}，3100～3000(m)cm^{-1}，3000～2800(m)cm^{-1}，2392(w)cm^{-1}，2296(w)cm^{-1}，2232(w)cm^{-1}，1608(s)cm^{-1}，1456(m)cm^{-1}，1416(s)cm^{-1}，1328(s)cm^{-1}，1145(s)cm^{-1}。

^1H NMR($CDCl_3$，360MHz) δ：12.04(1H，s)，7.85—7.70(2H，m)，7.52—7.21(3H，m)，6.40(1H，d，J=10.0Hz)，5.32(1H，d，J=10.0Hz)，5.23(1H，tin，J=6.9Hz)，3.76(3H，s)，3.31(2H，dm，J=6.9Hz)，1.70(3H，d，J=1.2Hz)，1.68(3H，d，J=1.2Hz)，0.97(6H，s)。

^{13}C NMR($CDCl_3$，90MHz)δ：

1：107.9	5：120.3	9：127.6	13：116.9	17：22.2	21：25.8
2：158.1	6：160.6	10：127.3	14：77.1	18：123.8	22：62.0
3：119.2	7：200.8	11：130.4	15：27.3	19：131.6	
4：162.1	8：142.4	12：126.1	16：27.3	20：17.9	

质谱 EIMS(70 eV) m/z(rel. int. %)：378 $[M]^+$(30)，363(100)，307(20)，323(86)，105(70)，77(38)。

高分辨质谱：378.1854($C_{24}H_{26}O_4$ 理论值为 378.1831)。

化合物 115：pseudoguttiaphenone A[140]

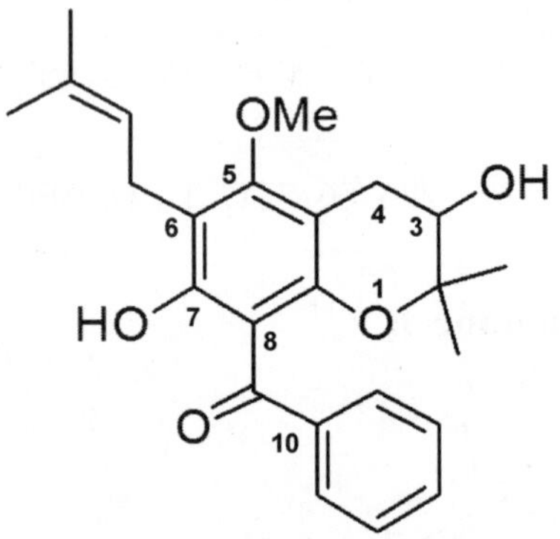

分子式：$C_{24}H_{28}O_5$。

分子量 M：396。

旋光：$[\alpha]_D^{25}$=+2.48°(c=1.1，$CHCl_3$)。

质谱 EIMS(70 eV) m/z(rel. int.%)：396 $[M]^+$(100)；381 $[M-15]^+$(15)；363(32)；341 $[M-55]^+$(31)；323(10.6)；309(7.5)；149(79)；105 $[PhCO]^+$(65)；84(61)；77 $[Ph]^+$(26)。

高分辨质谱：396.1934($C_{24}H_{28}O_5$ 理论值是 396.1937)。

化合物 116：benthaphenone[148]

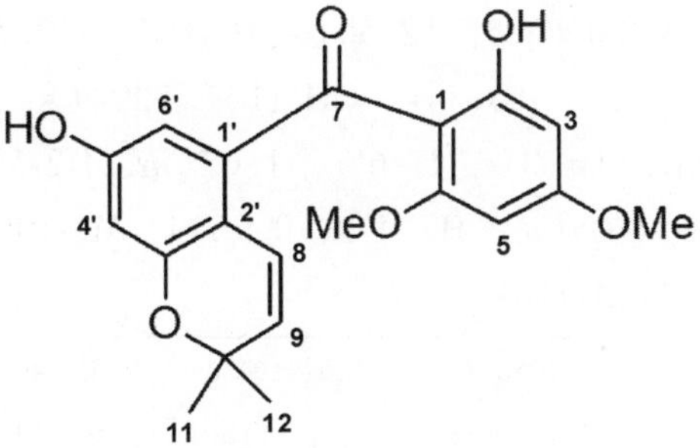

分子式：$C_{20}H_{20}O_6$。

分子量 M：356。

性状：白色无定形固体。

紫外 UV(MeOH)λ_{max}：224nm，300nm。

^{1}H NMR(CDCl$_3$，500MHz)δ：13.13(1H，s，2-OH)，6.35(1H，dd，J=2.5Hz，0.7Hz，H-40)，6.24(1H，d，J=2.5Hz，H-60)，6.19(1H，dd，J=9.9Hz，0.7Hz，H-8)，6.13(1H，d，J=2.3Hz，H-3)，5.84(1H，d，J=2.3Hz，H-5)，5.45(1H，d，J=9.9Hz，H-9)，3.85(3H，s，4-OMe)，3.45(3H，s，6-OMe)，1.41(6H，s，H-11，H-12)。

^{13}C NMR(CDCl$_3$，125MHz)δ：

1：106.6	5：91.2	9：128.7	1′：141.4	5′：155.6
2：167.1	6：162.7	10：76.0	2′：111.6	6′：105.5
3：93.5	7：198.8	11：117.9	3′：154.1	C_4-OMe：55.6
4：167.3	8：119.1	12：124.4	4′：104.6	C_6-OMe：55.6

高分辨质谱 HREIMS m/z：[M]$^+$356.1255($C_{20}H_{20}O_6$ 理论值为 356.1260)。

化合物 117：clusiachromene/clusiachromene C[139,183]

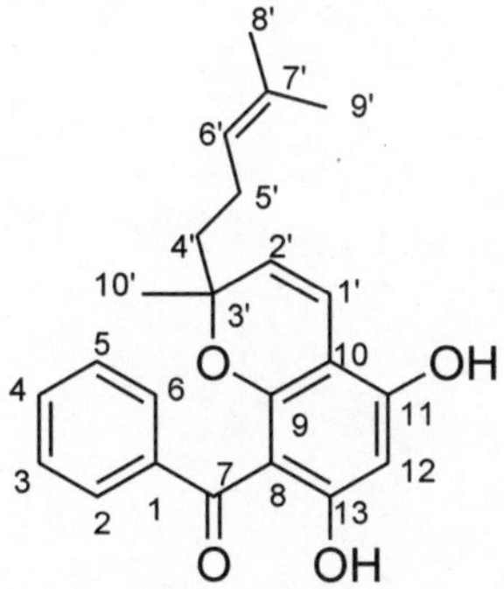

分子式：$C_{23}H_{24}O_4$。

分子量 M：364。

性状：油状物。

^1H NMR($CDCl_3$，300MHz)δ：12.50(s，OH-13)，7.50—7.35(m，C_6H_5)，6.52(d，J=10Hz，H-1′)，6.10(brs，OH-11)，5.94(s，H-12)，5.24(d，J=10Hz，H-2′)，4.87(brt，J=7Hz，H-6′)，1.67(m，H2-5′)，1.63，1.49(brss；Me-8′，Me-9′)，1.30—1.05(m，H2-4′)，0.96(s，Me-10′)。

^{13}C NMR($CDCl_3$，75MHz)δ：

1：131.6	5：127.6	9：156.7	13：164.6	4′：40.8	Me-8′：25.9
2：127.6	6：127.0	10：105.4	1′：116.3	5′：22.5	Me-9′：17.6
3：127.0	7：200.6	11：158.9	2′：123.8	6′：123.9	Me-10′：25.6
4：130.2	8：101.9	12：95.8	3′：80.4	7′：142.7	

参考文献

[1] Wu Z Y, Raven P. Flora of China[M]. Beijing: Science Press, 2007.

[2] 孙伟，魏永锋，白银娟，等. α-山竹黄酮的 NMR 研究[J]. 波谱学杂志，2008，25：257-264.

[3] Obolskiy D, Pischel I, Siriwatanametanon N, et al. *Garcinia mangostana* L.: a phytochemical and pharmacological review[J]. Phytotherapy Research, 2009, 23: 1047-1065.

[4] 南京中医药大学. 中药大辞典(下册)[M]. 2 版. 上海：上海科学技术出版社，2006.

[5] Hemshekhar M, Sunitha K, Santhosh M S, et al. An overview on genus garcinia: phytochemical and therapeutical aspects[J]. Phytochemistry Reviews, 2011, 10: 325-351.

[6] 付文卫，谭红胜，徐宏喜. 中国产藤黄属植物中抗肿瘤活性化学成分的研究概况[J]. 药学学报，2014，49：166-174.

[7] Roux D, Hadi H A, Thoret S, et al. Structure-activity relationship of polyisoprenyl benzophenones from *Garcinia pyrifera* on the tubulin/microtubule system[J]. Journal of Natural Products, 2000, 63: 1070-1076.

[8] Ito C, Itoigawa M, Miyamoto Y, et al. Polyprenylated benzophenones from *Garcinia assigu* and their potential cancer chemopreventive activities[J]. Journal of Natural Products, 2003, 66: 206-209.

[9] Peres V, Nagem T J, de Oliveira F F. Tetraoxygenated naturally occurring xanthones[J]. Phytochemistry, 2000, 55: 683-710.

[10] Cuesta-Rubio O, Piccinelli A L, Rastrelli L. Chemistry and biological activity of polyisoprenylated benzophenone derivatives[J]. Studies in Natural Products Chemistry, 2005, 32(5): 671-720.

[11] Baggett S, Mazzola E P, Kennelly E J. The benzophenones: isolation, structural elucidation and biological activities[J]. Studies in Natural Products Chemistry, 2005, 32: 721-771.

[12] Kumar S, Sharma S, Chattopadhyay S K. The potential health benefit of polyisoprenylated benzophenones from Garcinia and related genera: ethnobotanical and therapeutic importance[J]. Fitoterapia, 2013, 89(89): 86-125.

[13] 李赛谋，戚进，寇俊萍. 来源于植物的天然二苯甲酮类化合物的研究现状[J]. 药学进展，2012，36：452-458.

[14] Cuesta-Rubio O, Velez-Castro H, Frontana-Uribe B A, et al. Nemorosone, the major constituent of floral resins of *Clusia rosea*[J]. Phytochemistry, 2001, 57(2): 279-283.

[15] Ciochina R, Grossman R B. Polycyclic polyprenylated acylphloroglucinols[J]. Chemical Reviews, 2006, 106: 3963-3986.

[16] Wu C C, Weng J R, Won S J, et al. Constituents of the pericarp of *Garcinia subelliptica*[J]. Journal of Natural Products, 2005, 68: 1125-1127.

[17] Weng J R, Lin C N, Tsao L T, et al. Terpenoids with a new skeleton and novel triterpenoids with anti-inflammatory effects from *Garcinia subelliptica*[J]. Chemistry-A European Journal, 2003, 9: 5520-5527.

[18] Wu C C, Lu Y H, Wei B L, et al. Phloroglucinols with prooxidant activity from *Garcinia subelliptica*[J]. Journal of Natural Products, 2008, 71: 246-250.

[19] Zhang L J, Chiou C T, Cheng J J, et al. Cytotoxic polyisoprenyl benzophenonoids from *Garcinia subelliptica*[J]. Journal of Natural Products, 2010, 73(4): 557-562.

[20] Fuller R W, Blunt J W, Boswell J L, et al. Guttiferone F, the first prenylated benzophenone from *Allanblackia stuhlmannii*[J]. Journal of Natural Products, 1999, 62(1): 130-132.

[21] Xu G, Kan W L T, Zhou Y, et al. Cytotoxic acylphloroglucinol derivatives from the twigs of *Garcinia cowa* [J]. Journal of Natural Products, 2010, 73(2): 104-108.

[22] Liu X, Yu T, Gao X M, et al. Apoptotic effects of polyprenylated benzoylphloroglucinol derivatives from the twigs of *Garcinia multiflora*[J]. Journal of Natural Products, 2010, 73(8): 1355-1359.

[23] Jing W Y, Jiang C, Ji F, et al. Chemical constituents from the stem barks of *Garcinia multiflora* [J]. Journal of Asian Natural Products Research, 2013, 15(11): 1152-1157.

[24] Negi P S, Jayaprakasha G K. Control of foodborne pathogenic and spoilage bacteria by garcinol and *Garcinia indica* extracts and their antioxidant activity[J]. Journal of Food Science, 2010, 69(3): FMS61-FMS65.

[25] Pan M S, Chang W L, Linshiau S, et al. Induction of apoptosis by garcinol and curcumin through cytochrome c release and activation of caspases in human leukemia HL-60 cells[J]. Journal of Agricultural & Food Chemistry, 2001, 49(3): 1464-1474.

[26] Sang S M, Liao C H, Pan M H, et al. Chemical studies on antioxidant mechanism of garcinol: analysis of radical reaction products of garcinol with peroxyl radicals and their antitumor activities [J]. Tetrahedron, 2002, 58: 10095-10102.

[27] Yamaguchi F, Saito M, Ariga T, et al. Free radical scavenging activity and antiulcer activity of garcinol from *Garcinia indica* fruit rind[J]. Journal of Agricultural and Food Chemistry, 2000, 48: 2320-2325.

[28] Liao C H, Ho C T, Lin J K. Effects of garcinol on free radical generation and NO production in embryonic rat cortical neurons and astrocytes[J]. Biochemical & Biophysical Research Communications, 2005, 329(4): 1306-1314.

[29] Sahu A, Das B, Chatterjee A. Polyisoprenylated benzophenones from *Garcinia pedunculata*[J]. Phytochemistry, 1989, 28: 1233-1235.

[30] Bakana P, Claeys M, Totte J, et al. Structure and chemotherapeutical activity of a polyisoprenylated benzophenone from the stem bark of *Garcinia huillensis*[J]. Journal of Ethnopharmacology, 1987, 21: 75-84.

[31] Iinuma M, Ito T, Miyake R, et al. A xanthone from *Garcinia cambogia*[J]. Phytochemistry, 1998, 47: 1169-1170.

[32] Kolodziejczyk J, Masullo M, Olas B, et al. Effects of garcinol and guttiferone K isolated from *Garcinia cambogia* on oxidative/nitrative modifications in blood platelets and plasma[J]. Platelets, 2009, 20: 487-492.

[33] Rama Rao A V, Venkatswamy G, Pendse D. Camboginol and cambogin[J]. Tetrahedron Letters, 1980, 21(20): 1975-1978.

[34] Iinuma M, Tosa H, Tanaka T, et al. Antibacterial activity of some gardnia benzophenone derivatives against methicillin-resistant *Staphylococcus aureus* [J]. Biological & Pharmaceutical Bulletin, 1996, 19(2): 311-314.

[35] Rukachaisirikul V, Naklue W, Sukpondma Y, et al. An antibacterial biphenyl derivative from *Garcinia bancana* MiQ[J]. Chemical & Pharmaceutical Bulletin, 2005, 53: 342-343.

[36] Niwa M, Terashima K, Aqilb M. Garcinol, a novel arylbenzofuran derivative from *Garcinia kola*[J]. Heterocycles, 1993, 36: 671-673.

[37] Hamed W, Brajeul S, Mahuteaubetzer F, et al. Oblongifolins A-D, polyprenylated benzoylphloroglucinol derivatives from *Garcinia oblongifolia*[J]. Journal of Natural Products, 2006, 69(5): 774-777.

[38] Hartati S, Kadono L B S, Kosela S, et al. A new pyrano xanthone from the stem barks of *Garcinia tetrandra* pierre[J]. Journal of Biological Sciences, 2008, 8(1): 137-142.

[39] Deachathai S, Mahabusarakam W, Phongpaichit S, et al. Phenolic compounds from the fruit of *Garcinia dulcis*[J]. Phytochemistry, 2005, 66: 2368-2375.

[40] Masullo M, Bassarello C, Suzuki H, et al. Polyisoprenylated benzophenones and an unusual

polyisoprenylated tetracyclic xanthone from the fruits of *Garcinia cambogia*[J]. Journal of Agricultural and Food Chemistry, 2008, 56: 5205-5210.

[41] Fan Q, Na Z, Hu H, et al. Chemical constituents from stem barks of *Garcinia paucinervis* [J]. Zhongcaoyao, 2012, 43: 436-439.

[42] Nilar, Nguyen L H D, Venkatraman G, et al. Xanthones and benzophenones from *Garcinia griffithii* and *Garcinia mangostana*[J]. Phytochemistry, 2005, 66(14): 1718-1723.

[43] Xia Z X. Bioassay-guided isolation of prenylated xanthones and polycyclic acylphloroglucinols from the leaves of *Garcinia nujiangensis*[J]. Journal of Natural Products, 2012, 75(8): 1459-1464.

[44] Kaur R, Chattopadhyay S K, Tandon S, et al. Large scale extraction of the fruits of *Garcinia indica*, for the isolation of new and known polyisoprenylated benzophenone derivatives[J]. Industrial Crops & Products, 2012, 37(1): 420-426.

[45] Guo Y E, Wang L L, Li Z L, et al. Triterpenes and xanthones from the stem bark of *Garcinia tetralata*[J]. Journal of Asian Natural Products Research, 2011, 13(5): 440-443.

[46] Mahmood Y. An investigation of platelet anti-aggregation activity in inigenous medicinal herbs[J]. Journal-Chemical Society of Pakistan, 2009, 31(2): 324-328.

[47] Gao X M, Yu T, Lai F S, et al. Identification and evaluation of apoptotic compounds from *Garcinia paucinervis*[J]. Bioorganic & Medicinal Chemistry, 2010, 18(14): 4957-4964.

[48] Tian Z, Jie S, Wang F, et al. Cambogin is preferentially cytotoxic to cells expressing PDGFR[J]. Plos One, 2011, 6(6): e21370.

[49] Chattopadhyay S K, Kumar S. Identification and quantification of two biologically active polyisoprenylated benzophenones xanthochymol and isoxanthochymol in *Garcinia species* using liquid chromatography-tandem mass spectrometry[J]. Journal of Chromatography B Analytical Technologies in the Biomedical & Life Sciences, 2007, 21(11): 1159-1165.

[50] Ito C, Itoigawa M, Takakura T, et al. Chemical constituents of *Garcinia fusca*: structure elucidation of eight new xanthones and their cancer chemopreventive activity[J]. Journal of Natural Products, 2003, 66: 200-205.

[51] Gustafson K R, Blunt J W, Munro M H G, et al. The guttiferones, HIV-inhibitory benzophenones from *Symphonia globulifera*, *Garcinia livingstonei*, *Garcinia ovalifolia* and *Clusia rosea*[J]. Tetrahedron, 1992, 48(46): 10093-10102.

[52] Huang S X, Feng C, Zhou Y, et al. Bioassay-guided isolation of xanthones and polycyclic prenylated acylphloroglucinols from *Garcinia oblongifolia*[J]. Journal of Natural Products, 2009, 72(1): 130-135.

[53] Itoa C, Matsui T, Noda E, et al. Biphenyl derivatives from *Garcinia schomburgkiana* and the cytotoxicity of the isolated compounds[J]. Natural Product Communications, 2013, 8(9): 1265-1267.

[54] Xu G, Feng C, Zhou Y, et al. Bioassay and ultraperformance liquid chromatography/mass spectrometry guided isolation of apoptosis-inducing benzophenones and xanthone from the pericarp of *Garcinia yunnanensis* Hu[J]. Journal of Agricultural & Food Chemistry, 2008, 56(23): 11144-11150.

[55] 纳智，许又凯. 双籽藤黄化学成分的研究[J]. 中草药，2010，41：367-370.

[56] Cuesta-Rubio O, Padron A, Castro H V, et al. A new tautomeric pair of polyisoprenylated benzophenones from *Garcinia aristata*[J]. Journal of Natural Products, 2001, 64: 973-975.

[57] Baggett S, Protiva P, Mazzola E P, et al. Bioactive benzophenones from *Garcinia xanthochymus* fruits[J]. Journal of Natural Products, 2005, 68(3): 354-360.

[58] Pereira I O, Marques M J, Pavan A L, et al. Leishmanicidal activity of benzophenones and extracts from *Garcinia brasiliensis* Mart. fruits[J]. Phytomedicine International Journal of Phytotherapy & Phytopharmacolo-

gy, 2010, 17(5): 339-345.

[59] Yang H, Figueroa M, To S. Benzophenones and biflavonoids from *Garcinia livingstonei* Fruits[J]. Journal of Agricultural & Food Chemistry, 2010, 58(8): 4749-4755.

[60] Martins F T, Assis D M, Santos M H D, et al. Natural polyprenylated benzophenones inhibiting cysteine and serine proteases[J]. European Journal of Medicinal Chemistry, 2009, 44(3): 1230-1239.

[61] Williams R B, Hoch J, Glass T E, et al. A novel cytotoxic guttiferone analogue from *Garcinia macrophylla* from the Suriname rainforest[J]. Planta Medica, 2003, 69(9): 864-866.

[62] Terrazas P M, Marques E de S, Mariano L N B, et al. Benzophenone guttiferone A from *Garcinia achachairu*, rusby (clusiaceae) presents genotoxic effects in different cells of mice[J]. Plos One, 2013, 8(11): e76485.

[63] Gey C, Kyrylenko S, Hennig L, et al. Phloroglucinol derivatives guttiferone G, aristoforin and hyperforin: inhibitors of human sirtuins SIRT1 and SIRT2[J]. Angewandte Chemie International Edition, 2007, 46(27): 5219-5222.

[64] Hong J, Sang S, Park H J, et al. Modulation of arachidonic acid metabolism and nitric oxide synthesis by garcinol and its derivatives[J]. Carcinogenesis, 2006, 27(2): 278-286.

[65] Kan W L, Yin C, Xu H X, et al. Antitumor effects of novel compound, guttiferone K, on colon cancer by p21Waf1/Cip1-mediated G(0) /G(1) cell cycle arrest and apoptosis[J]. International Journal of Cancer, 2013, 132(3): 707-716.

[66] Merza J, Mallet S, Litaudon M, et al. New cytotoxic guttiferone analogues from *Garcinia virgata* from New Caledonia[J]. Planta Medica, 2006, 72(1): 87-89.

[67] Nguyen H D, Trinh B T D, Nguyen L H D. Guttiferones Q-S, cytotoxic polyisoprenylated benzophenones from the pericarp of *Garcinia cochinchinensis*[J]. Phytochemistry Letters, 2011, 4(2): 129-133.

[68] Herath K, Jayasuriya H, Ondeyka J G, et al. Guttiferone I, a new prenylated benzophenone from *Garcinia humilis* as a liver X receptor ligand[J]. Journal of Natural Products, 2005, 68(4): 617-619.

[69] Carroll A R, Suraweera L, King G, et al. Guttiferones O and P, prenylated benzophenone MAPKAPK-2 inhibitors from *Garcinia solomonensis*[J]. Journal of Natural Products, 2009, 72(9): 1699-1701.

[70] Dzoyem J P, Lannang A M, Fouotsa H, et al. Anti-inflammatory activity of benzophenone and xanthone derivatives isolated from *Garcinia*(clusiaceae) species[J]. Phytochemistry Letters, 2015, 14: 153-158.

[71] Protiva P, Hopkins M E, Baggett S, et al. Growth inhibition of colon cancer cells by polyisoprenylated benzophenones is associated with induction of the endoplasmic reticulum response[J]. International Journal of Cancer, 2008, 123(3): 687-694.

[72] Chiang Y M, Kuo Y H, Oota S, et al. Xanthones and benzophenones from the stems of *Garcinia multiflora*[J]. Journal of Natural Products, 2003, 66(8): 1070-1073.

[73] Deachathai S, Mahabusarakam W, Phongpaichit S, et al. Phenolic compounds from the flowers of *Garcinia dulcis*[J]. Phytochemistry, 2006, 67(5): 464-469.

[74] Han Q B, Yang N Y, Tian H L, et al. Xanthones with growth inhibition against HeLa cells from *Garcinia xipshuanbannaensis*[J]. Phytochemistry, 2008, 69(11): 2187-2192.

[75] Kumar S, Chattopadhyay S K, Darokar M P, et al. Cytotoxic activities of xanthochymol and isoxanthochymol substantiated by LC-MS/MS[J]. Planta Medica, 2007, 73(14): 1452-1456.

[76] Magadula J J, Kapingu M C, Bezabih M, et al. Polyisoprenylated benzophenones from *Garcinia semseii* (clusiaceae)[J]. Phytochemistry Letters, 2008, 1(4): 215-218.

[77] Ionta M, Ferreira-Silva G A, Niero E L, et al. 7-Epiclusianone, a benzophenone extracted from *Garcinia brasiliensis* (clusiaceae), induces cell cycle arrest in G1/S transition in A549 cells[J]. Molecules, 2015,

20(7): 12804-12816.

[78] Carvalhosilva L B, Mdv O, Gontijo V S, et al. Antioxidant, cytotoxic and antimutagenic activities of 7-epiclusianone obtained from pericarp of *Garcinia brasiliensis*[J]. Food Research International, 2012, 48(1): 180-186.

[79] Derogis P B M C, Martins F T, Souza T C D, et al. Complete assignment of the ^{1}H and ^{13}C NMR spectra of garciniaphenone and keto-enol equilibrium statements for prenylated benzophenones[J]. Magnetic Resonance in Chemistry, 2008, 46(3): 278-282.

[80] Santa-Cecília F V, Freitas L A S, Vilela F C, et al. Antinociceptive and anti-inflammatory properties of 7-epiclusianone, a prenylated benzophenone from *Garcinia brasiliensis*[J]. European Journal of Pharmacology, 2011, 670(1): 280-285.

[81] Chattopadhyay S K, Kumar S. A rapid liquid chromatography-tandem mass spectrometry method for quantification of a biologically active molecule camboginol in the extract of *Garcinia cambogia*[J]. Biomedical Chromatography, 2007, 21(1): 55-66.

[82] Chien S C, Chyu C F, Chang I S, et al. A novel polyprenylated phloroglucinol, garcinialone, from the roots of *Garcinia multiflora*[J]. *Tetrahedron Letters*, 2008, 49: 5276-5278.

[83] Wu J H, Yutang T, Chioufung C, et al. Antioxidant activity and constituents of extracts from the root of *Garcinia multiflora*[J]. Journal of Wood Science, 2008, 54(5): 383-389.

[84] Ee G C L, Ng S H, Goh J K, et al. Chemical constituents of *Garcinia parvifolia* (guttiferae)[J]. Malaysian Journal of Science, 2009, 28(1): 105-110.

[85] Elfita E, Muharni M, Latief M, et al. Antiplasmodial and other constituents from four Indonesian *Garcinia* spp[J]. Phytochemistry, 2008, 70(7): 907-912.

[86] Lannang A M, Komguem J, Ngninzeko F N, et al. Antioxidant benzophenones and xanthones from the root bark of *Garcinia smeathmannii*[J]. Bulletin of the Chemical Society of Ethiopia, 2006, 20(2): 247-252.

[87] Yan Z, Lee S, Choi F F K, et al. Qualitative and quantitative analysis of polycyclic polyprenylated acylphloroglucinols from Garcinia species using ultra performance liquid chromatography coupled with electrospray ionization quadrupole time-of-flight tandem mass spectrometry[J]. Analytica Chimica Acta, 2010, 678(1): 96-107.

[88] Fotso G W, Ntumy A N, Ngachussi E, et al. Epunctanone, a new benzophenone, and further secondary metabolites from *Garcinia epunctata* Stapf (guttiferae) [J]. Helvetica Chimica Acta, 2014, 97 (7): 957-964.

[89] Gao X M, Yu T, Lai F S F, et al. Novel polyisoprenylated benzophenone derivatives from *Garcinia paucinervis*[J]. Tetrahedron Letters, 2010, 51(18): 2442-2446.

[90] Hartati S, Soemiati A, Wang H B, et al. A novel polyisoprenyl benzophenone derivative from *Garcinia eugeniaefolia*[J]. Journal of Asian Natural Products Research, 2008, 10(6): 509-513.

[91] Soemiati A, Kosela S, Hanafi M, et al. A novel cytotoxic polyisoprenyl benzophenone derivative compound from *Garcinia picrorrhiza* mig ITE letters on batteries[J]. New Technol Med, 2006, 7: 287-291.

[92] Shen J, Yang J S. A novel benzophenone from *Garcinia cowa*[J]. Acta Chimica Sinica, 2007, 65: 1675-1678.

[93] Xia Z X. Bioassay-guided isolation of prenylated xanthones and polycyclic acylphloroglucinols from the leaves of *Garcinia nujiangensis*[J]. Journal of Natural Products, 2012, 75(8): 1459-1464.

[94] Trisuwan K, Ritthiwigrom T. Benzophenone and xanthone derivatives from the inflorescences of *Garcinia cowa* [J]. Archives of Pharmacal Research, 2012, 35(10): 1733-1738.

[95] Weng J R, Tsao L T, Wang J P, et al. Anti-inflammatory phloroglucinols and terpenoids from *Garcinia sub-*

elliptica[J]. Journal of Natural Products, 2004, 67: 1796-1799.

[96] Shan W G, Lin T S, Yu H N, et al. Polyprenylated xanthones and benzophenones from the bark of *Garcinia oblongifolia*[J]. Helvetica Chimica Acta, 2012, 95: 1442-1448.

[97] Tantapakul C, Phakhodee W, Ritthiwigrom T, et al. Rearranged benzophenones and prenylated xanthones from *Garcinia propinqua* twigs[J]. Journal of Natural Products, 2012, 75: 1660-1664.

[98] Ting C W, Hwang T L, Chen I S, et al. A new benzoylphloroglucinol derivative with an adamantyl skeleton and other constituents from *Garcinia multiflora*: effects on neutrophil pro-inflammatory responses[J]. Chemistry & Biodiversity, 2012, 9: 99-105.

[99] Sriyatep T, Maneerat W, Sripisut T, et al. Cowabenzophenones A and B, two new tetracyclo [7.3.3.3$^{(3,11)}$.0$^{(3,7)}$] tetradecane-2, 12, 14-trione derivatives, from ripe fruits of *Garcinia cowa*[J]. Fitoterapia, 2014, 92(1): 285-289.

[100] Thoison O, Cuong D D, Gramain A, et al. Further rearranged prenylxanthones and benzophenones from *Garcinia bracteata*[J]. Tetrahedron, 2005, 61(35): 8529-8535.

[101] Fan Q f, Na Z, Hu H B, et al. Chemical constituents from *Garcinia bracteata* and ultra performance liquid chromatography/mass spectrometry guided isolation of tautomers[J]. Tianran Chanwu Yanjiu Yu Kaifa, 2012, 24: 1055-1059, 1074.

[102] Rao A V R, Venkataraman K, Yemul S S. The structure of bronianone[J]. Tetrahedron Letters, 1973, 14(50): 4981-4982.

[103] Hussain R A, Owegby A G, Parimoo P, et al. Kolanone, a novel polyisoprenylated benzophenone with antimicrobial properties from the fruit of *Garcinia kola*[J]. Planta Medica, 1982, 44(2): 78-81.

[104] Lin K W, Huang A M, Yang S C, et al. Cytotoxic and antioxidant constituents from *Garcinia subelliptica*[J]. Food Chemistry, 2012, 135(2): 851-859.

[105] Ahmad A, Wang Z, Ali R, et al. Apoptosis-inducing effect of garcinol is mediated by NF-κB signaling in breast cancer cells[J]. Journal of Cellular Biochemistry, 2010, 109(6): 1134-1141.

[106] Prasad S, Ravindran J, Sung B, et al. Garcinol potentiates TRAIL-induced apoptosis through modulation of death receptors and antiapoptotic proteins[J]. Molecular Cancer Therapeutics, 2010, 9(4): 856-868.

[107] Krishnamurthy N, Lewis Y S, Ravindranath B. On the structures of garcinol, isogarcinol and camboginol [J]. Tetrahedron Letters, 1981, 22(8): 793-796.

[108] 余辅松，邓世明，李慧，等. 岭南山竹子树皮化学成分研究[J]. 中南药学，2013，11(4)：241-244.

[109] Liao C H, Sang S, Ho C T, et al. Garcinol modulates tyrosine phosphorylation of FAK and subsequently induces apoptosis through down-regulation of Src, ERK, and Akt survival signaling in human colon cancer cells[J]. Journal of Cellular Biochemistry, 2005, 96(1): 155-169.

[110] Liao C H, Sang S, Ho C T, et al. Suppression of inducible nitric oxide synthase and cyclooxygenase-2 in downregulating nuclear factor-kappa B pathway by Garcinol[J]. Molecular Carcinogenesis, 2004, 41: 140-149.

[111] Koeberle A, Northoff H, Werz O. Identification of 5-lipoxygenase and microsomal prostaglandin E synthase-1 as functional targets of the anti-inflammatory and anti-carcinogenic garcinol [J]. Biochemical Pharmacology, 2009, 77(9): 1513-1521.

[112] Hong J, Kwon S J, Sang S, et al. Effects of garcinol and its derivatives on intestinal cell growth: inhibitory effects and autoxidation-dependent growth-stimulatory effects[J]. Free Radical Biology & Medicine, 2007, 42(8): 1211-1221.

[113] Matsumoto K, Akao Y, Kobayashi E, et al. Cytotoxic benzophenone derivatives from garcinia species

display a strong apoptosis-inducing effect against human leukemia cell lines[J]. Biological & Pharmaceutical Bulletin, 2003, 26(4): 569-571.

[114] 李慧，杨先会，王宁，等. 岭南山竹子化学成分的研究[J]. 时珍国医国药，2012，23：1353-1355.

[115] Akao Y, Nakagawa Y, Iinuma M, et al. Anti-cancer effects of xanthones from pericarps of mangosteen[J]. International Journal of Molecular Sciences, 2008, 9(3): 355-370.

[116] Feng C, Zhou L Y, Yu T, et al. A new anticancer compound, oblongifolin C, inhibits tumor growth and promotes apoptosis in HeLa cells through Bax activation[J]. International Journal of Cancer, 2012, 131(6): 1445-1454.

[117] Monzote L, Cuesta-Rubio O, Matheeussen A, et al. Antimicrobial evaluation of the polyisoprenylated benzophenones nemorosone and guttiferone A[J]. Phytotherapy Research, 2011, 25(3): 458-462.

[118] Waterman P G, Hussain R A. Major xanthones from *Garcinia quadrifaria*, and *Garcinia staudtii* stem barks [J]. Phytochemistry, 1982, 21(8): 2099-2101.

[119] 纳智，许又凯. 版纳藤黄化学成分的研究[J]. 中国中药杂志，2009，34，2338-2342.

[120] Neves J S, Coelho L P, Cordeiro R S, et al. Antianaphylactic properties of 7-epiclusianone, a tetraprenylated benzophenone isolated from *Garcinia brasiliensis*[J]. Planta Medica, 2007, 73(7): 644-649.

[121] Cruz A J, Lemos V S, dos Santos M H, et al. Vascular effects of 7-epiclusianone, a prenylated benzophenone from *Rheedia gardneriana*, on the rat aorta[J]. Phytomedicine International Journal of Phytotherapy & Phytopharmacology, 2006, 13(6): 442-445.

[122] Almeida L S, Murata R M, Yatsuda R, et al. Antimicrobial activity of *Rheedia brasiliensis* and 7-epiclusianone against *Streptococcus mutans*[J]. Phytomedicine International Journal of Phytotherapy & Phytopharmacology, 2008, 15(10): 886-891.

[123] Santa-Cecília F V, Santos G B, Fuzissaki C N, et al. 7-epiclusianone, the natural prenylated benzophenone, inhibits superoxide anions in the neutrophil respiratory burst[J]. Journal of Medicinal Food, 2012, 15(2): 200-205.

[124] Lannang A M, Louh G N, Lontsi D, et al. Antimalarial compounds from the root bark of *Garcinia polyantha* Olv[J]. The Journal of Antibiotics, 2008, 61: 518-523.

[125] 钟纪育，王文瑞，陶国达，等. 中国特有植物版纳藤黄树皮的三个化学成分[J]. 植物学报，1986，28：533-537.

[126] Monache F D, Monache G D, Gacs-Baitz E. Prenylated benzophenones from *Clusia sandiensis*[J]. Phytochemistry, 1991, 30(6): 2003-2005.

[127] Merza J, Aumond M C, Rondeau D, et al. Prenylated xanthones and tocotrienols from *Garcinia virgata*[J]. Phytochemistry, 2004, 65(21): 2915-2920.

[128] Huang Y L, Chen C C, Chen Y J, et al. Three xanthones and a benzophenone from *Garcinia mangostana* [J]. Journal of Natural Products, 2001, 64(7): 903-906.

[129] Rukachaisirikul V, Pailee P, Hiranrat A, et al. Anti-HIV-1 protostane triterpenes and digeranylbenzophenone from trunk bark and stems of *Garcinia speciosa*[J]. Planta Medica, 2003, 69(12): 1141-1146.

[130] Jamila N, Khairuddean M, Yaacob N S, et al. Cytotoxic benzophenone and triterpene from *Garcinia hombroniana*[J]. Bioorganic Chemistry, 2014, 54(6): 60-67.

[131] Minami H, Hamaguchi K, Kubo M, et al. A benzophenone and a xanthone from *Garcinia subelliptica*[J]. Phytochemistry, 1998, 49(6): 1783-1785.

[132] Mian J V Y, Lian E G C, Aspollah S M, et al. Benzophenone constituents from the roots of *Garcinia eugenifolia*[J]. Research Journal of Chemistry & Environment, 2012, 16(1): 36-39.

[133] Jong V Y M, Ee G C L, Sukari M A, et al. Cycloartane triterpenoids acid from *Garcinia eugenifolia*[J].

Asian Journal of Chemistry, 2013, 25: 1199-1202.

[134] Han Q B, Tian H L, Yang N Y, et al. Polyprenylated xanthones from *Garcinia lancilimba* showing apoptotic effects against HeLa-C3 cells[J]. Chemistry & Biodiversity, 2008, 5(12): 2710-2717.

[135] Fazio A, Briglia M, Faggio C, et al. Stimulation of suicidal erythrocyte death by garcinol[J]. Cellular Physiology & Biochemistry, 2015, 37(2): 805-815.

[136] Holloway D M, Scheinmann F. Phenolic compounds from the heartwood of *Garcinia mangostana*[J]. Phytochemistry, 1975, 14(11): 2517-2518.

[137] Rao A V R, Sarma M R, Venkataraman K, et al. A benzophenone and xanthone with unusual hydroxylation patterns from the heartwood of *Garcinia pedunculata*[J]. Phytochemistry, 1974, 13(7): 1241-1244.

[138] Minami H, Kinoshita M, Fukuyama Y, et al. Antioxidant xanthones from *Garcinia subelliptica*[J]. Phytochemistry, 1994, 36(2): 501-506.

[139] Hay A E, Merza J, Landreau A, et al. Antileishmanial polyphenols from *Garcinia vieillardii*[J]. Fitoterapia, 2008, 79(1): 42-46.

[140] Ali S, Goundar R, Sotheeswaran S, et al. Benzophenones of *Garcinia pseudoguttifera* (clusiaceae)[J]. Phytochemistry, 2000, 53(2): 281-284.

[141] Spino C, Lal J S, Aalbersberg W. Three prenylated phenolic benzophenones from *Garcinia myrtifolia*[J]. Phytochemistry, 1995, 38(1): 233-236.

[142] Elya B, He H P, Kosela S, et al. A new benzophenone from the stem bark of *Garcinia benthami*[J]. Natural Product Research, 2006, 20(12): 1059-1062.

[143] Jantan I, Saputri F C. Benzophenones and xanthones from *Garcinia cantleyana* var. cantleyana and their inhibitory activities on human low-density lipoprotein oxidation and platelet aggregation[J]. Phytochemistry, 2012, 80(8): 58-63.

[144] Saputri F C, Jantan I. Inhibitory activities of compounds from the twigs of *Garcinia hombroniana*, pierre on human low-density lipoprotein (LDL) oxidation and platelet aggregation[J]. Phytotherapy Research, 2012, 26(12): 1845-1850.

[145] See I, Ee G C, Teh S S, et al. Two new chemical constituents from the stem bark of *Garcinia mangostana*[J]. Molecules, 2014, 19(6): 7308-7316.

[146] Yoshimura M, Ninomiya K, Tagashira Y, et al. Polyphenolic constituents of the pericarp of mangosteen (*Garcinia mangostana* L.)[J]. Journal of Agricultural & Food Chemistry, 2015, 63(35): 7670-7674.

[147] Fouotsa H, Lannang A M, Dzoyem J P, et al. Antibacterial and antioxidant xanthones and benzophenone from *Garcinia smeathmannii*[J]. Planta Medica, 2015, 81(7): 594-599.

[148] Nguyen H D, Trinh B T D, Tran Q N, et al. Friedolanostane, friedocycloartane and benzophenone constituents of the bark and leaves of *Garcinia benthami*[J]. Phytochemistry, 2011, 72(2): 290-295.

[149] Krishnamurthy N, Ravindranath B, Row T N G, et al. Crystal and molecular structure of isogarcinol[J]. Tetrahedron Letters, 1982, 23(21): 2233-2236.

[150] Blount J F, Williams T H. Revised structure of xanthochymol[J]. Tetrahedron Letters, 1976, 17: 2921-2924.

[151] Locksley H D, Moore I, Scheinmann F. Extractives from guttiferae—VI: the significance of maclurin in xanthone biosynthesis[J]. Tetrahedron, 1967, 23(5): 2229-2234.

[152] Santos M H D, Spezial N L, Nagem T J, et al. Epiclusianone: a new natural product derivative of bicyclo [3. 3. 1] nonane-2, 4, 9-trione[J]. Acta Crystallographica, 1998, C54: 1990-1992.

[153] Silvio C, Doriano L, Franco D M, et al. Nemorosonol, a derivative of tricyclo- [4. 3. 1. $0^{3,7}$] -decane-7-

hydroxy-2, 9-dione from *Clusia nemorosa*[J]. Phytochemistry, 1993, 32(4): 1023-1028.

[154] Martins F T, Jr J W C, Derogis P B M C, et al. Natural polyprenylated benzophenones: keto-enol tautomerism and stereochemistry[J]. Journal of the Brazilian Chemical Society, 2007, 18(8): 1515-1523.

[155] Karanjgoakar C G, Rao A V R, Venkataraman K, et al. The constitution of xanthochymol and isoxanthochymol[J]. Tetrahedron Letters, 1973, 14(50): 4977-4980.

[156] Masullo M, Bassarello C, Bifulco G, et al. Polyisoprenylated benzophenone derivatives from the fruits of *Garcinia cambogia* and their absolute configuration by quantum chemical circular dichroism calculations[J]. Tetrahedron, 2010, 66(1): 139-145.

[157] Gopalakrishnan G, B. Banumathi A, Suresh G. Evaluation of the antifungal activity of natural xanthones from *Garcinia mangostana* and their synthetic derivatives[J]. Journal of Natural Products, 1997, 60(5): 519-524.

[158] Piccinelli A L, Cuesta-Rubio O, Chica M B, et al. Structural revision of clusianone (I) and 7-epi-clusianone (II) and anti-HIV activity of polyisoprenylated benzophenones[J]. Tetrahedron, 2005, 61(34): 8206-8211.

[159] Rama Rao A V, Venkatswamy G, Pendse D. Camboginol and cambogin[J]. Tetrahedron Letters, 1980, 21(20): 1975-1978.

[160] Rama Rao A V, Venkatswamy G, Yemul S S. Xanthochymol and isoxanthochymol, two novel polyisoprenylated benzophenones from *Garcinia xanthochymus*[J]. Indian Journal of Chemistry, 1980, 19 B: 627-633.

[161] Liu B, Falkensteinpaul H, Schmidt W, et al. Benzophenone synthase and chalcone synthase from *Hypericum androsaemum* cell cultures: cDNA cloning, functional expression, and site-directed mutagenesis of two polyketide synthases[J]. Plant Journal, 2003, 34(6): 847-855.

[162] Boubakir Z, Beuerle T, Liu B, et al. The first prenylation step in hyperforin biosynthesis[J]. Phytochemistry, 2005, 66(1): 51-57.

[163] Porto A L, Machado S M, de Oliveira C M, et al. Polyisoprenylated benzophenones from *Clusia floral* resins[J]. Phytochemistry, 2000, 55(7): 755-768.

[164] Cao S, Low K N, Glover R P, et al. Sundaicumones A and B, polyprenylated acylphloroglucinol derivatives from *Calophyllum sundaicum* with weak activity against the glucocorticoid receptor[J]. Journal of Natural Products, 2006, 69(4): 707-709.

[165] Wang Y, Tsai M L, Chiou L Y, et al. Antitumor activity of garcinol in human prostate cancer cells and xenograft mice[J]. Journal of Agricultural & Food Chemistry, 2015, 63(41): 9047-9052.

[166] Jackson D N, Yang L, Wu S, et al. Garcinia xanthochymus benzophenones promote hyphal apoptosis and potentiate activity of fluconazole against candida albicans biofilms [J]. Antimicrobial Agents & Chemotherapy, 2015, 59(10): 6032-6038.

[167] Aggarwal S, Das S N. Garcinol inhibits tumour cell proliferation, angiogenesis, cell cycle progression and induces apoptosis via NF-κB inhibition in oral cancer[J]. Tumor Biology, 2015, 37: 1-10.

[168] Kuete V, Tchakam P D, Wiench B, et al. Cytotoxicity and modes of action of four naturally occuring benzophenones: 2, 2′, 5, 6′-tetrahydroxybenzophenone, guttiferone E, isogarcinol and isoxanthochymol [J]. Phytomedicine International Journal of Phytotherapy & Phytopharmacology, 2013, 20(6): 528-536.

[169] Kosela S, Hu L H, Rachmatia T, et al. Dulxanthones F-H, three new pyranoxanthones from *Garcinia dulcis*[J]. Journal of Natural Products, 2000, 63(3): 406-407.

[170] Sales L, Pezuk J A, Borges K S, et al. Anticancer activity of 7-epiclusianone, a benzophenone from *Garcinia brasiliensis*, in glioblastoma[J]. Bmc Complementary & Alternative Medicine, 2015, 15(1): 393.

[171] Júnior J S C, Almeida A A C, Ferraz A B F, et al. Cytotoxic and leishmanicidal properties of garciniellip-

tone FC, a prenylated benzophenone from *Platonia insignis* [J]. Natural Product Research, 2013, 27(4-5): 470-474.

[172] Yamaguchi F, Ariga T, Yoshimura Y, et al. Antioxidative and anti-glycation activity of garcinol from *Garcinia indica* fruit rind[J]. Journal of Agricultural & Food Chemistry, 2000, 48(2): 180-185.

[173] Scherrer S, Ferro V G, Ramos M N, et al. Chemical studies on antioxidant mechanism of garcinol: analysis of radical reaction products of garcinol with peroxyl radicals and their antitumor activities[J]. Tetrahedron, 2001, 57(50): 9931-9938.

[174] Almanza G R, Quispe R, Mollinedo P, et al. Antioxidant and antimutagenic polyisoprenylated benzophenones and xanthones from *Rheedia acuminata* [J]. Natural Product Communications, 2011, 6(9): 1269-1274.

[175] Lyles J T, Negrin A, Khan S I, et al. In vitro antiplasmodial activity of benzophenones and xanthones from edible fruits of *Garcinia* species[J]. Planta Medica, 2014, 80(8/9): 676-681.

[176] Fu Y, Zhou H, Wang M, et al. Immune regulation and anti-inflammatory effects of isogarcinol extracted from *Garcinia mangostana* L. against collagen-induced arthritis[J]. Journal of Agricultural & Food Chemistry, 2014, 62(18): 4127-4134.

[177] Cen J, Wang M, Jiang G, et al. The new immunosuppressant, isogarcinol, binds directly to its target enzyme calcineurin, unlike cyclosporin A and tacrolimus[J]. Biochimie, 2015, 111: 119-124.

[178] Li W, Li H, Zhang M, et al. Isogarcinol extracted from *Garcinia mangostana* L. ameliorates systemic lupus erythematosus-like disease in a murine model[J]. Journal of Agricultural & Food Chemistry, 2015, 63(38): 8452-8459.

[179] Cuesta-Rubio O, Frontanauribe B A, Ramírezapan T, et al. Polyisoprenylated benzophenones in cuban propolis; biological activity of nemorosone[J]. Zeitschrift Fur Naturforschung C A Journal of Biosciences, 2002, 57(4): 372-378.

[180] Marti G, Eparvier V, Moretti C, et al. Antiplasmodial benzophenones from the trunk latex of *Moronobea coccinea* (clusiaceae)[J]. Phytochemistry, 2009, 70(1): 75-85.

[181] Henry G E, Jacobs H, Mclean S, et al. Xerophenones A and B. new isoprenylated derivatives of 11-oxatricyclo [4. 3. 1. 1 4, 10] undecane-7, 9-dione from *Clusia portlandiana*, (guttiferae)[J]. Tetrahedron Letters, 1995, 36(26): 4575-4578.

[182] Monache F D, Monache G D, Pinheiro R M, et al. Nemorosonol, a derivative of tricyclo- [4. 3. 1. 03, 7] -decane-7-hydroxy-2, 9-dione from *Clusia nemorosa*[J]. Phytochemistry, 1988, 27: 2305-2308.

[183] Gonzalez J G, Olivares E M, Monache F D, Citrans and cyclols from *Clusia multiflora* [J]. Phytochemistry, 1995, 38 (2): 485-489.